# 内科临床护理技能实践

刘 萍 等 主编

汕頭大學出版社

图书在版编目(CIP)数据

内科临床护理技能实践 / 刘萍等主编. — 汕头：
汕头大学出版社, 2019.1
ISBN 978-7-5658-3799-9

Ⅰ. ①内… Ⅱ. ①刘… Ⅲ. ①内科学-护理学 Ⅳ.
①R473.5

中国版本图书馆 CIP 数据核字 (2019) 第 029537 号

**内科临床护理技能实践**

NEIKE LINCHUANG HULI JINENG SHIJIAN

主　　编: 刘　萍　等
责任编辑: 宋倩倩
责任技编: 黄东生
封面设计: 中图时代
出版发行: 汕头大学出版社
　　　　　广东省汕头市大学路 243 号汕头大学校园内　邮政编码: 515063
电　　话: 0754-82904613
印　　刷: 北京市天河印刷厂
开　　本: 710 mm ×1000 mm　1/16
印　　张: 13.75
字　　数: 240 千字
版　　次: 2019 年 1 月第 1 版
印　　次: 2020 年 8 月第 2 次印刷
定　　价: 70.00 元

ISBN 978-7-5658-3799-9

# 目 录

# 第一章　呼吸系统疾病患者的护理

## 第一节　概　述

呼吸系统疾病是危害我国人民健康的常见病、多发病,已经构成影响公共健康的重大问题。2009 年原卫生部全国居民死因调查结果表明,呼吸系统疾病(不包括肺癌、慢性肺源性心脏病和肺结核)在城市(10.54%)及农村(14.96%)人口的死亡原因中均居第四位,次于恶性肿瘤、脑血管疾病和心血管疾病。随着医学科学的发展,呼吸系统疾病的诊疗技术、呼吸支持技术、呼吸系统慢性病管理技术、呼吸系统疾病患者的护理与康复技术等方面均取得了明显的成就。但近年来,由于多种因素的影响,肺癌已成为我国大城市居民的首位高发恶性肿瘤;而慢性阻塞性肺疾病、哮喘等疾病患病率居高不下;2010 年全国传染病报告显示,肺结核的发病率和死亡率居传染病的第二位。因此呼吸系统疾病的研究、防治及护理任务依然艰巨和迫切。

### 一、呼吸系统的结构和生理功能

呼吸系统主要包括呼吸道和肺。

(一)呼吸道

呼吸道是气体进出肺的通道,以环状软骨为界分为上、下呼吸道。

1.上呼吸道　由鼻、咽、喉构成。鼻具有温化、湿化以及过滤、清洁吸入气流的基本功能。咽是呼吸道与消化道的共同通路,吞咽反射有助于防止食物误吸到下呼吸道。喉是上、下呼吸道连接的部位,由甲状软骨和环状软骨(内含声带)等构成。环甲膜连接甲状软骨和环状软骨,是喉梗阻时进行环甲膜穿刺的部位。

2.下呼吸道　由气管和各级细支气管组成。气管向下逐渐分为 23 级(图1-1)。气管在第 4 胸椎下缘分叉为左右主支气管(1 级)。右主支气管较左主支气管粗、短而陡直,因此异物及吸入性病变(如肺脓肿)多发生在右侧,气管插管过深也易误入右主支气管。主支气管属于传导气道,向下逐渐分支为肺叶支气管(2级)、肺段支气管(3 级)直至终末细支气管(16 级)。下呼吸道自呼吸性细支气管

(17 级)开始才有气体交换功能。临床上将吸气状态下直径小于 2mm、无软骨支撑的分支称为小气道。由于小气道管腔纤细,管壁菲薄,极易受压导致扭曲陷闭,故其有炎症时,极易因痉挛和黏液阻塞导致通气障碍。

3. 呼吸道的组织结构　气管和支气管壁主要由黏膜、黏膜下层和外膜构成,各层无明显分界。

（1）黏膜　黏膜表层几乎全部由纤毛柱状上皮细胞构成。纤毛柱状上皮细胞顶端的纤毛通过纤毛活动具有清除呼吸道分泌物及异物的作用。纤毛活动能力减弱可导致呼吸道防御功能下降。纤毛柱状上皮细胞间的杯状细胞与黏膜下的黏液腺分泌的黏液可阻挡灰尘和细菌。黏液分泌不足或分泌过量均会影响纤毛运动功能。

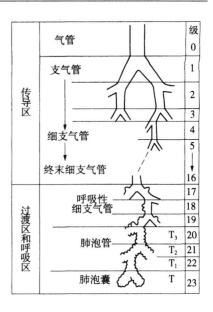

图 1-1　支气管分级示意图

（2）黏膜下层　黏膜下层由疏松结缔组织构成,内含黏液腺和黏液浆液腺,其分泌物具有抑制外来病原微生物的作用。慢性炎症时,杯状细胞和黏液腺增生肥大,使黏膜下层增厚、黏液分泌增多、黏稠度增加。

（3）外膜　包括软骨、结缔组织和平滑肌。在大气管上,主要由软骨组织支撑管壁。随着支气管分支,软骨逐渐减少而平滑肌增多,至细支气管时软骨完全消失。在气管与主支气管处平滑肌仅存在于 C 形软骨缺口部,气道平滑肌的舒缩受神经和体液因素影响,是决定气道阻力的重要因素。

（二）肺

1. 肺泡　是气体交换的主要场所,其周围含有丰富的毛细血管网,每个肺泡上有 1~2 个肺泡孔（Kohn pore）,可均衡肺泡间气体的含量。肺泡总面积约为 100m²,在平静状态下只有 1/20 的肺泡进行气体交换,因而具有巨大的呼吸储备力。

2. 肺泡巨噬细胞　由单核细胞演化而来,广泛分布于肺间质,可吞噬进入肺泡的微生物和尘粒,还可生成和释放多种细胞因子,这些因子在肺部疾病的发病过程中起着重要作用,如白细胞介素-1、氧自由基和弹力蛋白酶等活性物质。

3. 肺泡上皮细胞　主要分布在肺泡内表面,由两种细胞组成。①Ⅰ型细胞:又称小肺泡细胞,覆盖了约肺泡总面积的95%。它与邻近的毛细血管内皮细胞紧密相贴,甚至两者基底膜融合为一,合称肺泡-毛细血管膜(呼吸膜)构成气血屏障,是肺泡与毛细血管间进行气体交换的场所。正常时此屏障厚度不足 1μm,有利于气体的弥散,但在肺水肿和肺纤维化时厚度增加,使气体交换速度减慢。Ⅰ型细胞无增殖能力,损伤后由Ⅱ型细胞增殖分化补充。②Ⅱ型细胞:可分泌表面活性物质,降低肺泡表面张力,稳定肺泡大小,防止肺泡塌陷或者过度膨胀。急性呼吸窘迫综合征的发病与肺泡表面活性物质缺乏有关。

4.肺间质　指介于肺泡壁之间的组织结构。由弹力纤维、胶原纤维、网状纤维和其中的血管、淋巴管和神经构成,在肺内起着十分重要的支撑作用,使肺泡与毛细血管间的气体交换及肺的通气顺利进行。一些疾病会累及肺间质,引起免疫炎症反应,最终导致肺纤维化。

(三)胸膜、胸膜腔及胸膜腔内压

胸膜分为脏层和壁层。脏层胸膜覆盖于肺表面,在肺门与壁层胸膜相连;壁层胸膜覆盖在胸壁内面。壁层胸膜分布有感觉神经末梢,脏层胸膜无痛觉神经,因此胸部疼痛是由壁层胸膜发生病变或受刺激引起。胸膜腔是一密闭的潜在性腔隙,左右各一,互不相通,腔内有少量浆液,可减少呼吸时的摩擦,腔内为负压,有利于肺的扩张和静脉血回流入心。如胸膜腔内进入气体(如气胸),胸膜腔内负压减小,甚至转为正压,则可造成肺萎陷,影响呼吸及循环功能,甚至导致死亡。

(四)肺的血液供应

肺有双重血液供应,即肺循环和支气管循环。

1.肺循环　又称小循环,是肺的功能血液循环,执行气体交换功能,具有低压、低阻、高血容量等特点。血液由右心室搏出,经肺动脉干及其各级分支到达肺泡毛细血管进行气体交换,再经肺静脉进入左心房。缺氧能使小的肌性肺动脉收缩,形成肺动脉高压,是发生慢性肺源性心脏病的重要机制之一。

2.支气管循环体　循环的支气管动、静脉与支气管伴行,营养各级支气管及肺。支气管静脉与动脉伴行,收纳各级支气管的静脉血,最后经上腔静脉回右心房。支气管动脉在支气管扩张症等疾病时可形成动-静脉分流,曲张的静脉破裂可引起大咯血。

(五)肺的呼吸功能

呼吸指机体与外环境之间的气体交换,其全过程由3个同时进行且相互影响的环节组成,即外呼吸、气体在血液中的运输和内呼吸。外呼吸包括肺通气与肺换气,这两个过程是完成整个呼吸过程中最关键的一步,所以,一般将外呼吸简称为呼吸。

1. **肺通气** 指肺与外环境之间的气体交换。通常用以下指标来衡量肺的通气功能:

(1)每分通气量 每分钟吸入或呼出的气体总量称每分通气量(minute ventilation volume, MV 或 $V_E$),MV=潮气量(tidal volume, $V_T$)×呼吸频率($f$)。正常成人潮气量(每次吸入或呼出的气体量)为 400~600ml,呼吸频率为 16~20 次/分。在基础代谢情况下所测得的每分通气量称每分钟静息通气量;在尽力做深、快呼吸时,每分钟所能吸入和呼出的最大气体量称最大通气量。最大通气量是评价个体最大运动量或最大限度所能从事体力劳动的一项生理指标。

(2)肺泡通气量 每分钟进入肺泡进行气体交换的气量称为肺泡通气量(alveolar ventilation, $V_A$),又称为有效通气量,即 $V_A = (V_T - V_D) \times f$。$V_D$ 为生理无效腔/死腔气量(dead space ventilation, $V_D$),是肺泡无效腔(alveolar dead space)与解剖无效腔(anatomical dead space)之和。在通气/血流比值正常的情况下,肺泡无效腔量极小,可忽略不计,故生理无效腔主要由解剖无效腔构成,正常成年人平静呼吸时约 150ml(2ml/kg),气管切开后无效腔气量减少 1/2,通气负荷减轻。

正常的肺泡通气量是维持动脉二氧化碳分压($PaCO_2$)的基本条件,呼吸频率和深度会影响 $V_A$(表 1-1)。浅而快的呼吸不利于肺泡通气;深而慢的呼吸可增加肺泡通气量,但同时也会增加呼吸做功。

表 1-1 相同肺通气时不同呼吸频率和潮气量的肺泡通气量改变

| 呼吸特点 | 呼吸频率(次/分) | $V_T$(ml) | MV(ml/min) | $V_A$(ml/min) |
|---|---|---|---|---|
| 深大呼吸 | 8 | 1000 | 8000 | 6800 |
| 正常 | 16 | 500 | 8000 | 5600 |
| 浅快呼吸 | 32 | 250 | 8000 | 3200 |

2. **肺换气** 指肺泡与肺毛细血管血液之间通过气血屏障(呼吸膜)以弥散的方式进行的气体交换。肺换气功能取决于空气通过肺泡膜的有效弥散、呼吸膜两侧的气体压差、充足的肺泡通气量和肺血流量以及恰当的通气/血流比值。肺换气功能障碍是造成低氧血症的常见原因。

(1)肺弥散量(diffusing capacity) 指气体在 1mmHg(1mmHg=0.133kPa)压差下,每分钟经肺泡膜弥散的容量,反映肺换气的效率,正常值为 188ml/(min·

kPa)。常以 1 次呼吸法测定 CO 的弥散量($DL_{CO}$)。$DL_{CO}$ 受体表面积、体位、$P_AO_2$ 等因素的影响。

（2）肺泡气-动脉血氧分压差［$P_{(A-a)}O_2$］　反映肺泡膜氧交换状态,正常<15mmHg,并与年龄呈正相关。

（3）通气/血流比值(ventilation/perfusion ratio)　是指每分钟肺泡通气量($V_A$)和每分钟肺血流量(Q)的比值($V_A/Q$)。正常成年人安静时,$V_A$ 约为 4.2L/min,Q 约为 5L/min,$V_A/Q$ 为 0.84。比值增大意味着通气过度,血流相对不足,部分肺泡气体未能与血液气体充分交换;反之,比值减小则意味着通气不足,血流相对过多,混合静脉血中的气体不能得到充分更新。

（六）呼吸系统的防御功能

1. 气道的防御作用　主要由以下 3 个防御机制组成。①物理防御机制:通过鼻部的加温过滤和气道黏液-纤毛运载系统的作用完成。②神经防御机制:当有害因子刺激鼻黏膜、喉及气管时,可产生咳嗽反射、喷嚏反射和支气管收缩等,从而排除异物或微生物。③生物防御机制:如上呼吸道的正常菌群可对机体产生一定的防御作用。

2. 肺泡的防御作用　①肺泡巨噬细胞:可清除肺泡、肺间质及细支气管的颗粒。②肺泡表面活性物质:主要由肺泡Ⅱ型细胞分泌,具有增强机体防御功能的作用。

3. 气道-肺泡的防御作用　主要由分布于气道上皮、血管、肺泡间质、胸膜等处的淋巴组织通过细胞免疫和体液免疫发挥防御作用,以清除侵入机体的有害物质。

（七）呼吸的调节

机体通过呼吸中枢、神经反射和化学反射完成对呼吸的调节,以达到提供充足的氧气、排出多余的二氧化碳及稳定内环境的酸碱平衡的目的。呼吸调整中枢位于脑桥,发挥限制吸气,促使吸气向呼气转换的功能,而基本呼吸节律产生于延髓。呼吸的神经反射调节主要包括肺牵张反射、呼吸肌本体反射及毛细血管旁感受器(juxtacapillary receptor,J 感受器)引起的呼吸反射。呼吸的化学性调节主要指动脉血、组织液或脑脊液中 $O_2$、$CO_2$ 和［$H^+$］对呼吸的调节作用。缺氧对呼吸的兴奋作用是通过外周化学感受器,尤其是颈动脉体实现的。$CO_2$ 对中枢和外周化学感受器都有作用。正常情况下,中枢化学感受器通过感受 $CO_2$ 的变化进行呼吸调节。［$H^+$］对呼吸的影响也是通过刺激外周化学感受器和中枢化学感受器来实现,中枢化学感受器对［$H^+$］的敏感性较外周化学感受器高,但因氢离子不易透过血脑屏障,故血中[$H^+$]变化对呼吸影响的途径主要通过外周化学感受器。当[$H^+$]增高时,呼吸加深加快,肺通气量增加;反之,呼吸运动受抑制,肺通气量减少。

## 二、呼吸系统疾病的常见症状体征及护理

### 【常见症状体征】

(一)咳嗽与咳痰

1. 咳嗽(cough) 咳嗽是呼吸道受刺激后引发的紧跟在短暂吸气后的一种保护性反射动作。通过咳嗽可将咽喉部、气管及大支气管内过多的分泌物或异物排出体外。一旦咳嗽反射减弱或消失可引起肺不张和肺部感染,甚至窒息而死亡,但过于频繁且剧烈的咳嗽可诱发自发性气胸,甚至引起咳嗽性晕厥、肌肉拨伤,骨质疏松的老年人可引起肋骨骨折。咳嗽分为干性咳嗽和湿性咳嗽,前者为咳嗽无痰或痰量很少的咳嗽,多见于急性咽喉炎、急性支气管炎、胸膜炎及肺结核初期等;后者伴有咳痰,常见于慢性支气管炎、支气管扩张症及肺脓肿等。不同的咳嗽时间、音色及伴随症状具有不同的临床意义。①咳嗽时间:突然发作的咳嗽,多见于刺激性气体所致的急性上呼吸道炎症及气管、支气管异物;长期反复发作的慢性咳嗽,多见于慢性呼吸系统疾病,如慢性支气管炎、慢性肺脓肿等;夜间或晨起时咳嗽加剧,多见于慢性支气管炎、支气管扩张、肺脓肿及慢性纤维空洞性肺结核等;左心衰竭常于夜间出现阵发性咳嗽。②咳嗽音色:金属音调的咳嗽多见于纵隔肿瘤、主动脉瘤或支气管肺癌压迫气管;犬吠样咳嗽多见于会厌、喉部疾病或异物吸入;嘶哑性咳嗽多见于声带炎、喉炎、喉结核、喉癌及喉返神经麻痹等。③伴随症状:咳嗽伴发热提示存在感染;咳嗽伴胸痛常表示病变已累及胸膜;伴呼吸困难可能存在肺通气和(或)肺换气功能障碍。

2. 咳痰(expectoration) 咳痰是借助支气管黏膜上皮的纤毛运动、支气管平滑肌的、收缩及咳嗽反射,将呼吸道分泌物经口腔排出体外的动作。痰液的颜色、性质及痰量的改变具有重要的临床意义。白色黏液痰见于慢性支气管炎;黄绿色脓痰常为感染的表现;红色或红棕色痰常见于肺结核、肺癌、肺梗死出血时;铁锈色痰可见于肺炎球菌肺炎;红褐色或巧克力色痰考虑阿米巴肺脓肿;粉红色泡沫痰提示急性肺水肿;砖红色胶冻样痰或带血液者常见于克雷伯杆菌肺炎;痰有恶臭是厌氧菌感染的特征。临床上一般将 24 小时痰量超过 100ml 定为大量痰。痰量的增减反映感染的加剧或炎症的缓解,若痰量突然减少并伴体温升高,可能与支气管引流不畅有关。

引起咳嗽咳痰的病因很多,常见的致病因素如下。①感染因素:如上呼吸道感

染、支气管炎、支气管扩张症、肺炎、肺结核等。②理化因素：误吸；支气管压迫；各种刺激性气体、粉尘的刺激。③过敏因素：过敏体质者吸入致敏原，如支气管哮喘、过敏性鼻炎。④其他因素：如胃食管反流、服用β受体拮抗剂或血管紧张素转换酶抑制剂等。

（二）肺源性呼吸困难

呼吸困难（dyspnea）是指患者主观感觉空气不足、呼吸费力，客观表现为呼吸运动用力，可伴有呼吸频率、深度、节律的异常。肺源性呼吸困难是由于呼吸系统疾病引起通气和（或）换气功能障碍，造成机体缺氧和（或）二氧化碳潴留所致，根据临床特点不同将其分为吸气性、呼气性及混合性呼吸困难。①吸气性呼吸困难：以吸气困难为特点，表现为吸气时间延长，其发生与大气道的狭窄和梗阻有关，多见于喉头水肿、喉气管炎症、肿瘤或异物引起的上呼吸道机械性梗阻。发生时常伴有干咳及高调吸气性哮鸣音，重者可出现"三凹征"，即胸骨上窝、锁骨上窝和肋间隙在吸气时凹陷。②呼气性呼吸困难：表现为呼气费力及呼气时间延长，常伴有哮鸣音，其发生与支气管痉挛、狭窄和肺组织弹性减弱导致肺通气功能下降有关。多见于支气管哮喘和慢性阻塞性肺疾病。③混合性呼吸困难：由于广泛肺部病变使呼吸面积减少，影响换气功能所致。此时，吸气与呼气均感费力，呼吸浅而快，常伴有呼吸音减弱或消失。临床上常见于重症肺炎、重症肺结核、大量胸腔积液和气胸等。

（三）咯血

咯血（hemoptysis）是指喉及喉以下呼吸道及肺组织的出血并经咳嗽动作从口腔排出。咯血者常有胸闷、喉痒和咳嗽等先兆症状，咯出的血色多数鲜红，混有泡沫或痰，呈碱性，应注意与呕血相鉴别。咯血主要由呼吸系统疾病引起，也见于循环系统及其他系统疾病。我国引起咯血的最主要原因是肺结核、支气管扩张症和支气管肺癌。根据咯血程度分为：少量咯血（小于100ml/d）、中等量咯血（100～500ml/d）、大量咯血（大于500ml/d，或一次大于300ml，或无论咯血量多少，只要出现窒息均为大咯血）。若大咯血时，患者出现情绪紧张、面色灰暗、胸闷及咯血不畅等，往往是窒息的先兆表现，应予以警惕。若出现表情恐怖、张口瞪目、双手乱抓、大汗淋漓、口唇甲床等发绀甚至意识丧失提示窒息已发生。咯血导致窒息常见于：①急性大咯血者；②极度衰弱无力咳嗽者；③情绪高度紧张者（极度紧张可导致声门紧闭或支气管平滑肌痉挛）；④应用镇静剂或镇咳药使咳嗽反射受到严重抑制者。

（四）胸痛

胸痛（chest pain）指胸部的感觉神经纤维受到某些因素（如炎症、缺血、缺氧、物理或化学因素等）刺激后，冲动传至大脑皮质的痛觉中枢而引起的局部疼痛。胸痛主要由胸部疾病引起，少数由其他疾病引起。呼吸系统疾病引起的胸痛最常见于胸膜炎、肺部炎症、肿瘤和肺梗死；非呼吸系统疾病引起的胸痛最常见于心绞痛和心肌梗死，胆石症和急性胰腺炎等腹部脏器疾病也可出现不同部位的胸痛。不同性质的胸痛提示不同的疾病。肺癌患者胸部呈闷痛或隐痛；带状疱疹患者沿肋间神经分布有成簇的水泡，并伴刀割样或触电样剧烈胸痛；胸膜炎患者胸部呈尖锐刺痛或撕裂样疼痛，在咳嗽或深呼吸时加重，屏气时减轻；屏气或剧烈咳嗽后突然发生的剧烈胸痛，常提示自发性气胸。

【护理评估】

在全面收集患者主、客观资料的基础上，对呼吸系统疾病患者进行以下方面的护理评估。

（一）健康史

1. 患病及诊疗经过

（1）患病经过　评估患者患病的起始时间、主要症状及伴随症状，如咳嗽、咳痰、呼吸困难、咯血、胸痛等的表现及其特点；询问有无诱因、症状加剧和缓解的相关因素或规律性等。

（2）诊治经过　询问患者曾做过何种检查，结果如何。曾用药物的名称或种类、用法、末次用药的时间及不良反应，是否为医生处方后用药及用药后症状改善情况；哮喘患者是否会正确使用吸入性药物等。患病期间有无采取特殊治疗方法，如慢性阻塞性肺疾病患者的长期氧疗。

（3）目前状况　评估患者生命体征是否平稳；患者目前主要的症状、体征及疾病变化；疾病对患者日常生活及自理能力造成的影响，如夜间频繁咳嗽、咳痰可影响睡眠质量；剧烈咳嗽易造成老年妇女压力性尿失禁；呼吸困难可影响患者日常进食、休息及排泄，甚至使其自理能力下降。

2. 既往史　评估患者既往健康状况，有无与呼吸系统疾病有关的疾病史，如过敏性疾病、麻疹、百日咳及心血管系统疾病等，是否有外伤史、手术史、食物及药物过敏史，是否接种卡介苗等。

3. 生活史　评估患者的年龄、性别、出生地和居住地的环境情况、生活条件及工作环境等，重点询问居住地是否长期处在污染环境中，如矿区、家庭或工作环境中是否有被动吸烟的情况;近期有无相关的传染病接触史。评估患者日常生活、工作、学习、睡眠等是否规律;患者日常的活动量及活动耐力能否胜任目前的工作,患病后角色功能、社会交往、性功能等是否发生改变。吸烟与呼吸系统疾病关系密切。应询问吸烟史、吸烟量及是否已戒烟或准备戒烟。吸烟量以"包年"(pack year)为单位,计算方法为每天吸烟包数×年数。

4. 家族史　评估患者直系亲属身体健康状况,有无与其患相同的疾病或传染病,如肺炎、支气管哮喘、肺癌、肺结核等。

(二)身体状况

1. 一般状态　评估患者生命体征、营养状况、精神意识是否正常;有无皮肤及黏膜发绀或潮红;有无淋巴结肿大。大咯血的患者可出现周围循环衰竭,表现为脉搏加快、血压下降、呼吸急促,甚至休克。肺性脑病患者可有行为改变、精神症状和意识障碍。营养状况可根据患者的体重、体质指数、皮肤、毛发、肌肉、皮下脂肪等进行评估。

2. 头、颈部　评估患者有无鼻翼扇动、鼻旁窦压痛;牙龈、扁桃体、咽部有无充血、红肿及疼痛;颈静脉充盈状况;气管有无移位。

3. 胸部　视诊胸廓外形、呼吸运动、呼吸频率、深度及节律是否正常,肺气肿患者可呈桶状胸;肺炎、胸膜炎等引起胸式呼吸减弱而腹式呼吸增强;肺实变、肺癌、空洞型肺结核、肺气肿、胸腔积液、气胸等引起呼吸运动减弱或消失。触诊胸部有无语音震颤、胸膜摩擦感及胸廓扩张度异常,肺气肿引起双侧胸廓扩张度降低;大叶性肺炎实变期、空洞型肺结核、肺脓肿等引起语音震颤增强,肺气肿、大量胸腔积液、气胸等引起语音震颤减弱;胸膜炎症、肿瘤等引起胸膜摩擦感。叩诊肺界是否正常及胸部有无异常叩诊音,肺气肿、肺炎、肺水肿等引起肺下界移动范围减小,大量胸腔积液、积气等则肺下界及其移动范围不能叩出。听诊有无异常呼吸音、胸膜摩擦音、啰音及其分布,支气管扩张、肺结核、肺炎等出现局部湿啰音,急性肺水肿时则双肺满布湿啰音;支气管哮喘、慢性喘息型支气管炎等可出现双侧广泛分布的干啰音;纤维性胸膜炎、胸膜肿瘤等可有胸膜摩擦音。

4. 其他　如有无肝脾肿大、肝颈静脉回流征阳性。评估四肢有无杵状指(趾)等。

(三)心理-社会状况

1. 疾病认知状况　患者对疾病的病因、病程、预后及健康保健是否了解。如慢性阻塞性肺疾病患者对影响疾病发生、发展知识的了解情况,肺结核患者对疾病转归的了解等。

2. 心理状况　是否因持续咳嗽、咳痰、呼吸困难等症状,导致患者失眠或产生不良情绪反应,是否因呼吸功能受损引起工作或活动能力下降,从而产生自卑、抑郁心理等。

3. 社会支持系统　了解患者的经济状况、家庭组成及教育背景等基本情况;了解患者的主要照顾者对其疾病的认知情况及关怀、支持程度;明确医疗负担水平、医疗费用的来源及出院后继续就医的条件,包括居住地有无比较完备的初级卫生服务体系等。

(四) 实验室及其他检查

1. 实验室检查

(1)血液检查　呼吸系统感染时多出现白细胞计数增加,中性粒细胞核左移,有时还伴有中毒颗粒;嗜酸性粒细胞增加时常提示过敏性因素、曲霉菌或寄生虫感染;其他血清学抗体试验,如荧光抗体、免疫电泳等,对于病毒、支原体及细菌感染有一定的诊断价值。

(2)痰液检查　是呼吸系统疾病常见的检查项目,对诊断疾病病因、进行疗效观察及判断预后有重要价值。

①一般检查:包括痰液的量、颜色、性状和气味等,不同细菌感染或不同疾病时,痰液的颜色、性状均不完全一致。

②显微镜检查:主要是痰涂片染色。抗酸染色法,对查找结核分枝杆菌有重要价值;革兰染色法,可见致病菌包括葡萄球菌、肺炎链球菌;巴氏染色法,可检查肺癌患者痰液中脱落的癌细胞等。

③细菌培养及药敏试验:根据患者所患疾病进行细菌、真菌和支原体等培养,并做相关药敏试验,从而为临床提供病原学诊断依据并指导临床用药。怀疑分枝杆菌感染时,需留取痰液 5~10ml;真菌和寄生虫,取痰液 3~5ml;普通细菌感染,取痰液大于 1ml 采集痰标本时尽量采取来自下呼吸道的分泌物。主要取痰方法有两种:a. 自然咳痰法:最常用,留取方法简便。患者晨起后首先以清水漱口数次,以减少口腔杂菌污染,之后用力咳出深部第一口痰,并留于加盖的无菌容器中,标本留好后尽快送检,一般不超过 2 小时。若患者无痰,可用高渗盐水( 3%~10% )超声雾化吸入导痰。b. 经环甲膜穿刺气管吸引或经纤维支气管镜防污染毛刷采样法:可防止咽喉部定植菌污染痰标本,对肺部感染的病因判断和药物选用有重要参考价值。留取痰标本应尽可能在抗生素使用(或更换)前进行。

④动脉血气分析:主要用于判断机体的通气状态与换气状态,是否存在呼吸衰

竭及呼吸衰竭的类型、机体的酸碱平衡状态、酸碱失衡的类型及代偿程度等。

2.影像学检查　包括胸部 X 线检查、CT 检查、正侧位胸片及磁共振显像（MRI）等,这些检查可为气管和支气管的通畅程度等提供依据,也可明确病变部位和性质。MRI 对纵隔疾病和肺血栓栓塞症的诊断有较大帮助;支气管动脉造影和栓塞术对咯血有较好的诊治价值;肺血管造影适用于肺血栓栓塞症和各种先天性或获得性血管病变的诊断。

3.其他检查　主要包括纤维支气管镜和胸腔镜检查、肺功能检查等。

（1）纤维支气管镜（纤支镜）和胸腔镜纤支镜　能直接窥视支气管黏膜有无水肿、充血、溃疡、肉芽肿和异物等,还可对黏膜进行刷检或钳检,主要用于组织病理学检查。应用纤支镜做支气管肺泡灌洗,对灌洗液进行微生物学、细胞学和免疫学等检查,有助于明确病原和病理诊断。借助纤支镜还可以作气管插管,在呼吸系统疾病的诊断和治疗中均起到非常重要的作用。胸腔镜已广泛用于胸膜活检、肺活检。

（2）肺功能检查　通过测定肺通气和肺换气功能,可了解呼吸系统疾病对肺功能损害的程度和性质。临床最常用的是肺通气功能检查。

①肺活量（vital capacity,VC）:指尽力吸气后,从肺内所能呼出的最大气体量。可反映一次通气的最大能力。正常成年男性约为 3500ml,女性约为 2500ml。

②用力肺活量（forced vital capacity,FVC）:指一次最大吸气后,用力尽快呼气所能呼出的最大气体量。临床上常用第一秒用力呼气容积（forced expiratory volume in one second, $FEV_1$）、$FEV_1$ 与 FVC 之比及 $FEV_1$ 占其预计值的百分比（用 $FEV_1$/FVC%或 FEV%表示）评价肺的通气功能。正常 $FEV_1$ 实测值应为预计值的 80%~120%,低于 80%预计值提示存在气道阻塞,如支气管哮喘。$FEV_1$/FVC%正常时应>75%。

③余气量（residual volume,RV）:指最大呼气末尚存留于肺内不能呼出的气体量。正常成年人的余气量为 1000~1500ml。RV 受肺弹性回缩力的影响,如肺气肿时肺弹性回缩力降低,则 RV 增加。

④肺总容量（total lung capacity,TLC）:指肺所能容纳的最大气体量,等于肺活量与余气量之和。正常成年男性约为 5000ml,女性约为 3500ml。TLC 主要取决于呼吸肌收缩力、有效的肺泡通气数目以及肺和胸廓的弹性等。在限制性通气不足时 TLC 将降低。

通过对肺功能各项指标进行综合分析以评价患者的肺功能状况,并为疾病的诊断和治疗提供依据。

**【护理诊断/问题】**

1. 清理呼吸道无效　　与呼吸道分泌物过多、痰液黏稠滞留呼吸道或患者疲乏、胸痛、意识障碍导致咳嗽无效、不能或不敢咳嗽有关。

2. 气体交换受损　　与呼吸道痉挛、呼吸面积减少、换气功能障碍有关。

3. 疼痛:胸痛　　与咳嗽、炎症累及胸膜有关。

4. 恐惧　　与突然咯血或咯血反复发作有关。

5. 有窒息的危险　　与大咯血引起气道阻塞有关。

**【护理目标】**

1. 患者能有效咳嗽,顺利排出痰液。

2. 患者自述呼吸困难症状减轻。

3. 患者胸痛减轻或消失。

4. 患者咯血程度减轻或停止。

5. 患者无窒息发生。

**【护理措施】**

(一)一般护理

1. 环境与体位　　保持病室环境舒适、空气洁净,并注意维持合适的室内温度(18~20℃)和湿度(50%~60%),以充分发挥呼吸道的自然防御功能。哮喘患者室内应尽量避免过敏源,如尘螨、刺激性气体、花粉等。呼吸困难者协助其采取坐位或半坐位,有助于改善患者呼吸及咳嗽排痰,同时避免不必要的交谈,以减少肺活动度。咯血者取患侧卧位或平卧位头偏向一侧,此种体位有利于健侧肺通气或防止窒息,对肺结核患者还可防止病灶扩散。少量咯血者应静卧休息,大咯血患者需绝对卧床休息。

2. 休息与活动

(1)保证充分的休息　　患者休息时尽量减少不必要的护理操作并保持病室环境的安静和舒适。采取的体位以患者自觉舒适为原则,对于呼吸困难而不能平卧者可采取半卧位、身体前倾坐位,并使用枕头、靠背架或床边桌等支撑物增加患者的舒适度。应穿着宽松的衣服并避免盖被过厚而造成胸部压迫等加重不适。

(2)呼吸训练　　指导慢性阻塞性肺疾病患者做腹式呼吸和缩唇呼吸的训练,具体训练方法参见第七节"慢性支气管炎和慢性阻塞性肺疾病"。

(3)逐步提高活动耐力　　在保证充足睡眠的基础上,可有计划地逐步增加每天的活动量,鼓励患者进行适宜的有氧运动,如室内走动、室外散步、太极拳、体操等,以逐步提高肺活量和活动耐力。

3.饮食护理　慢性咳嗽使患者能量消耗增加,应给予高蛋白、高维生素(尤其是维生素 C 及维生素 E)、足够热量的饮食,避免油腻、辛辣刺激性食物。患者无心、肾功能障碍时,应给予充足的水分,使每天饮水量达到 1500~2000ml,从而湿润呼吸道黏膜、稀释痰液以促进排痰。少量咯血者宜进少量温凉流质饮食,多饮水,多食富含纤维素的食物,避免刺激性饮食,保持排便通畅;大咯血者应暂禁食。

(二)病情观察

密切观察患者咳嗽、咳痰情况,详细记录痰液的量、颜色和性质。呼吸困难者应注意观察患者呼吸困难的特点,如呼吸频率、节律、深度及动脉血气分析结果。咯血患者应注意咯血的量、颜色、性质及出血速度,定时监测血压、脉搏、呼吸、心率、瞳孔及意识变化。一旦发现窒息,立即报告医师并协助抢救。胸痛患者应观察疼痛的部位、性质及放射情况等。

(三)症状体征护理

1.咳嗽与咳痰　促进有效排痰是其主要措施,具体方法包括有效咳嗽、气道湿化、胸部叩击、体位引流和机械性吸痰等。

(1)有效咳嗽　有效咳嗽的关键在于提高咳嗽效率,适用于神志清醒、一般状况良好的患者。实施有效咳嗽应注意:①指导患者掌握有效咳嗽的正确方法:尽可能采取坐位,先进行 5~6 次深而慢的腹式呼吸,继而深吸气至膈肌完全下降,屏气3~5 秒,然后缩唇,缓慢的经口将肺内气体呼出,再深吸一口气屏气 3~5 秒,身体前倾,进行 2~3 次短促有力的咳嗽,咳嗽的同时收缩腹肌,或用手按压上腹部,帮助痰液咳出。还可让患者取俯卧屈膝位,借助膈肌、腹肌的收缩,增加腹压,促进痰液咳出。②对胸痛不敢咳嗽者,可采取相应措施,防止因咳嗽加重疼痛,如胸部有伤口可用双手或枕头轻压伤口两侧,使伤口两侧的皮肤及软组织向伤口处皱起,可避免因咳嗽导致胸廓扩展牵拉伤口而引起疼痛。疼痛剧烈时可遵医嘱给予镇痛剂,30 分钟后再进行有效咳嗽。③经常变换体位有利于痰液咳出。

(2)气道湿化　主要用于痰液黏稠不易咳出者,包括湿化治疗和雾化治疗。湿化治疗法是通过湿化装置,将水或溶液蒸发成水蒸气或小液滴,达到湿润气道黏膜、稀释痰液的目的。雾化治疗又称气溶液吸入疗法,是应用特制的气溶液装置将水分和药物形成气溶胶的液体微滴或固体颗粒,让其吸入并沉积于呼吸道和肺泡靶器官,达到治疗疾病、改善症状的目的。同时雾化吸入也具有一定的湿化、稀释气道分泌物的作用。气道湿化时应注意:①防止窒息:干结的分泌物湿化后膨胀易阻塞气道,治疗后及时帮助患者翻身、拍背以促进痰液及时排出,尤其是体弱、无力咳嗽者。②避免湿化过度:过度湿化可引起黏膜水肿和气道狭窄,使气道阻力增加,甚至诱发支气管痉挛;也可导致体内水潴留而加重心脏负荷。湿化时间一般以10~20分钟为宜。③控制湿化温度:湿化温度一般以35~37℃为宜。在加热湿化过程中既要避免温度过高灼伤呼吸道和损害气道黏膜纤毛运动,也要避免温度过低诱发哮喘及寒战反应。④避免降低吸入氧浓度:超声雾化吸入时,因喷雾压力和气流湿度增高,吸入空气量减少,使血氧浓度降低,患者胸闷、气促加重。因此,在给予超声雾化吸入时可适当提高吸氧浓度或改用氧气驱动的喷射式雾化吸入。⑤防止感染:定期消毒吸入装置和病房环境,严格无菌操作,加强口腔护理,避免呼吸道交叉感染。

(3)胸部叩击　胸部叩击是一种借助叩击所产生的振动,使滞留在气道内的分泌物松动,借助重力的作用,使其移行到中心气道,最后通过咳嗽排出体外的方法。该方法适用于久病体弱、长期卧床、排痰无力者,但未经引流的气胸、肋骨骨折、有病理性骨折史、咯血、低血压及肺水肿等患者禁止使用。方法:协助患者取侧卧位或坐位,叩击者两手手指弯曲并拢,使掌侧呈杯状,以手腕力量,从肺底部自下而上、由外向内、迅速而有节律地叩击胸壁。每一肺叶叩击1~3分钟,每分钟叩击120~180次,叩击时发出一种空而深的拍击音则表明叩击手法正确。胸部叩击的注意事项:①评估:叩击前听诊肺部有无异常呼吸音及干、湿啰音等,明确痰液潴留部位。②叩击前准备:用单层薄布覆盖叩击部位,防止直接叩击引起皮肤发红,但覆盖物不宜过厚,以免降低叩击效果。③叩击要点:叩击时避开心脏、乳房、骨突部位及衣服拉链、纽扣等;叩击力量应适中,以患者不感到疼痛为宜,叩击时间控制在5~15分钟,还应注意叩击一般安排在餐后2小时至餐前30分钟完成,以免治疗中出现呕吐;叩击时应密切注意患者的反应。④叩击后:嘱患者休息并协助做好口腔护理,去除痰液气味,观察痰液情况;复查生命体征、肺部呼吸音及啰音变化。

(4)体位引流　是利用重力作用使肺、支气管内分泌物排出体外的一种方法,又称重力引流。适用于肺脓肿、支气管扩张症。禁用于有明显呼吸困难和发绀者、近1~2周内曾有大咯血史、严重心血管疾病或年老体弱不能耐受者。具体方法及注意事项参见于本章第三节"支气管扩张症"。

(5)机械吸痰　可经患者的口、鼻腔、气管插管或气管切开处进行负压吸痰。适用于痰液黏稠无力咳出、意识不清或建立人工气道者。机械吸痰时应注意:①每次吸痰时间不超过15秒,两次抽吸间隔应大于3分钟;②在吸痰前、后适当提高吸入氧的浓度,避免因吸痰造成低氧血症;③吸痰动作要迅速、轻柔;④严格执行无菌操作,避免呼吸道交叉感染。

2.呼吸困难

（1）保持呼吸道通畅协助患者清除呼吸道分泌物及异物，指导患者正确使用支气管舒张剂，及时缓解支气管痉挛造成的呼吸困难，必要时建立人工气道以保证气道通畅。

（2）氧疗的护理合理氧疗是纠正缺氧、缓解呼吸困难最有效的措施，吸氧可提高动脉血氧含量，减轻组织损伤，恢复脏器功能，提高机体的运动耐力。缺氧严重而无二氧化碳潴留时可采用面罩给氧，缺氧伴二氧化碳潴留者，采用鼻导管或鼻塞法给氧，同时应密切观察氧疗效果及不良反应，记录吸氧方式、吸氧浓度及时间，若吸入高浓度氧或纯氧要严格控制吸氧时间，一般连续给氧不超过 24 小时。

3.胸痛　首先明确胸痛的原因及部位，从而采取有效的措施，可指导患者在咳嗽或深呼吸时按压疼痛部位、制动，以减轻疼痛；对胸痛剧烈者（如癌症引起的疼痛），可遵医嘱使用镇痛药；还可采用局部按摩、听音乐等放松疗法，以转移患者注意力，以达到缓解胸痛的目的。

4.咯血　大咯血患者异常紧张，护士应守护在患者床旁，安慰患者，并向其说明情绪放松有利于止血，嘱患者大咯血时不能屏气，以免诱发喉头痉挛、血液引流不畅形成血块导致窒息。

严密观察咯血窒息先兆及窒息表现，一旦患者出现窒息，应立即实施抢救：①体位：立即置患者于头低足高 45°俯卧位，头偏向一侧，轻拍背部以利血块排出。②清除血块：迅速清除口腔、鼻腔内血凝块或用鼻导管连接吸引器插入气管内抽吸，以清除呼吸道内的积血。必要时立即行气管插管或气管镜直视下吸取血块。③吸氧：气道通畅后给予高流量吸氧。④机械通气：自主呼吸受损时给予呼吸兴奋剂，必要时进行机械通气。同时密切观察病情变化，监测血气分析，警惕窒息的再发生。

（四）用药护理

遵医嘱用药，用药期间注意观察药物疗效及不良反应。①咳嗽、咳痰者遵医嘱给予抗生素、镇咳及祛痰药物。注意向湿性咳嗽及排痰困难患者解释并说明可待因等强镇咳药会抑制咳嗽反射，加重痰液的集聚，切勿自行服用。②呼吸困难者可适当应用支气管舒张剂、呼吸兴奋剂等，并注意观察药物疗效和不良反应。③胸痛者在明确病因的前提下，可遵医嘱使用镇痛剂，但尽量不用或慎用抑制呼吸的麻醉镇痛剂。④咯血者可根据具体情况选用止血药物。大咯血遵医嘱使用垂体加压素时，要控制滴数，用药过程中需注意观察有无恶心、便意感、面色苍白、心悸、腹痛及腹泻等不良反应。高血压、冠心病、心力衰竭及妊娠者禁用。对烦躁不安者，遵医嘱适当选用镇静剂,如地西泮 5~10mg 肌内注射,禁用吗啡、哌替啶,以免抑制呼吸。剧烈咳嗽者,遵医嘱给予小剂量镇咳剂,年老体弱、肺功能不全者慎用,以免抑制咳嗽反射,使血块不能咯出而发生窒息。

（五）心理护理

呼吸系统疾病会使患者产生烦躁不安、焦虑甚至恐惧等不良情绪,从而使呼吸困难等症状进一步加重。护士应帮助患者了解疾病的相关知识,教会患者放松情绪的方法,如深呼吸及转移注意力等,以保持患者情绪稳定。指导患者家属理解和满足患者的心理需求,在患者呼叫时及时出现在患者身边并给予心理支持以增强其安全感。同时,护理人员还要以良好的服务态度和熟练的操作技术取得患者的信任,增强其对疾病治疗的信心。

（六）健康教育

1. 疾病知识指导　向患者及家属介绍呼吸系统疾病的病因和诱因,根据疾病症状,做出相应的生活指导、饮食指导、用药指导及心理指导等。

2. 疾病预防指导　①呼吸系统疾病多与空气污染、吸烟及寒冷刺激有关,应嘱患者尽量避免到环境污染的地方走动,吸烟患者要及时戒烟并远离吸烟人群;②进行长期规律性体育锻炼,从而增强体质,提高机体免疫功能;③寒冷季节注意保暖。

【护理评价】

1. 患者能有效咳嗽、排痰。

2. 患者呼吸困难程度减轻。

3. 患者胸痛减轻或消失。

4. 患者咯血程度减轻或停止。

5. 患者无窒息发生。

# 第二节　急性上呼吸道感染和急性气管-支气管炎

## 一、急性上呼吸道感染

急性上呼吸道感染( acute upper respiratory tract infection)　是外鼻孔至环状软骨下缘包括鼻腔、咽或喉部急性炎症的总称,简称上感。常见病原体是病毒,少数是细菌。有一定传染性,通常预后良好。

本病发病无年龄、性别、职业及地区差异,免疫力低下者易感。全年皆可发病,但冬春季节多发,多散发,气候突变时可引起小规模流行。可通过患者喷嚏和包含病毒的飞沫传播,还可经污染的手和用具接触传播。致病的病原体种类繁多,机体感染后对其产生的免疫力较弱,不同亚型间无交叉免疫,故可多次反复发病。

**【病因与发病机制】**

急性上感 70%~80% 由病毒引起,主要包括鼻病毒、流感病毒、副流感病毒、冠状病毒、呼吸道合胞病毒、腺病毒、埃可病毒、柯萨奇病毒和麻疹病毒等。细菌引起者占 20%~30%,可直接发生或继发于病毒感染后,以口腔定植菌溶血性链球菌最多见。传播途径和人群易感性也决定了接触病原体后发病与否,当机体或呼吸道局部防御力降低时(如淋雨、受凉、过度疲劳或气候突变等),致使原已存在或从外界侵入的病毒或细菌迅速繁殖引起本病。

**【临床表现】**

1. 症状和体征

(1)普通感冒(common cold) 俗称"伤风",又称急性鼻炎或上呼吸道卡他,由病毒感染所致。常急性起病,早期症状以鼻部卡他症状为主,可有喷嚏、鼻塞、流清水样涕,初期也可有咽部不适、咽干、咽痒或烧灼感。2~3 天后变稠涕,可伴咽痛、呼吸不畅、流泪、声嘶、味觉迟钝等,有时由于咽鼓管炎可出现听力减退。严重者有发热、轻度畏寒和头痛等。如无并发症,一般 5~7 天可痊愈。体检可见鼻腔黏膜充血、水肿、有分泌物及咽部轻度充血。

(2)急性病毒性咽炎和喉炎 急性病毒性咽炎由鼻病毒、流感病毒、副流感病毒、腺病毒及呼吸道合胞病毒等引起,以咽痒和灼热感为特征,咽痛不明显,咳嗽少见。急性病毒性喉炎多由流感病毒、副流感病毒及腺病毒等引起,以明显声嘶、说话困难、咳嗽伴咽痛为特征,可伴发热。体检可见咽喉部充血、水肿,局部淋巴结轻度肿大伴触痛,有时可闻及喉部喘息声。

(3)急性疱疹性咽峡炎 好发于夏季,儿童多见,由柯萨奇病毒 A 所致。临床表现为明显咽痛和发热,病程 1 周左右。体检可见咽部充血,软腭、咽、腭垂与扁桃体表面有白色疱疹及浅溃疡,周围有红晕。

(4)急性咽结膜炎 好发于夏季,由游泳传播,儿童多见,常由腺病毒及柯萨奇病毒等引起。临床表现为发热、咽痛、畏光、流泪等,病程 4~6 天。体检可见咽及结膜明显充血。

(5)急性咽-扁桃体炎 病原体多是溶血性链球菌,其次是流感嗜血杆菌、葡萄球菌和肺炎链球菌等。起病急,表现为明显咽痛、发热、畏寒,体温可达 391 以上。体检可见咽部充血明显,扁桃体充血、肿大,表面有黄色脓性分泌物,颌下淋巴结肿大、压痛。

2. 并发症　少数患者可并发急性鼻窦炎、气管-支气管炎及中耳炎。以咽炎为主要表现的上呼吸道感染,部分患者可继发溶血性链球菌所致的风湿热、肾小球肾炎,少数患者可并发病毒性心肌炎。

**【实验室及其他检查】**

1. 血常规检查　病毒感染时白细胞计数正常或偏低,淋巴细胞比例升高。细菌感染时白细胞计数和中性粒细胞增多,并有核左移现象。

2. 病原学检查　由于病毒种类繁多,且明确类型对治疗无明显帮助,临床上一般不开展普通感冒病原学检查。细菌培养可判断细菌类型,并做药物敏感试验以指导临床用药。免疫荧光法、病毒分离鉴定或病毒特异抗原及其基因检测等方法有利于判断病毒类型。

**【诊断要点】**

根据鼻咽部症状、体征,结合血常规及阴性的胸部 X 线检查可做出临床诊断。必要时可借助病毒分离、病毒特异抗原及其基因检测,或细菌培养等明确病原体。并在排除过敏性鼻炎、流行性感冒、急性气管-支气管炎及急性传染病前驱症状等疾病的前提下确诊。

**【处理原则】**

目前尚无特效药物,以对症治疗为主,辅以中医治疗,同时注意休息、适当补充水分、保持室内空气流通,并防治继发细菌感染。

1. 病因治疗　普通感冒不必使用抗生素,如有细菌感染证据,可尝试经验性选用口服青霉素、一代头孢菌素、大环内酯类抗菌药物。对于无发热、免疫功能正常、发病在 2 天之内的病毒感染者一般无须使用抗病毒药物,而对于免疫缺陷的病毒感染者,可早期常规使用抗病毒药物。广谱抗病毒药利巴韦林和奥司他韦对流感病毒、副流感病毒及呼吸道合胞病毒等均有较强的抑制作用,可缩短病程。

2. 对症治疗　头痛、发热、全身肌肉酸痛者给予解热镇痛药。急性咳嗽、鼻后滴漏和咽干的患者可给予伪麻黄碱减轻鼻部充血,也可局部滴鼻。咽痛患者可口含清咽滴丸等药或雾化治疗。干咳明显的患者可用喷托维林等镇咳药。小儿感冒忌用阿司匹林,以防瑞氏综合征。

3. 中医治疗　可辨证选用清热解毒或辛温解表及有抗病毒作用的中药,如板蓝根、小柴胡冲剂等,能改善症状以缩短病程。

**【护理诊断/问题】**

1. 疼痛:咽痛、头痛　与病毒、细菌感染有关。

2. 体温过高　与病毒、细菌感染有关。

3. 潜在并发症:鼻窦炎、气管-支气管炎、肺炎、心肌炎、风湿热、肾小球肾炎等。

**【护理措施】**

1. 一般护理

(1)环境与休息　保持室内温、湿度适宜和空气流通,室温保持在18~20℃,湿度保持在55%~60%为宜。症状较轻者适当休息,病情较重或年老体弱者以卧床休息为主。

(2)饮食护理　给予易消化、富含维生素清淡食物,避免刺激性食物,保证总热量摄入。进食后漱口或按时给予口腔护理,防止口腔感染。发热者适当增加饮水量。戒烟、酒。

(3)防止交叉感染　密切接触会有传播的可能,故应注意相对隔离,减少探视、戴口罩、勤洗手,避免交叉感染。指导患者咳嗽或打喷嚏时应避开他人,使用双层纸巾捂住口鼻并集中焚烧。患者使用的餐具、痰盂等用物按规定及时消毒。

2. 病情观察　密切观察患者生命体征及主要症状,尤其是体温、咳嗽、咳痰与咽痛等变化,并作好相关记录,警惕并发症的发生。

3. 症状体征护理　高热患者及时给予降温,一般用物理降温,必要时遵医嘱使用药物降温,使用降温措施30分钟后应观察并记录降温效果。出汗后及时温水擦浴、更换衣服和床单。

4. 用药护理　遵医嘱用药并注意观察药物的不良反应。从事驾驶、高空作业或操作精密仪器等行业人员应慎用含有马来酸氯苯那敏或苯海拉明的感冒药,因其可导致神经功能一过性紊乱和注意力不集中等。

5. 心理护理　给予患者心理支持,使其尽快适应环境,消除紧张感。对年幼或年老体弱者,嘱家属多陪伴,减轻患者心理负担。

6. 健康教育

(1)疾病知识指导　向患者及家属介绍疾病相关知识。指导患者采取适当的措施避免疾病传播,防止交叉感染。遵医嘱用药。出现以下情况应及时就诊:①经药物治疗症状无缓解;②出现耳痛、耳鸣、外耳道流脓等中耳炎症状;③恢复期出现心悸、眼睑水肿、关节疼痛或腰酸等。

(2)疾病预防指导　饮食生活规律、劳逸结合、加强锻炼、改善营养、提高机体抵抗力、避免受凉等有助于降低易感性,是预防上呼吸道感染的最好方法。勤洗手是减少感冒的有效方法。流行或高发季节避免出入人多的公共场合。

### 二、急性气管-支气管炎

急性气管-支气管炎(acute tracheobronchitis)是由生物、理化刺激或过敏等因素引起的急性气管-支气管黏膜炎症。多散发,无流行性,年老体弱者易感。常在寒冷季节或气候突变时发病,也可由上呼吸道感染迁延不愈引起,临床主要表现为咳嗽与咳痰。多数患者预后良好,少数体质弱者可迁延不愈,应引起重视。

【病因与发病机制】

1. 感染病原体　与上呼吸道感染病原体相似。

2. 理化因素　过冷空气、粉尘及刺激性气体或烟雾(如氨气、氯气、二氧化氮、二氧化硫等)吸入。

3. 变态反应　机体对吸入真菌孢子、花粉、有机粉尘、动物毛皮及排泄物等过敏,寄生虫(如钩虫、蛔虫的幼虫)在肺内移行,或对细菌蛋白质过敏等。

【临床表现】

1. 症状　起病较急,常先有鼻塞、咽痛、流涕、声音嘶哑等急性上呼吸道感染症状,继之出现咳嗽、咳痰,开始为频繁干咳或少量黏痰,2~3天后痰量增多并转为黏液脓痰,偶伴痰中带血,咳嗽加剧。全身症状一般较轻,可有低至中度发热伴乏力等,多在3~5天后恢复正常。咳嗽与咳痰可延续2~3周,吸烟者更久,迁延不愈可演变成慢性支气管炎。累及气管可在深呼吸和咳嗽时感胸骨后疼痛;伴支气管痉挛时可出现胸闷和气促。

2. 体征　无明显阳性体征或两肺呼吸音粗,可闻及散在干、湿啰音,咳嗽后啰音部位、性质可改变或消失。支气管痉挛时可闻及哮鸣音。

【实验室及其他检查】

1. 血常规检查　病毒感染时,周围血白细胞计数多正常。由细菌感染引起者,白细胞和中性粒细胞增多,红细胞沉降率加快。

2. 痰涂片或培养　可见致病菌。

3. 胸部 X 线检查　大多正常或肺纹理增粗。

【诊断要点】

根据病史,起病较急,常有咳嗽与咳痰等呼吸道症状,两肺散在干、湿啰音等体征,结合 X 线胸片和血常规可做出临床诊断。进行病原学检查有助于病因诊断。

【处理原则】

1.病因治疗　避免吸入冷空气、粉尘及刺激性气体或烟雾等,及时用药控制气管-支气管炎症。一般咳嗽 10 天以上,细菌、肺炎衣原体、支原体或鲍特菌等感染的概率较大。有细菌感染证据时使用抗生素治疗,可首选新大环内酯类或青霉素类药物,亦可选用头孢菌素或喹诺酮类等药物,或根据细菌培养和药敏试验结果指导用药。美国疾控中心推荐服用阿奇霉素 5 天,克拉霉素 7 天或红霉素 14 天。口服给药为主,必要时可经肌肉或静脉给药。

2.对症治疗　①镇咳、祛痰:剧烈干咳者,可选用右美沙芬、喷托维林等镇咳;咳嗽并有痰不易咳出者,可选用溴己新、盐酸氨溴索、桃金娘油化痰,也可给予雾化治疗帮助祛痰,还可选用兼顾镇咳和化痰的复方甘草合剂等中成药。②平喘:喘息时加用平喘药。③退热:发热者给予解热镇痛药。

**【护理诊断/问题】**

1.清理呼吸道无效　与呼吸道感染、痰液黏稠有关。

2.气体交换受损　与炎症、过敏等引起支气管痉挛有关。

3.疼痛:胸痛　与咳嗽、炎症有关。

4.体温过高　与细菌、病毒感染有关。

**【护理措施】**

见本章第一节“概述”及本节“急性上呼吸道感染”。

# 第三节　支气管扩张症

支气管扩张症(bronchiectasis)多继发于急、慢性呼吸道感染和支气管阻塞后,反复发生支气管炎症,致使气管壁结构破坏,引起支气管异常和持久性扩张。多见于儿童和青年。患者多有童年麻疹、百日咳或支气管肺炎病史。临床特点为慢性咳嗽、咳大量脓痰和(或)反复咯血。近年来本病发病率有减少趋势。预后取决于支气管扩张的范围和有无并发症。

**【病因与发病机制】**

支气管扩张症可分为先天性与继发性两种,先天性较少见,继发性支气管扩张症发病中的关键环节是支气管-肺组织感染与支气管阻塞的相互影响。引起感染常见的病原体包括细菌[铜绿假单胞菌、流感嗜血杆菌、肺炎克雷伯杆菌、卡他莫拉菌、金黄色葡萄球菌、分枝杆菌(非结核分枝杆菌)]、真菌(荚膜组织胞浆菌)、病毒(腺病毒、流感病毒、单纯疱疹病毒、麻疹病毒、百日咳病毒等)。有些支气管扩张症患者无明显病因,但弥漫性支气管扩张常发生于存在遗传、免疫或解剖缺陷的患者,以及大气管-支气管症、变态反应性支气管肺曲菌病等常见疾病的少见并发症。局灶性支气管扩张可源自未进行治疗的肺炎或阻塞,如异物、肿瘤、外源性压迫或肺叶切除后解剖移位。

上述疾病会损伤宿主气道清除机制和防御功能,易发生感染和炎症。细菌反复感染可使气道内因充满含有炎性介质和病原菌的黏稠液体而逐渐扩大,形成瘢痕和扭曲。水肿、炎症和新血管形成使支气管壁变厚。周围间质组织和肺泡的破坏导致肺组织纤维化、肺气肿,或二者兼有。支气管扩张发生于有软骨的支气管近端分支,支气管管壁软骨、肌肉和弹性组织被破坏并被纤维组织替代,进而形成三种不同类型:柱状扩张、囊状扩张、不规则扩张。继发于支气管肺组织感染病变的支气管扩张多见于下肺,继发于肺结核者则多见于上肺。

【临床表现】

1.症状

(1)咳嗽、咳痰　主要症状为持续或反复的咳嗽、咳痰,咳大量脓痰。患者晨起和晚上入睡前常发生阵发性咳嗽、咳脓痰,痰量与体位改变有关。其严重程度可用痰量估计:轻度,少于10ml/d;中度,10~150ml/d;重度,多于150ml/d。感染急性发作时,黄绿色脓痰明显增多,每天可达数百毫升。收集痰液并于玻璃瓶中静置后可出现分层现象:上层为泡沫,下悬脓性成分,中层为混浊黏液,底层为坏死组织沉淀组织。但目前这种典型的痰液分层表现较少见。合并有厌氧菌感染时痰液有恶臭味。

(2)呼吸困难和喘息　有广泛的支气管扩张或有潜在的慢性阻塞性肺疾病时患者会出现不同程度的呼吸困难和喘息。

(3)反复咯血　半数患者可发生不同程度的反复咯血,可为痰中带血或大量咯血,当小动脉被侵蚀或增生的血管被破坏时常导致大咯血。咯血量有时与病情严重程度、病变范围并不完全一致。部分患者仅以反复咯血为唯一症状,临床称为"干性支气管扩张症",常见于结核性支气管扩张或引流良好的上叶支气管。

(4)反复肺部感染及中毒症状　病变累及周围肺实质出现肺炎,并表现为同一肺段反复发生肺炎且迁延不愈。大量脓痰排除后,症状可有所缓解。可出现发热、乏力、食欲不振、消瘦、贫血等全身中毒症状。反复感染可影响儿童的生长发育。

2.体征　早期或干性支气管扩张症无明显异常的肺部体征。听诊闻及湿啰音是支气管扩张症的特征性表现,以肺底部最多见。有时可闻及哮鸣音。病变严重尤其是伴有慢性缺氧、肺源性心脏病(肺心病)和右心衰竭的患者可出现杵状指

（趾）。

**【实验室及其他检查】**

1.影像学检查

（1）胸部 X 线检查　疑诊时应首先进行胸部 X 线检查。囊状支气管扩张的气道表现为显著的囊腔，腔内可存在气液平面。由于受累肺实质通气不足、萎陷，扩张的气道常聚拢，纵切面可表现为"双轨征"，横切面表现为"环形阴影"。该检查对判断有无支气管扩张缺乏特异性。

（2）胸部 CT 检查　确诊支气管扩张的影像学检查为支气管碘脂质造影，但因其为有创性检查，目前已被高分辨 CT（HRCT）所取代。HRCT 可在横断面上清楚地显示扩张的支气管，现已成为支气管扩张的主要诊断方法。

2.纤维支气管镜检查　无须常规行该检查，但有助于发现患者的出血部位或阻塞原因，当支气管扩张呈局灶性且在段支气管上端时，可呈弹坑样改变。

3.其他检查　肺功能测定、痰液检查、痰涂片染色、痰细菌培养及免疫功能检查等。

**【诊断要点】**

根据慢性咳嗽、反复咳脓痰、咯血病史和有诱发支气管扩张的呼吸道反复感染病史，结合临床表现及 HRCT 显示支气管扩张的异常影像学改变等综合分析，可明确诊断。

**【处理原则】**

1.治疗基础疾病　对活动性肺结核伴支气管扩张者应积极抗结核治疗，低免疫球蛋白血症者可使用免疫球蛋白替代治疗。

2.控制感染　出现急性感染征象时需应用抗生素。可根据痰培养和药敏试验结果指导选择抗生素。细菌检查结果未报告之前，可给予经验治疗（如氨苄西林、阿莫西林或头孢克洛）。厌氧菌混合感染者，联合使用甲硝唑或替硝唑；铜绿假单胞菌感染时，可选用喹诺酮类、氨基糖苷类或第三代头孢菌素类药物。慢性咳脓痰者，可口服阿莫西林或吸入氨基糖苷类药物，或较长疗程间断并规则使用单一抗生素或轮换使用不同抗生素。

3.改善气流受限　使用支气管舒张剂可改善气流受限，对伴有气道高反应及可逆性气流受限者疗效明显。

4.清除气道分泌物　应用祛痰药物、振动、拍背、体位引流及雾化吸入重组脱氧核糖核酸酶等胸部物理治疗方法促进气道分泌物清除。

5.咯血的治疗　可使用小量镇静、镇咳剂,年老体弱者慎用强镇咳药,防止呼吸中枢和咳嗽反射受抑制。①少量咯血:对症治疗或口服卡巴克洛、云南白药。②中等量咯血:垂体后叶素或酚妥拉明静脉给药。③大量咯血或咯血不止:首先应保证气道通畅,改善氧合状态。首选药物是垂体后叶素,内科治疗无效,必要时考虑介入栓塞治疗或外科手术治疗。

6.支持治疗　对大量咳痰、咯血等患者给予营养支持、输血等治疗。

7.外科治疗　经充分的内科治疗后仍反复发作或反复大咯血且病变局限者,可考虑外科手术切除病变组织。必要时可考虑肺移植。

**【护理诊断/问题】**

1.清理呼吸道无效　与呼吸道大量黏稠脓痰和无效咳嗽有关。

2.营养失调:低于机体需要量　与慢性感染迁延不愈导致机体消耗和咯血有关。

3.焦虑　与疾病迁延、个体健康受损有关。

4.潜在并发症:大咯血、窒息。

**【护理措施】**

(一)一般护理

1.环境与休息　保持病房内空气流通,维持适宜的温、湿度,注意保暖。急性感染或病情严重者应卧床休息,指导患者缓解期可做呼吸锻炼操和适当的体育锻炼,以增强机体抵抗力。

2.饮食护理　给患者提供高热量、高蛋白、富含维生素和纤维素的食物,少量多餐。避免过冷、过热、油炸、辛辣食物诱发咳嗽,引起咯血。指导患者在咳嗽后及进食前后漱口,以保持口腔清洁,增进食欲。鼓励患者多饮水,每天在1500ml 以上,以提供充足的水分,利于稀释并排出痰液。

(二)病情观察

观察并记录痰液的量、颜色、性质、气味及与体位的关系,痰液静置后有无分层现象。密切观察患者咯血的量、颜色、性质及出血速度。观察并记录生命体征及意识状态的变化。病情严重者还需观察患者缺氧情况,是否出现发绀、气促等表现。注意评估患者有无消瘦、贫血等全身症状。

(三)症状体征护理

1.咳嗽、咳痰

(1)有效咳嗽、气道湿化、胸部叩击、机械吸痰见本章第一节"概述"。

(2)体位引流　其效果与需要引流部位所对应的体位有关。①引流前准备：评估患者耐受程度,向患者解释其目的、过程和注意事项,监测生命体征,听诊肺部以明确病变部位。引流前15分钟遵医嘱使用支气管舒张剂(有条件可使用雾化吸入或手按定量吸入器)。备好排痰用一次性容器或纸巾。②引流体位:引流体位的选择取决于分泌物潴留部位和患者的耐受程度,原则上抬高病灶位置,使引流支气管开口向下(图1-2)。

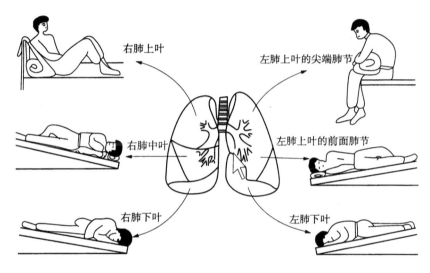

右肺上叶

左肺上叶的尖端肺节

右肺中叶

左肺上叶的前面肺节

右肺下叶

左肺下叶

图1-2　排痰体位引流

　　首先引流上叶,再引流下叶后基底段。患者如不能耐受,应及时调整姿势。胸部创伤、头部外伤、咯血、严重心血管疾病和病情不稳定者,不宜采用头低位进行体位引流。③引流时间:依据病变部位、病情和患者状况,每天1~3次,每次15~20分钟,早晨清醒后立即进行效果最佳。一般在餐前1小时或餐后1~2小时进行,以预防胃食管反流、恶心、呕吐等不良反应。④引流的观察:引流时需有护士或家属协助,观察患者有无头晕、疲劳、出汗、脉搏细弱、面色苍白等表现,如患者心率超过120次/分、心律失常、高血压、低血压、眩晕或发绀,应立即停止引流并通知医生。⑤引流的配合:在体位引流的过程中,鼓励并指导患者做腹式呼吸,辅以胸部叩击或震荡等排痰措施。协助患者在保持引流体位时进行咳嗽,也可取坐位以产生足够的气流促进排痰,提高引流效果。⑥引流后护理:体位引流结束后,协助患者取舒适体位,漱口。观察患者咳痰情况,听诊肺部呼吸音的变化,评价并记录体位引流的效果。

2. 大咯血、窒息

(1)休息与体位 小量咯血患者以静卧休息为主,大量咯血者应绝对卧床休息,尽量避免搬动患者。协助患者取患侧卧位,可防止病灶向健侧扩散并有利于健侧肺通气。

(2)饮食与排泄 大量咯血者应禁食;小量咯血者宜进食少量温、凉流质食物,避免过冷或过热食物诱发或加重咯血。多饮水,多食纤维素丰富食物,以保持排便通畅,避免用力排便使回心血量增加、肺循环压力增高而诱发咯血。

(3)对症护理 安排专人护理并安慰患者,防止患者因过度紧张、恐惧而屏气至声门痉挛。咯血后及时用清水漱口或行口腔护理,防止因口咽部异物刺激引起剧烈咳嗽而诱发咯血。及时擦净血迹,清理患者咯出血块及污染的衣物、被褥等,促进患者舒适,增加安全感。对精神极度紧张、剧烈咳嗽者,可遵医嘱给予小剂量镇静药或镇咳药。

(4)保持呼吸道通畅 嘱患者将气管内痰液和积血轻轻咳出,痰液黏稠无力咳出者可吸痰。重症患者在吸痰前后适当提高吸氧浓度,以防吸痰引起低氧血症。咯血时轻拍健侧背部,嘱患者不要屏气,以免诱发喉头痉挛,使血液流出不畅形成血块,导致窒息。

(5)用药护理 垂体后叶素可使小动脉收缩,减少肺血流量从而减轻咯血。但同时也能引起冠状动脉收缩及子宫、肠道平滑肌收缩,故孕妇、高血压和冠心病、心力衰竭患者忌用。静脉点滴时速度勿过快,避免出现面色苍白、出汗、心悸、胸闷、腹痛、水样腹泻等不良反应。年老体弱患者使用镇静和镇咳药后,需密切观察呼吸中枢和咳嗽反射受抑制情况,尽早发现因呼吸抑制导致的呼吸衰竭及不能咯出血块导致的窒息。

(6)窒息的抢救配合 见本章第一节"概述"。

(7)病情观察 密切观察患者咯血的特点、生命体征及意识变化,.有无窒息征象,有无阻塞性肺不张、肺部感染及休克等并发症的表现。

(四)用药护理

遵医嘱使用抗生素、祛痰药、支气管舒张剂与止血等药物,指导患者熟悉药物的剂量、用法、疗效及不良反应等。

（五）心理护理

正确认识疾病，保持心情舒畅，树立信心。向患者说明精神紧张等不良情绪可诱发或导致疾病加重，及时给予心理疏导与支持。

（六）健康教育

1. 疾病知识指导　帮助患者及家属了解疾病发生、发展、治疗及护理过程。指导患者自我监测病情，学会识别病情变化的征象，一旦发现症状加重，应及时就诊。强调清除痰液对减轻症状、预防感染的重要性，告知患者不自行服用抗菌药物，指导患者及家属学习和掌握有效咳嗽咳痰、胸部叩击、雾化吸入和体位引流排痰的方法，长期坚持，以控制病情发展。

2. 疾病预防指导　支气管扩张症与感染密切相关，应积极防治呼吸道感染性疾病，注意保暖，避免受凉，预防感冒，减少刺激性气体吸入。

# 第四节　支气管哮喘

支气管哮喘（bronchial asthma）简称哮喘，是指由多种细胞（如嗜酸性粒细胞、肥大细胞、T淋巴细胞、中性粒细胞、平滑肌细胞、气道上皮细胞等）和细胞组分参与的气道慢性炎症性疾病。这种慢性炎症与气道高反应性有关，出现广泛多变的可逆性气流受限。典型的表现为反复发作的喘息、气急，伴有哮鸣音的呼气性呼吸困难、胸闷、咳嗽等症状。支气管哮喘如不及时诊治，随病程延长可导致气道不可逆性狭窄和气道重塑。

哮喘是全球性疾病，全球约有3亿哮喘患者。各国和地区哮喘患病率存在差异，我国为0.5%~5%，且呈逐年上升趋势。儿童患病率高于青壮年，老年人群患病率有增高趋势，成人男女患病率相近。一般认为发达国家患病率高于发展中国家，城市高于农村，约40%的患者有家族史。哮喘的死亡率为(1.6~36.7)/10万，我国已成为全球哮喘病死率最高的国家之一。世界各国的哮喘防治专家共同起草并不断更新的全球哮喘防治倡议（Global Initiative for Asthma, GINA）已成为防治哮喘的重要指南，其提供的资料显示，经过长期规范化治疗和管理，80%以上的成人、95%以上的儿童哮喘患者可以达到哮喘的临床控制。

【病因与发病机制】

（一）病因

目前不十分清楚病因，多认为是一种复杂的、具有多基因遗传倾向的疾病，受遗传与环境因素双重影响。个体过敏体质及外界环境的影响是发病的危险因素。

1. 遗传因素　哮喘发病具有家族集聚现象,亲属患病率高于群体患病率,且亲缘关系越近,患病率越高。目前采用全基因组关联研究鉴定了多个哮喘易感基因位点(如 5q12,22,23,17q12~17,9q24 等)。

2. 环境因素　具有哮喘易感基因的人群发病与否受环境因素的影响较大,哮喘的激发因素包括以下几个。①变应原性因素:室内变应原(尘螨、家养宠物、蟑螂)、室外变应原(花粉、草粉)、职业性变应原(饲料、油漆、活性染料)、食物(鱼、虾、蛋类、牛奶)、药物(阿司匹林、抗生素、普萘洛尔)。②非变应原性因素:气候改变、大气污染、吸烟、运动、肥胖、妊娠等。

(二)发病机制

哮喘的发病机制非常复杂,尚未完全阐明,可归纳为气道免疫-炎症机制、神经机制及其相互作用(图 1-3)。

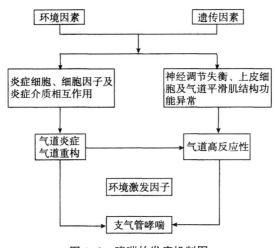

图 1-3　哮喘的发病机制图

1. 气道免疫-炎症机制

(1)气道炎症形成机制　哮喘的炎症反应是由多种炎症细胞、炎症介质和细胞因子共同参与的相互作用的结果。体液免疫和细胞免疫均参与哮喘发病过程。根据接触变应原后哮喘发生的时间,可分为速发型哮喘反应(immediate asthmatic reaction,IAR)、迟发型哮喘反应(late asthma reaction, LAR)和双相型哮喘反应(diphase asthmatic reaction,DAR)。IAR 在接触变应原的同时立即发生,15~30 分钟达到高峰,2 小时逐渐恢复正常。LAR 在接触变应原后 6 小时左右发生,持续时间长,可达数天,症状重。约半数以上患者出现迟发型哮喘反应。

（2）气道高反应性（airway hyperresponsiveness,AHR）　指气道对各种刺激因子如变应原、理化因素、药物、运动等出现过强或过早的收缩反应,引起气道狭窄和气道阻力增加,从而引发咳嗽、胸闷、呼吸困难和喘息等症状。AHR 是哮喘的基本特征,可直接反映哮喘发作的严重程度。目前普遍认为气道慢性炎症是导致 AHR 的重要机制之一。AHR 有家族倾向,受遗传因素的影响。然而出现 AHR 者并非都是哮喘,如长期吸烟、病毒性上呼吸道感染、接触臭氧、慢性阻塞性肺疾病等也可出现 AHR,但程度相对较轻。

（3）气道重构（airway remodeling）　重要病理特征,其发生主要与气道炎症持续存在和气道上皮反复损伤/修复有关。表现为气道上皮细胞黏液化生、平滑肌肥大/增生、上皮下胶原沉积和纤维化、血管增生等。气道重构使哮喘患者对吸入激素的敏感性降低,导致不可逆气流受限以及持续存在的 AHR。

2.神经调节机制　神经因素也被认为是哮喘发病的重要环节之一。支气管受复杂的自主神经支配,包括肾上腺素能神经、胆碱能神经及非肾上腺素能非胆碱能（NANC）神经系统。哮喘与 $\beta$-肾上腺素受体功能低下、胆碱能神经张力增加有关。NANC 能释放舒张支气管平滑肌的神经介质（如血管活性肠肽、一氧化氮）、收缩支气管平滑肌的神经介质（如 P 物质、神经肌肽）,两者失衡,则可引起支气管平滑肌收缩。此外,神经源性炎症也能通过局部轴突反射释放感觉神经肽而诱发哮喘。

**【临床表现】**

1.症状　典型表现为发作性的呼气性呼吸困难,伴哮鸣音。哮喘症状在夜间及凌晨发作或加重常为哮喘的重要临床特征之一,可在数分钟内发生,持续数小时至数天,可自行缓解或用支气管舒张药物治疗后缓解。临床还存在没有喘息症状的不典型哮喘,患者表现为发作性胸闷、咳嗽或发绀等其他症状。咳嗽是唯一症状的不典型哮喘称为咳嗽变异性哮喘。胸闷是唯一症状的不典型哮喘称为胸闷变异性哮喘。有些患者尤其是青少年的哮喘症状在运动时出现,称为运动性哮喘。

2.体征　典型体征是发作时胸部呈过度充气征象:肋间隙增宽饱满,呼吸运动减弱,叩诊呈过清音,双肺可闻及广泛的哮鸣音,呼气音延长。在轻度哮喘时哮鸣音可不出现,此外,非常严重的哮喘发作时,哮鸣音反而减弱甚至消失,表现为"沉默肺",提示病情危重。非发作期无明显异常体征。

3.并发症　严重发作时可并发气胸、纵隔气肿、肺不张,长期反复发作或感染可并发慢性阻塞性肺疾病、支气管扩张症、间质性肺炎、肺纤维化和肺源性心脏病。

4.哮喘的分期及控制水平分级 哮喘可分为急性发作期与非急性发作期。

(1)急性发作 期指气急、喘息、胸闷、咳嗽等症状突然发生或症状加重,伴呼气流量降低,常因接触变应原等刺激物或治疗不当所致。哮喘急性发作时其轻重程度不一,偶尔可在数分钟内危及生命,故应对病情做出正确评估,并及时给予有效的治疗。急性发作时病情严重程度可分为轻度、中度、重度和危重4级。

①轻度:对日常生活影响不大,步行、上楼时有气短。呼吸频率轻度增加,呼气末可闻及散在哮鸣音。可有焦虑,脉率<100次/分,肺通气功能和血气检查正常。使用支气管舒张剂能被控制。

②中度:日常生活受限,稍事活动便有气短,讲话常有中断,喜坐位。呼吸频率增加,可有三凹征,哮鸣音响亮、弥漫。时有焦虑,脉率100~120次/分,可出现奇脉,$PaO_2$为60~80mmHg,$PaCO_2 \leq 45$mmHg,$SaO_2$为91%~95%。使用支气管舒张剂后PEF占预计值60%~80%。

③重度:休息时感气短,喘息持续发作,只能单字讲话,端坐呼吸,大汗淋漓。呼吸频率>30次/分,常有三凹征,哮鸣音响亮、弥漫。常有焦虑,脉率>120次/分,奇脉,$PaO_2<60$mmHg,$PaCO_2>45$mmHg,$SaO_2 \leq 90$%,pH可降低。使用支气管舒张剂后PEF占预计值<60%或绝对值<100L/min,或作用时间<2小时。

④危重:患者不能讲话,嗜睡或意识模糊。胸腹矛盾运动,哮鸣音明显减弱或消失。脉率>120次/分或变慢和不规则,$PaO_2<60$mmHg,$PaCO_2>45$mmHg,$SaO_2<90$%,pH降低。使用支气管舒张剂无效。

(2)非急性发作期 患者在相当长的时间内仍有不同频率和(或)不同程度的哮喘症状,亦称为慢性持续期。长期评估哮喘的控制水平是目前应用最为广泛的非急性发作期哮喘严重性评估方法,该评估方法包括目前临床控制评估和未来风险评估,哮喘临床控制水平分为控制、部分控制和未控制3个等级(表1-2)。

表1-2 非急性发作期哮喘控制水平分级

A.目前临床控制评估(最好4周以上)

| 临床特征 | 控制(满足以下所有条件) | 部分控制(出现以下任何1项临床特征) | 未控制 |
|---|---|---|---|
| 白天症状 | 无(或≤2次/周) | >2次/周 | |
| 活动受限 | 无 | 有 | |
| 夜间症状/憋醒 | 无 | 有 | |

| 需要使用缓解药或急救治疗 | 无(或<2次/周) | >2次/周 |
|---|---|---|
| 肺功能（PEF 或 FEV₁)‡ | 正常 | <正常预计值或个人最佳值的80% |

B.未来风险评估(急性发作风险,病情不稳定,肺功能迅速下降,药物不良反应)

与未来不良事件风险增加的相关因素:临床控制不佳;曾因严重哮喘而住院治疗;过去一年频繁急性发作;FEV₁ 低;烟草暴露;大剂量药物治疗

注:*患者出现急性发作后都必须对维持治疗方案进行回顾分析,以确保治疗方案的合理性;

†按照定义,任何1周出现1次哮喘急性发作,提示这周的哮喘没有得到控制;

‡肺功能检查结果对5岁以下儿童的可靠性差

## 【实验室及其他检查】

1.痰液检查　部分患者痰涂片可见嗜酸性粒细胞增多。

2.呼吸功能检查

(1)通气功能检测　哮喘发作时呈阻塞性通气功能障碍改变,$FEV_1$、$FEV_1$/FVC%及最高呼气流量(peak expiratory flow,PEF)均下降;残气量、残气量与肺总量比值增加。其中 $FEV_1$/FVCW<70%或 $FEV_1$ 低于正常预计值的80%是判断气流受限最重要的指标。缓解期上述通气功能指标可逐渐恢复,病变迁延、反复发作的患者通气功能可逐渐下降。

(2)支气管激发试验(bronchial provocation test,BPT)　评估气道反应性,常用吸入激发剂为醋甲胆碱和组胺,也有物理激发因素如运动、冷空气等。BPT 适用于非哮喘发作期、$FEV_1$ 在正常预计值70%以上的患者,$FEV_1$ 下降>20%为支气管激发试验阳性,提示存在气道高反应性。

(3)支气管舒张试验(bronchial dilation test,BDT)　测定气道的可逆性改变,常用的吸入支气管舒张剂有沙丁胺醇、特布他林等。在吸入支气管舒张剂20分钟后重复检测肺功能,$FEV_1$ 较用药前增加≥12%,且绝对值增加≥200ml 判断为支气管舒张试验阳性,提示存在可逆性气道阻塞。

(4)PEF 及其变异率测定　哮喘发作时 PEF 下降。若昼夜 PEF 变异率≥20%,符合可逆性气道改变的特点。

3.胸部影像学检查　哮喘发作时胸部 X 线检查可见双肺透亮度增高,呈过度充气状态如肋间隙增宽、膈肌下降。合并感染时可见肺纹理增加和炎性浸润阴影。

部分患者 CT 检查可见支气管壁增厚、黏液阻塞。

4. 血气分析　严重哮喘发作时可有 $PaO_2$ 降低。由于过度通气可使 $PaCO_2$ 下降,pH 值上升,表现为呼吸性碱中毒。若病情恶化,气道阻塞严重时,可出现缺氧和潴留,$PaCO_2$ 升高,表现为呼吸性酸中毒。若缺氧明显,可合并代谢性酸中毒。

5. 特异性变应原的检测　哮喘患者大多伴有过敏体质,对众多的变应原和刺激物敏感,结合病史测定变应原指标有助于病因诊断和预防反复发作。常用的检测方法包括检测患者外周血的特异性 IgE 和皮肤变应原试验。

【诊断要点】

哮喘的诊断标准如下。

1. 反复发作喘息、气急、胸闷或咳嗽,多与接触变应原、冷空气、物理或化学性刺激、病毒性上呼吸道感染、运动等有关。

2. 发作时在双肺可闻及散在或弥漫性、以呼气相为主的哮鸣音,呼气相延长.

3. 上述症状可经治疗缓解或自行缓解。

4. 排除其他疾病所引起的喘息、气急、胸闷或咳嗽。

5. 临床表现不典型者(如无明显喘息或体征),应至少具备下列三项中的一项:①支气管激发试验或运动试验阳性;②支气管舒张试验阳性;③昼夜 PEF 变异率≥20%。

符合上述 1~4 条或 4、5 条者,可诊断为支气管哮喘。

【处理原则】

哮喘目前无特效的根治方法,但长期规范化治疗可使大多数患者的哮喘症状得到控制,减少复发甚至不发作。治疗的目标是长期控制症状和预防未来风险的发生,使患者能与正常人一样生活、工作及学习。

(一)确定并减少危险因素接触

部分患者能找到引起哮喘发作的变应原或其他非特异刺激因素,使患者脱离并长期避免接触这些危险因素是防治哮喘最有效的方法。

(二)药物治疗

治疗哮喘的药物分为控制药物和缓解药物。控制药物指需要长期每天使用的药物,达到减少发作的目的,主要作用是控制气道慢性炎症,使哮喘维持临床控制,又称抗炎药。缓解药物指按需使用的药物,能迅速解除支气管痉挛、缓解哮喘症状,又称解痉平喘药。

1. 糖皮质激素　简称激素,是目前控制哮喘最为有效的药物。

（1）吸入给药　由于吸入糖皮质激素治疗局部抗炎作用强且全身不良反应少，是目前推荐长期抗炎治疗哮喘的首选方法。常用吸入药物有倍氯米松、布地奈德、氟替卡松、莫米松、环索奈德等，通常需规律吸入 1～2 周以上方能生效。根据哮喘病情选择吸入不同剂量。使用干粉吸入装置比普通定量气雾剂方便，且吸入下呼吸道的药量较多，如二丙酸倍氯米松气雾剂、布地奈德（普米克都保）、沙美特罗替卡松粉吸入剂（舒利迭）等。

（2）口服给药　用于吸入激素无效或需短期强化治疗的患者，常用泼尼松、泼尼松龙等。泼尼松的起始剂量为每天 30～60mg，症状缓解后逐渐减量至每天 ≤ 10mg，然后停用，改用吸入剂。不建议长期口服激素用于维持哮喘控制治疗。

（3）静脉给药　严重哮喘发作时，应及早经静脉给予琥珀酸氢化可的松或甲泼尼龙。

2. $\beta_2$ 受体激动剂　起到舒张支气管、缓解哮喘症状的作用。

（1）短效 $\beta_2$ 受体激动剂　治疗哮喘急性发作的首选药物，作用时间维持 4～6 小时。用药方法有定量气雾剂（metered dose inhaler, MDI）吸入、干粉吸入、持续雾化吸入等，也可经口服或静注。首选定量吸入法，常用沙丁胺醇、特布他林等。严重哮喘时，沙丁胺醇静滴。

（2）长效 $\beta_2$ 受体激动剂　不能单独用于哮喘的治疗。与吸入型糖皮质激素联合用药是目前最常用的哮喘控制方法，作用时间维持 10～12 小时。也可按需用于哮喘急性发作的治疗。常用药物有沙美特罗、福莫特罗等。目前常用吸入型糖皮质激素加长效 $\beta_2$ 受体激动剂的联合制剂包括氟替卡松/沙美特罗吸入干粉剂、布地奈德/福莫特罗吸入干粉剂。

3. 白三烯（LT）调节剂　具有抗炎和舒张支气管平滑肌的作用，是目前除吸入型糖皮质激素外唯一可单独应用的哮喘控制性药物，可作为轻度哮喘吸入型糖皮质激素的替代治疗药物和中、重度哮喘的联合用药，尤适用于治疗运动性哮喘、阿司匹林哮喘和伴有过敏性鼻炎哮喘患者，如口服孟鲁司特、扎鲁司特等。

4. 茶碱类药物　具有舒张支气管平滑肌和抗炎作用，也具有强心、利尿、扩张冠状动脉、兴奋呼吸中枢和呼吸肌等作用，是目前治疗哮喘的有效药物之一。

（1）口服给药　氨茶碱和控（缓）释茶碱用于轻、中度哮喘急性发作及维持治疗。常用剂量为每天 6～10mg/kg，口服控（缓）释茶碱尤适用于控制夜间哮喘症状。小剂量控（缓）释茶碱与吸入型糖皮质激素联合是目前常用的哮喘控制性药物之一。

（2）静脉给药　氨茶碱加入葡萄糖溶液中，首剂负荷剂量是 4～6mg/kg，缓慢静注或静滴,维持量为 0.6~0.8mg/(kg·h),适用于重症和危重症哮喘。每天最大用量(包括口服和静脉用药)一般不超过 1.0g。

5.抗胆碱药　具有舒张支气管、减少黏液分泌的作用,但舒张支气管的作用比 β₂ 受体激动剂弱。包括短效吸入型抗胆碱能药物(维持 4~6 小时)和长效抗胆碱药(维持 24 小时)两种。短效吸入型抗胆碱能药物主要用于治疗哮喘急性发作,常与 β₂ 受体激动剂联合用药,常用的异丙托溴铵有 MDI 和雾化溶液两种剂型。长效抗胆碱药主要用于哮喘合并慢性阻塞性肺疾病及慢性阻塞性肺疾病患者的长期治疗,常用的噻托溴铵是 $M_1$、$M_3$ 受体阻滞剂,目前只有干粉吸入剂,特点是作用更强、时间更久。

6.抗 IgE 抗体　临床使用时间较短,远期疗效和安全性还有待进一步观察。主要用于经吸入糖皮质激素和长效 β₂ 受体激动剂联合治疗后症状仍未控制且血清 IgE 水平增高的重症哮喘患者。用法为每 2 周皮下注射 1 次,持续至少 3~6 个月。

(三)急性发作期的治疗

哮喘急性发作的治疗目的是尽快缓解气道痉挛,纠正低氧血症,恢复肺功能,预防进一步恶化或再次发作,防治并发症。一般依据病情分度进行综合性治疗。

1.轻度　经 MDI 吸入短效 β₂ 受体激动剂,效果不佳时可加服 β₂ 受体激动剂控释片或小量茶碱控释片(每天 200mg),或加用抗胆碱药如异丙托溴铵气雾剂吸入。

2.中度　吸入短效 β₂ 受体激动剂(常用雾化吸入),第 1 小时内可持续雾化吸入。可联合应用雾化吸入短效抗胆碱药、激素混悬液,必要时可联合静脉注射茶碱类。若治疗效果欠佳,尤其是在控制性药物治疗基础上发生的急性发作,应尽早口服糖皮质激素,同时吸氧。

3.重度至危重度　持续雾化吸入短效 β₂ 受体激动剂,联合雾化吸入短效抗胆碱药、激素混悬液及静滴氨茶碱或沙丁胺醇。吸氧。尽早静滴糖皮质激素,待病情控制和缓解后改口服。维持水、电解质、酸碱平衡。经上述治疗后临床症状和肺功能无改善甚至继续恶化的哮喘持续状态,需及时给予机械通气治疗,其指征主要为呼吸肌疲劳、$PaCO_2 \geq 45mmHg$、意识状态变化(应进行有创机械通气)。此外还需预防呼吸道感染等。

(四)哮喘慢性持续期的治疗方案

哮喘经过急性期治疗后症状一般可以得到控制,但哮喘的慢性炎症改变仍存在,必须进行慢性持续期治疗。哮喘患者长期治疗方案分为5级(表1-3)。慢性持续期的治疗应在评估和监测患者哮喘控制水平的基础上,定期根据长期治疗分级方案进行调整。

表1-3 根据哮喘病情控制分级制定治疗方案

| 第1级 | 第2级 | 第3级 | 第4级 | 第5级 |
|---|---|---|---|---|
| 哮喘健康教育、环境控制,按需使用短效 $\beta_2$ 受体激动剂 | | | | |
| 选用控制性药物 | 选用1种:<br>低剂量吸入型糖皮质激素*、白三烯调节剂 | 选用1种:<br>低剂量吸入型糖皮质激素加长效 $\beta_2$ 受体激动剂*、中等剂量或高剂量吸入型糖皮质激素、低剂量吸入型糖皮质激素加白三烯调节剂、低剂量吸入型糖皮质激素加缓释茶碱 | 在第3级基础上加用1种或以上:<br>中等剂量或高剂量吸入型糖皮质激素加长效 $\beta_2$ 受体激动剂*、白三烯调节剂、缓释茶碱 | 在第4级基础上加用1种:<br>口服最小剂量糖皮质激素、抗IgE抗体治疗 |

注: *推荐选用的治疗方案,但也需考虑患者的经济收入和当地医疗资源等实际情况。低剂量吸入型糖皮质激素是指每天吸入布地奈德(或其他吸入型糖皮质激素)200~400μg,中等剂量为400~80μg,高剂量为每天800~1600μg。

(五)其他

1.免疫疗法 分为特异性和非特异性两种,前者是指将诱发哮喘发作的特异性变应原的提取液作定期反复皮下注射、舌下含服或其他途径用药,使其脱敏。非特异性疗法如注射卡介苗及其衍生物、转移因子、疫苗等生物制品,抑制变应原反应的过程,有一定的辅助疗效。

2.不典型哮喘的治疗 咳嗽变异性哮喘的治疗原则同典型哮喘,疗程可短于典型哮喘,若治疗不及时可发展为典型哮喘。

3.难治性哮喘的治疗 难治性哮喘是指采用包括吸入糖皮质激素和长效 $\beta_2$ 受体激动剂两种或多种的控制药物,规范治疗6个月仍不能达到良好控制的哮喘。治疗包括:①首先排除患者治疗依从性不佳,并排除诱发加重或使哮喘难控制的因素;②给予高剂量吸入型糖皮质激素联合/不联合口服激素,加用白三烯调节剂、抗

IgE 抗体联合治疗;③其他可选择的治疗如免疫抑制剂、支气管热成形术等。

**【护理诊断/问题】**

1.低效性呼吸形态 与支气管平滑肌痉挛、气道炎症、气道阻力增加有关。

2.清理呼吸道无效 与支气管平滑肌痉挛、痰液黏稠、无效咳嗽等有关。

3.焦虑 与哮喘发作时呼吸困难、濒死感及反复发作有关。

4.知识缺乏 缺乏正确使用定量雾化吸入器用药的相关知识。

5.潜在并发症:气胸、慢性阻塞性肺疾病、支气管扩张症、肺纤维化和肺源性心脏病等。

**【护理措施】**

(一)一般护理

1.环境与体位 有明确过敏原者应尽快脱离,提供安静、舒适、温湿度适宜的环境,保持室内清洁、空气流通。室内不宜摆放花草、不养宠物,避免使用皮毛、羽绒或蚕丝织物等。根据病情协助患者取舒适体位,端坐呼吸者提供床旁桌支撑以减少体力消耗。

2.饮食护理 约20%的成年患者和50%的患儿可因不恰当的饮食而诱发或加重哮喘,应提供清淡、易消化、足够热量的饮食,避免进食硬、冷、油炸、有刺激性的食物。若能找出与哮喘发作有关的食物,如鱼、虾、蟹、蛋类、牛奶等,应避免食用。有些食物添加剂如酒石黄和亚硝酸盐可诱发哮喘发作,需引起注意。有烟酒嗜好患者应指导其戒除。哮喘急性发作时,患者呼吸增快、出汗,常伴脱水、痰液黏稠,形成痰栓阻塞小支气管加重呼吸困难。应鼓励患者每天饮水 2500~3000ml,以补充丢失的水分,稀释痰液。重症者应建立静脉通道,遵医嘱及时、充分补液,纠正水、电解质、酸碱平衡紊乱。

3.口腔与皮肤护理 哮喘急性发作时,患者常会大量出汗,应及时给患者温水擦浴,勤换衣物与床单,保持皮肤的清洁、干燥和舒适。协助并鼓励患者咳嗽后用温水漱口,必要时行特殊口腔护理,保持口腔清洁,预防口腔感染。

(二)病情观察

哮喘常在夜间和凌晨发作,应加强巡视与观察。观察哮喘发作的前驱症状,如鼻咽痒、喷嚏、流涕、眼痒等黏膜过敏症状。哮喘发作时,密切观察患者呼吸频率、节律、深度、类型及意识状态,是否有辅助呼吸肌参与呼吸运动、皮肤黏膜是否发绀等,监测呼吸音、哮鸣音变化,监测动脉血气分析、肺功能情况,观察有无水、电解质、酸碱平衡紊乱,了解病情和治疗效果。哮喘严重发作时,如经治疗病情无缓解,需做好机械通气的准备工作。有咳嗽与咳痰者,应观察患者咳嗽的能力与方法,注意痰液的颜色、量、性状及黏稠度,痰液黏稠者可定时给予雾化吸入,指导患者进行有效咳嗽,协助翻身叩背,促进痰液排出。无效者可用负压吸引器吸痰。

（三）症状体征护理

重症哮喘患者常伴有不同程度的缺氧,应遵医嘱给予鼻导管或面罩吸氧,吸氧流量为每分钟 1～3L,吸入氧浓度一般不超过 40%。为避免气道干燥或寒冷气流的刺激而引起气道痉挛,吸入的氧气应尽量温暖、湿润。在给氧过程中,监测动脉血气分析,注意呼吸的频率、节律和深度,观察神志、发绀情况,评价氧疗效果。若哮喘严重发作,经一般药物治疗无效,或患者出现神志改变,$PaO_2 < 60mmHg$,$PaCO_2 \geqslant 45mmHg$ 时,应做好机械通气准备。

（四）用药护理

遵医嘱用药,注意观察药物疗效和不良反应。

1. 糖皮质激素　吸入药物治疗的全身性不良反应少,但少数患者可出现口腔念珠菌感染、声音嘶哑和咽部不适,指导患者吸药后用清水漱口可减轻局部反应和胃肠吸收。为减轻吸入大量激素的不良反应,可采用低、中剂量吸入型糖皮质激素与长效 $\beta_2$ 受体激动剂、白三烯调节剂或缓释茶碱联合应用。口服用药宜在饭后服药,以减少对胃肠道黏膜的刺激。气雾吸入糖皮质激素可减少其口服量,当用吸入剂替代口服剂时,通常需同时使用 2 周后再逐步减少口服量。地塞米松由于在体内半衰期较长、不良反应较多,应慎用,一般每天 10～30mg。指导患者不得自行减量或停药。

2. $\beta_2$ 受体激动剂　遵医嘱指导患者按需间歇用药,不宜长期、单一、大量使用,因为长期应用可引起 $\beta_2$ 受体功能下降和气道反应性增高,出现耐药性。静滴沙丁胺醇时应控制滴速（2～4μg/min）。用药过程中观察有无心悸、骨骼肌震颤、低钾血症等不良反应。指导患者正确使用雾化吸入器,以保证药物的疗效,具体方法如下。

（1）定量雾化吸入器（MDI）　MDI 的使用需要患者协调呼吸动作,正确使用是保证吸入治疗成功的关键（图 1-4）。①介绍雾化吸入器具:依据患者文化层次、学习能力等,提供雾化吸入器的学习资料。②演示 MDI 的使用方法:打开瓶盖,摇匀药液,深呼气至不能再呼时张口,将 MDI 喷嘴置于口中,双唇包住咬口,以慢而深的方式经口吸气,同时用手指按压喷药,至吸气末屏气 10 秒,使较小的雾粒沉降在气道远端,然后缓慢呼气,休息 3 分钟后可再重复使用 1 次。③反复练习使用:医护人员演示后,指导患者反复练习,直到患者完全掌握。④特殊 MDI 的使用:对不易掌握 MDI 吸入方法的儿童或重症患者,可在 MDI 上加储药罐,可简化操作,增加吸入到下呼吸道和肺部的药物量,减少雾滴在口咽部沉积引起刺激,增加雾化吸入疗效。

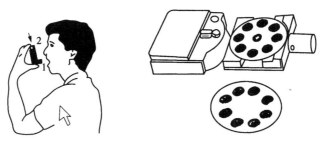

图 1-4　使用定量雾化吸入器图

(2)干粉吸入器　常用的是都保装置和准纳器。

①都保装置:即储存剂量型涡流式干粉吸入器,如信必可都保(布地奈德福莫特罗粉吸入剂)、普米克都保和奥克斯都保。指导患者使用都保装置的方法如下。a.旋转并拔出都保瓶盖,确保红色旋柄在下方。b.拿直都保,握住底部红色部分和都保中间部分,向某一方向旋转到底,再向反方向旋转到底,即可完成一次装药。在此过程中可听到一次"咔嗒"声。c.先呼气,切勿对吸嘴呼气,双唇包住吸嘴,用力深长地吸气,然后将吸嘴从嘴部移开,继续屏气 5 秒后恢复正常呼吸。

②准纳器:常用的有沙美特罗替卡松粉吸入剂(舒利迭)等。指导患者使用准纳器的方法,具体如下。a.一手握住准纳器外壳,另一手拇指向外推动准纳器的滑动杆直至听到"咔嗒"声,表明准纳器已做好吸药的准备。b.握住准纳器并远离嘴,在保证平稳呼吸的前提下,先尽量呼气。c.将吸嘴含入口中,深深平稳地吸气,将药物吸入口中,屏气约 10 秒。d.拿出准纳器,缓慢恢复呼吸,关闭准纳器(听到咔嗒声表示关闭)。

3.茶碱类　静脉注射时浓度不宜过高,速度不宜过快[不宜超过 0.25mg/(kg·min)],注射时间宜在 10 分钟以上,以防中毒症状发生。不良反应主要包括恶心、呕吐、心律失常、血压下降和尿多,偶有呼吸中枢兴奋,严重者可引起抽搐甚至死亡。有条件者用药期间应监测血药浓度可减少不良反应的发生,其安全有效浓度为 6~15mg/L。发热,妊娠,小儿或老年,患有心、肝、肾功能障碍及甲状腺功能亢进者不良反应增加,尤须慎用。合用喹诺酮类、西咪替丁、大环内酯类药物等可影响茶碱代谢,使其排泄减慢,应减少用药量并加强观察。茶碱缓(控)释片有控释材料,不能嚼服,须整片吞服。

4. 其他 白三烯调节剂的不良反应主要是较轻微的胃肠道症状,少数有皮疹、血管性水肿、转氨酶水平升高,停药后可恢复正常。抗胆碱药吸入后,少数患者可有口苦或口干感等不良反应。

（五）心理护理

精神心理因素在哮喘的发生发展过程中起重要作用,培养良好的情绪和战胜疾病的信心是治疗和护理哮喘的重要内容。哮喘新近发生和重症发作的患者,通常会感到紧张、焦虑甚至惊恐不安,应多巡视患者,耐心解释病情和治疗措施,通过暗示、诱导等方法分散患者注意力,使身心放松,缓解过度紧张情绪。对危重哮喘患者,护士应尽量守护在床旁,给予安慰与心理支持,使其产生信任和安全感,以减轻哮喘发作的症状和控制病情。指导慢性持续期哮喘患者保持有规律的生活和乐观情绪,积极参加体育锻炼,最大程度保持劳动能力,可有效减轻患者的不良心理反应。此外,患者常有社会适应能力下降、自信心下降、交际减少等表现,应指导患者充分利用社会支持系统,动员患者家属及朋友参与对哮喘患者的管理,为其身心康复提供各方面的支持。

（六）健康教育

1. 疾病知识指导 ①哮喘治疗目标:通过长期规范治疗能够有效控制哮喘。②哮喘的本质、发病机制。③避免危险因素的方法。④哮喘长期治疗方法。⑤药物吸入装置及使用方法。

⑥自我监测。⑦哮喘先兆、哮喘发作征象和相应自我处理方法,何时就医。⑧哮喘治疗药物知识。⑨心理因素在哮喘发病中的作用。⑩如何根据自我监测结果判定控制水平,选择治疗。学会利用峰流速仪来监测最大呼气峰流速(peak expiratory flow rate,PEFR),坚持记录哮喘日记,为疾病预防和治疗提供参考资料。峰流速仪的使用方法:取站立位,尽可能深吸一口气,然后用嘴包住口含器后,以最快的速度,用一次最有力的呼气吹动游标滑动,游标最终停止的刻度,就是这一次峰流速值。峰流速测定是发现早期哮喘发作最简便易行的方法,在没有出现症状之前,PEFR下降,表示将出现哮喘的急性发作。临床实验观察证实,每天测量PEFR并与标准PEFR进行比较,不仅能早期识别哮喘发作,还能判断哮喘控制的程度和选择治疗措施。如果PEFR经常有规律地保持在80%~100%,即安全区,说明哮喘控制理想;PEFR50%~80%是警告区,说明哮喘加重,需及时调整治疗方案;PEFR<50%是危险区,说明哮喘严重,需立即到医院就诊。通过有效的哮喘教育与管理,

通常可以实现哮喘控制,提高患者的生活质量。

2. 疾病预防指导　针对患者个体情况,指导患者有效控制可诱发哮喘发作的各种因素,如避免使用引起过敏的食物;避免强烈的精神刺激和剧烈运动;避免持续喊叫等过度换气动作;家里不养宠物;避免接触刺激性气体及预防呼吸道感染;戴围巾或口罩,避免冷空气刺激;在缓解期应加强体育锻炼、耐寒锻炼及耐力训练,以增强体质提高免疫力。

# 第五节　肺　炎

## 一、肺炎概述

肺炎(pneumonia)指肺泡、远端气道和肺间质的炎症,可由病原微生物、理化因素、免疫损伤、过敏及药物所致。最常见的肺炎是细菌性肺炎,也是最常见的感染性疾病之一。社区获得性肺炎与医院获得性肺炎每年发病率分别约为 12/1000(人口)和 5~10/1000(住院患者)。近年来,尽管新的强力抗生素和有效的疫苗不断投入临床应用,但其发病率和病死率并没有降低,甚至有上升趋势,其原因与社会人口老龄化、吸烟、伴有基础疾病和免疫功能低下、病原体变迁、医院获得性肺炎发病率增高、病原学诊断困难、不合理使用抗生素导致细菌耐药性增加,尤其是多耐药(multidmg-resistant,MDR)病原体增加等有关。

【病因与分类】

正常的呼吸道免疫防御机制使气管隆凸以下的呼吸道保持无菌。是否发生肺炎取决于两方面因素:病原体和宿主因素。若病原体数量多、毒力强和(或)宿主呼吸道局部和全身免疫防御系统损害,即可导致肺炎。感染是最常见病因,如细菌、病毒、真菌、寄生虫等,还有理化因素、免疫损伤、过敏及药物等因素。病原体可经空气吸入、血行播散、邻近感染部位蔓延及上呼吸道定植菌的误吸途径引起社区获得性肺炎,医院获得性肺炎还可经误吸胃肠道的定植菌和经人工气道吸入致病菌引起。

1. 按病因分类　病因学分类对肺炎的治疗有决定性意义。

(1)细菌性肺炎　是最常见的肺炎,如肺炎链球菌、金黄色葡萄球菌、甲型溶血性链球菌等需氧革兰阳性球菌;肺炎克雷伯杆菌、铜绿假单胞菌、流感嗜血杆菌等需氧革兰阴性杆菌;棒状杆菌、梭形杆菌等厌氧杆菌。

(2)病毒性肺炎　由冠状病毒、腺病毒、呼吸道合胞病毒、麻疹病毒、流感病毒、巨细胞病毒等引起。

（3）非典型病原体所致肺炎　由支原体、衣原体和军团菌等引起。

（4）肺真菌病　由白念珠菌、曲菌、毛菌、隐球菌、肺孢子菌等引起。

（5）其他病原体所致肺炎　由立克次体（如 Q 热立克次体）、弓形虫（如鼠弓形虫）、原虫（如卡氏肺囊虫）、寄生虫（如肺包虫、肺吸虫、肺血吸虫）等引起。

（6）理化因素所致肺炎　放射性损伤可引起放射性肺炎；胃酸吸入可引起化学性肺炎，对吸入或内源性脂类物质产生炎症反应的类脂性肺炎等。

2. 按解剖分类

（1）大叶性肺炎　亦称肺泡性肺炎，致病菌以肺炎链球菌最为常见。病原体先在肺泡引起炎症，经肺泡孔向其他肺泡扩散，导致部分肺段或整个肺段、肺叶发生炎症。典型者表现为肺实质炎症，通常不累及支气管。X 线胸片显示肺叶或肺段的实变阴影。

（2）小叶性肺炎　亦称支气管性肺炎，致病菌有肺炎链球菌、葡萄球菌、病毒、肺炎支原体及军团菌等。病原体经支气管入侵，导致细支气管、终末细支气管及肺泡炎症。常继发于支气管炎、支气管扩张及长期卧床的危重患者。X 线胸片显示病灶融合成不规则的斑片状阴影，边缘密度浅而模糊，且不受肺叶和肺段限制，区别于大叶性肺炎，无实变征象，肺下叶常受累。

（3）间质性肺炎　可由细菌、支原体、衣原体、病毒或肺孢子菌等引起。以肺间质为主的炎症，累及支气管壁及其周围组织，有肺泡壁增生及间质水肿。由于病变仅在肺间质，故呼吸道症状较轻，异常体征较少，病变广泛则可出现明显呼吸困难。X 线胸片显示为一侧或双侧肺下部的不规则毛玻璃状或网格状阴影。

3. 按患病环境分类　因细菌学检查阳性率低，培养结果报告相对滞后，在临床上按病因分类应用较困难，因此，基于病原体流行病学调查资料，按患病环境分类可协助肺炎的诊治，有利于指导经验治疗。

（1）社区获得性肺炎（community acquired pneumonia，CAP）　亦称医院外获得性肺炎，是指在医院外罹患的感染性肺实质炎症，包括具有明确潜伏期的病原体感染而在入院后平均潜伏期内发病的肺炎。常见病原体是肺炎链球菌、支原体、衣原体、流感嗜血杆菌和呼吸道病毒等。传播途径包括吸入飞沫、空气或血源传播。临床诊断依据：①新近出现的咳嗽、咳痰，或原有的呼吸道症状加重，出现脓性痰，伴或不伴胸痛；②发热；③肺实变体征和（或）湿啰音；④外周血白细胞$>10\times10^9$/L 或 $<4\times10^9$/L，伴或不伴中性粒细胞核左移；⑤胸部 X 线检查示新出现片状、斑片状浸润性阴影或间质性改变，伴或不伴胸腔积液。上述①～④项中出现任何 1 项并有

第⑤项,除外非感染性疾病即可做出诊断。

(2)医院获得性肺炎(hospital acquired pneumonia,HAP) 亦称医院内肺炎,指患者在入院时既不存在、也不处于感染潜伏期,而在入院≥48小时后在医院内发生的肺炎,也包括在出院后48小时内发生的肺炎。其中以呼吸机相关肺炎(ventilator associated pneumonia,VAP)最为多见,治疗和预防较困难。常见病原体包括肺炎链球菌、流感嗜血杆菌、铜绿假单胞菌、大肠杆菌、肺炎克雷伯杆菌、金黄色葡萄球菌等。目前多耐药病原体引起的HAP有增加趋势,如耐甲氧西林金黄色葡萄球菌、铜绿假单胞菌及鲍曼不动杆菌等。临床诊断依据应符合以下三项要求:①至少行两次胸部X线检查(对无心、肺基础疾病者可行一次检查),并至少符合"新出现或进行性发展且持续存在的肺部浸润阴影、实变、空洞形成"三项中的一项;②至少符合"体温>38℃且无其他明确原因/外周血白细胞>$12\times10^9$/L或<$4\times10^9$/L/年龄≥70岁的老年人没有其他明确病因而出现神志改变"三项中的一项;③至少符合"新出现的脓痰或痰的性状发生变化或呼吸道分泌物增加或需要吸痰次数增多、新出现的咳嗽或呼吸困难或呼吸频率加快或原有的咳嗽或呼吸困难或呼吸急促加重、肺部啰音或支气管呼吸音、气体交换情况恶化或氧需求量增加或需要机械通气支持"四项中的两项。

【临床表现】

1.症状 细菌性肺炎的症状取决于病原体和宿主的状态,症状可轻可重。常见症状包括咳嗽、咳痰,或原有呼吸道症状加重,甚至出现脓痰或脓血,伴或不伴胸痛。患者多数有发热。病变范围大者可出现呼吸困难、呼吸窘迫。严重者可出现神志和血压改变,甚至休克。

2.体征 早期无明显肺部异常体征,重症者可出现呼吸频率加快、鼻翼扇动、三凹征或发绀。肺实变者出现叩诊浊音、触觉语颤增强和支气管呼吸音等,部分可闻及湿啰音。并发胸腔积液者患侧胸部叩诊浊音、触觉语颤增强、呼吸音减弱。

3.并发症 感染性休克、呼吸衰竭、胸膜炎、脓胸、肺脓肿、脑膜炎和关节炎等。

【诊断要点】

(一)确定肺炎诊断

1.症状与体征 首先必须将肺炎与呼吸道感染区别开来。呼吸道感染也有咳嗽、咳痰及发热等症状,但上、下呼吸道感染无肺实质浸润,胸部X线检查可鉴别。另外还需将肺炎与其他类似肺炎的疾病(如肺结核、肺癌、肺血栓栓塞症、非感染性肺部浸润)区别开来。

2.实验室及其他检查

（1）血常规检查　细菌性肺炎可见血白细胞计数和中性粒细胞增高，并出现核左移，或细胞内见中毒颗粒。年老体弱、酗酒、免疫力低下者血白细胞计数可不增高，但中性粒细胞比例仍增高。

（2）胸部 X 线检查　可为肺炎发生的部位、严重程度和病原学提供重要依据。

（二）评估严重程度

如果肺炎诊断成立，评估病情的严重程度对于决定在门诊或是入院甚至 ICU 治疗以及预测预后至关重要。肺炎的严重性主要取决于肺部局部炎症程度、肺部炎症的播散程度和全身炎症反应程度三个方面因素。重症肺炎目前尚无普遍认同的诊断标准，一般认为若肺炎患者需要通气支持、循环支持和需要加强监护与治疗为重症肺炎。美国感染疾病学会/美国胸科学会 2007 年发表的成人社区获得性肺炎处理共识指南，其重症肺炎诊断标准如下。

主要标准：①需有创机械通气；②感染性休克需血管收缩剂治疗。

次要标准：①呼吸频率≥30 次/分；②氧合指数（$PaO_2/FiO_2$）≤250；③多肺叶浸润；④意识障碍/定向障碍；⑤尿素氮（BUN）≥7mmol/L；⑥WBC<4.0x$10^9$/L；⑦血小板<10.0×$10^9$/L；⑧体温<36℃；⑨血压<90/60mmHg，需强力的液体复苏。

符合 1 项主要标准或 3 项次要标准以上者即可诊断为重症肺炎，应考虑收入重症监护病房（ICU）治疗。

（三）确定病原体

明确病原体有助于指导临床治疗。在采集呼吸道标本行细菌培养时应尽可能在使用抗生素前采集，避免污染且及时送检才能使结果对治疗起到指导作用。目前最常用的病原学检测方法是痰涂片镜检及痰培养，具有简便、无创等优点，但由于口咽部存在大量定植菌，经口咳出的痰标本易受污染，标本采集操作须规范（参见本章第一节"概述"），必要时可通过经纤维支气管镜或人工气道吸引、防污染样本毛刷、支气管肺泡灌洗、经皮细针吸检和开胸肺活检获取标本。有胸腔积液时应做胸腔积液培养，疑有菌血症时应做血培养。此外还可通过尿抗原试验、血清学方法检测某些肺炎病原的抗原、抗体以得出病原学诊断。

【处理原则】

1.抗感染治疗　最关键环节。一旦怀疑为肺炎应立即给予初始抗生素治疗，越早治疗预后越好。治疗原则：初始采取经验性治疗；初始治疗后根据病原学的培养结果、临床表现及药物敏感试验，给予敏感的抗生素治疗。此外，还需结合患者的年龄、有无基础疾病、有无误吸、在普通病房还是 ICU 治疗、住院时间及肺炎严重程度等选用抗生素及给药途径。抗生素治疗后 48~72 小时应对病情进行评价,治疗有效时表现为体温下降、症状改善、临床状态稳定、白细胞数和 C 反应蛋白水平逐渐降低或恢复正常,而 X 线胸片病灶吸收较迟缓。

2. 对症和支持治疗　包括祛痰,降温,吸氧,维持水、电解质、酸碱平衡,改善营养并加强机体免疫功能等治疗。

3. 预防并及时处理并发症　肺炎球菌肺炎、葡萄球菌肺炎、革兰阴性杆菌肺炎等引起严重败血症或毒血症可并发感染性休克,应及时给予抗休克治疗。并发肺脓肿、呼吸衰竭等应给予相应治疗。

### 二、肺炎链球菌肺炎

肺炎链球菌肺炎(streptococcus pneumonia)是由肺炎链球菌引起的肺炎,或称肺炎球菌肺炎(pneumococcal pneumonia),居社区获得性肺炎首位,约占半数。本病主要为散发,可借助飞沫传播,冬季与初春多见,常与呼吸道病毒感染并行。患者多为原来健康的青壮年或老年与婴幼儿,男性较多见。吸烟者、痴呆者、支气管扩张、慢性支气管炎、慢性病患者及免疫抑制者等易感染。感染后可获得特异性免疫,同型菌二次感染少见。临床通常急骤起病,以高热、寒战、咳嗽、血痰及胸痛为特征。本病一般预后较好,但老年人,病变广泛、多叶受累,有并发症或原有心、肺、肾等基础疾病,及存在免疫缺陷者预后较差。

**【病因与发病机制】**

肺炎链球菌是革兰阳性球菌,多成双排列或短链排列,根据荚膜多糖的抗原特性,肺炎链球菌可分为 86 个血清型。成人致病菌多属 1~9 型及 12 型,以第 3 型毒力最强。儿童则多是 6、14、19 及 23 型。肺炎链球菌在干燥痰中可存活数月,对紫外线及加热均敏感,阳光直射 1 小时或加热至 52℃后 10 分钟即可被杀灭,对苯酚等消毒剂也较敏感。

肺炎链球菌是寄居在上呼吸道的正常菌群,当机体免疫力下降或有免疫缺陷时,肺炎链球菌可进入下呼吸道而致病。肺炎链球菌不产生毒素,其致病力是荚膜中的多糖体对组织的侵袭作用,首先引起肺泡壁水肿,出现白细胞、红细胞与纤维蛋白渗出,之后含菌的渗出液经肺泡孔向中央部分扩散,甚至累及几个肺段或整个肺叶。因病变开始于肺的外周,故肺叶间分界清楚,易累及胸膜而致渗出性胸膜炎。

典型病理改变有充血期、红色肝变期、灰色肝变期及消散期。肝变期病理阶段实际并无明确分界,因早期应用抗生素治疗,典型的病理分期已很少见。病变消散后肺组织结构多无破坏,不留纤维瘢痕,极个别患者由于机体反应性差,纤维蛋白不能完全吸收而形成机化性肺炎。

**【临床表现】**

由于年龄、病程、免疫力、对抗生素治疗的反应不同,其临床表现多样。

1. 症状 发病前常有淋雨、受凉、醉酒、疲劳、病毒感染史和生活在拥挤环境等诱因,多有上呼吸道感染的前驱症状。临床以起病急剧、寒战、高热、全身肌肉酸痛为特征。患者体温在数小时内达 39~40℃,高峰在下午或傍晚,呈稽留热,脉率随之增快。可有患侧胸痛并放射至肩部或腹部,咳嗽或深呼吸时加剧,故患者常取患侧卧位。痰少,可带血丝,24~48 小时后可呈铁锈色痰,与肺泡内浆液渗出和红细胞、白细胞渗出有关。偶有恶心、呕吐、腹痛或腹泻,易被误诊为急腹症。

2. 体征 患者呈急性热病容,鼻翼扇动,面颊绯红,口角和鼻周有单纯疱疹,皮肤灼热、干燥,病变广泛者可有发绀、心动过速、心律不齐。脓毒症者可出现皮肤、黏膜出血点,巩膜黄染。早期肺部无明显异常体征,随病情加重可出现患侧呼吸运动减弱,叩诊音稍浊,听诊可有呼吸音减弱及胸膜摩擦音。肺实变期有典型肺实变体征;消散期可闻及湿啰音。重症者有肠胀气,甚至有上腹部压痛。重症感染者可伴休克、急性呼吸窘迫综合征及神经精神异常。

本病自然病程 1~2 周。发病 5~10 天后体温可自行骤降或逐渐消退;使用有效抗生素后,体温于 1~3 天内恢复正常。患者的其他症状与体征亦随之逐渐消失。

3. 并发症 近年其并发症已很少见。若未及时治疗,5%~10%的患者可并发脓胸,10%~20%的患者可并发脑膜炎、心内膜炎、心包炎和关节炎等。感染严重时可发生感染性休克,尤其是老年人。

**【实验室及其他检查】**

1. 血常规检查 白细胞计数升高,中性粒细胞比例多>80%,并有核左移,细胞内可见中毒颗粒。年老体弱、酗酒免疫功能低下者可仅有中性粒细胞增多。

2. 细菌学检查 痰直接涂片作革兰染色及荚膜染色镜检,如有革兰阳性、带荚膜的双球菌或链球菌,可做出初步病原诊断。痰培养 24~48 小时可确定病原体。10%~20%患者合并菌血症,应做血培养,血培养检出肺炎链球菌有确诊价值。聚合酶链反应(PCR)检测及荧光标记抗体检测可提高病原学诊断水平。

3. 胸部 X 线检查 呈多样性,早期仅见肺纹理增粗,或受累的肺段、肺叶稍模糊。随着病情进展,可呈斑片状或大片状实变阴影,在病变区可见多发性蜂窝状小脓肿,叶间隙下坠。消散期,因炎性浸润逐渐吸收,可有片状区域吸收较快而呈现

"假空洞"征。一般起病 3~4 周后才完全消散。

【诊断要点】

根据寒战、高热、胸痛、咳铁锈色痰、鼻唇疱疹等典型症状与肺实变体征,结合胸部 X 线检查,容易做出初步诊断。病原菌检测是本病确诊的主要依据。

【处理原则】

1. 抗感染治疗　一旦确诊即用抗生素治疗,无须等待细菌培养结果。首选素 G。对青霉素过敏或耐药者,可用氟唑诺酮类、头孢噻肟、头孢曲松、万古霉素、利奈唑胺等药物。抗生素疗程一般为 5~7 天,或热退后 3 天停药,或由静脉用药改为口服,维持数日。

2. 对症及支持治疗　患者卧床休息,饮食补充足够的热量、蛋白质和维生素,鼓励每天饮水 1000~2000ml,入量不足者静脉补液,以及时纠正脱水,维持水电解质平衡。剧烈胸痛者,给予少量镇痛药,如可卡因 15mg;当 $PaO_2 < 60mmHg$ 时,应给予吸氧;有明显麻搏性肠梗阻或胃扩张时,应暂时禁食、禁饮和胃肠减压;烦躁不安、谵妄、失眠者酌情给予地西泮肌注或水合氯醛保留灌肠,禁用抑制呼吸的镇静药。

3. 并发症治疗　高热常在抗生素治疗后 24 小时内消退,或数日内逐渐下降。如 3 天后体温降后复升或仍不降,应考虑肺炎链球菌的肺外感染或其他疾病存在的可能性,如脓胸、心包炎、关节炎等。若持续发热应查找其他原因。若治疗不当并发脓胸时应积极引流排脓。密切观察病情变化,注意防治感染性休克。

### 三、葡萄球菌肺炎

葡萄球菌肺炎(staphylococcal pneumonia)是指葡萄球菌引起的肺部急性化脓性炎症。常发生于糖尿病、血液病、慢性肝病、艾滋病及其他慢性消耗性疾病患者,长期应用激素、抗肿瘤药物与其他免疫抑制剂,长期应用广谱抗生素而致体内菌群失调者以及静脉吸毒者或儿童患麻疹时,均易罹患。其多急骤起病,病情较重,常表现为高热、寒战、胸痛、咳脓痰,早期可出现循环衰竭,细菌耐药率高,预后与是否治疗及时、有无并发症相关。痊愈者中少数可遗留支气管扩张症。

【病因与发病机制】

葡萄球菌为革兰染色阳性球菌,可分为凝固酶阳性的葡萄球菌(主要是金黄色葡萄球菌,简称金葡菌)及凝固酶阴性的葡萄球菌(如表皮葡萄球菌)。化脓性感染的主要原因是致病力强的金葡菌引起。致病物质主要是毒素与酶,如凝固酶、溶血毒素、肠毒素、杀白细胞素等,有溶血、坏死、杀白细胞和引起血管痉挛等作用。

医院内获得性肺炎中凝固酶阴性的葡萄球菌感染比例增多。近年来有耐甲氧西林金黄色葡萄球菌在医院内爆发流行的报道。

葡萄球菌感染途径主要有两种:①经呼吸道吸入,常见于儿童流感或麻疹后;②血行感染,自皮肤感染灶(疖、痈、伤口感染、毛囊炎、蜂窝织炎)或静脉导管置入污染,葡萄球菌经血液循环抵达肺部,引起多处肺炎、肺实变、组织破坏并形成单个或多发肺脓肿。

【临床表现】

1.症状　多急骤起病,临床特点为寒战、高热,体温高达 39~40℃,胸痛,伴咳嗽及咳痰,痰液多,呈脓性,可由咳黄脓痰演变为脓血痰或粉红色乳样痰,无臭味。通常毒血症状突出,表现为衰弱、乏力、大汗,全身肌肉、关节酸痛,体质衰弱,精神萎靡。重症患者胸痛和呼吸困难进行性加重,并出现血压下降、少尿等周围循环衰竭表现。院内感染者常隐匿起病,体温逐渐升高。老年人症状可不典型,起病较缓慢,体温逐渐上升,痰量少。

2.体征　肺部体征早期不明显,常与严重中毒症状和呼吸道症状不平行。然后一侧或双侧肺部可闻及散在湿啰音。典型的肺实变体征少见,如病变较大或融合时可有肺实变体征。气胸或脓气胸有相应体征。血源性感染者应注意观察肺外病灶。

【实验变及其他检查】

1.血常规检查　白细胞计数明显增高,中性粒细胞比例增加及核左移,有中毒颗粒。在抗生素治疗前采集血和痰培养可明确诊断。

2.胸部 X 线检查　显示肺段或肺叶实变,早期可形成空洞,或肺部多发性浸润病变,常有液平面。另外,X 线影像病灶存在易变性,表现为一处炎性浸润消失而在另一处出现新病灶,或很小的单一病灶发展为大片阴影。治疗有效时病变消散,阴影密度逐渐降低,2~4 周后病变可完全消失,偶见遗留少许条索状阴影或肺纹理增多等。

【诊断要点】

根据全身毒血症状,咳嗽、咳脓痰,白细胞计数增高、中性粒细胞比例增加、核左移并有中毒颗粒及胸部 X 线征象可做出初步判断,胸部 X 线检查随访追踪肺部病变的变化对诊断有帮助。细菌学检查可确诊。

【处理原则】

强调早期清除和引流原发病灶,选用敏感的抗生素治疗,加强支持疗法,积极预防并发症。

1. 抗感染治疗　　选用敏感的抗生素是治疗的关键。治疗应首选耐青霉素酶的半合成青霉素或头孢菌素,如苯唑西林钠、头孢呋辛钠、氯唑西林等,联合氨基糖苷类如阿米卡星有较好疗效。青霉素过敏者可选用红霉素、林可霉素、克林霉素等;耐甲氧西林金黄色葡萄球菌感染选用万古霉素、替考拉宁、利奈唑胺等静滴。本病抗生素治疗总疗程较其他肺炎长,常早期、联合、足量、静脉给药,不宜频繁更换抗生素。

2. 对症及支持治疗　　患者宜卧床休息,避免疲劳、酗酒等使病情加重的因素。饮食富含足够热量、蛋白质及维生素,多饮水。有发绀者给予吸氧。剧烈胸痛者给予少量镇痛药,如可卡因 15mg。对气胸或脓气胸应尽早引流治疗。密切观察病情变化,注意预防并及时处理感染性休克。

### 四、常见革兰阴性杆菌肺炎

革兰阴性杆菌肺炎常见于克雷白杆菌(又称肺炎杆菌)、铜绿假单胞菌、流感嗜血杆菌、大肠埃希菌等感染,是医院获得性肺炎的常见致病菌。其中克雷白杆菌是医院获得性肺炎的主要致病菌,且耐药株不断增加,病情危重、病死率高,成为防治难点。革兰阴性杆菌肺炎的共同点是肺实变或病变融合,易形成多发性脓肿,双侧肺下叶都可受累。

1. 肺炎杆菌肺炎　　多见于年龄 40 岁以上者,男性占 90%,长期酗酒、久病体弱,尤其慢性呼吸系统疾病、糖尿病、恶性肿瘤、免疫功能低下或全身衰竭的住院患者。肺炎克雷白杆菌存在于正常人的上呼吸道及肠道,当机体免疫力低下时,可经呼吸道吸入肺内而致病。本病起病急骤,咳嗽、胸痛、呼吸困难、寒战和高热,体温波动范围 39.0~40.0℃。典型痰液为黏稠血性、黏液样或胶冻样痰或灰绿色痰,无臭味,临床描述为无核小葡萄干性胶冻样痰,量大,有时可发生咯血。胸部 X 线检查典型的表现是肺实变体征,尤其是右上叶实变伴叶间隙下坠,常伴有脓肿形成。

2. 铜绿假单胞菌肺炎　　铜绿假单胞菌在正常人皮肤(如腋下、会阴部和耳道内)、呼吸道和肠道均存在,是一种条件致病菌。感染途径一部分来自患者自身,另一部分来源于其他患者或带菌的医务人员,经手、飞沫或污染的器械而传播。易感人群为老年人、有严重基础疾病或免疫功能低下者,如慢性阻塞性肺疾病、多器官功能障碍综合征、白血病、糖尿病、住监护室、接受人工气道或机械通气的患者。中毒症状明显,常有发热,体温波动大,高峰在早晨,伴菌血症;咳嗽,咳大量脓痰,少数患者咳典型的翠绿色脓痰;心率相对缓慢;可出现神志模糊等精神症状。病变范围广泛者易导致呼吸衰竭。

3.流感嗜血杆菌肺炎　高发于6个月至5岁的婴幼儿和有基础疾病的成人。秋冬季高发,起病前常有上呼吸道感染症状。婴幼儿多急骤起病,寒战、高热、咽痛、咳脓痰、气促,可迅速出现呼吸衰竭与周围循环衰竭,易并发脑膜炎。成人常在慢性肺部疾病基础上继发感染,起病缓慢,表现为发热、原有咳嗽加剧、咳脓痰或痰中带血,严重者可出现气急、呼吸衰竭。免疫功能低下者常起病急,临床表现与肺炎链球菌肺炎相似。

【诊断要点】

根据基础病因和患病环境,结合痰液、支气管分泌物和血液的病原菌检查及肺部X线表现的特点,多能明确诊断。本病临床表现易与基础病相混淆,应注意观察鉴别。

【处理原则】

在营养支持、补充水分、痰液引流的基础上,早期合理使用抗生素是治愈的关键。一经诊断应立即根据药敏试验给予敏感有效的抗生素治疗,宜采用剂量大、疗程长的联合用药,以静滴为主。常见治疗如下。

1.肺炎杆菌肺炎　第二、三或四代头孢菌素类和氨基糖苷类是目前治疗肺炎杆菌肺炎的首选药物,如头孢曲松、阿米卡星静滴,或氨基糖苷类和β-内酰胺类合用。重症患者常联合用药,但联合用药可能增加肾毒性的危险,应严密监测肾功能。

2.铜绿假单胞菌肺炎　有效的抗菌药物有β-内酰胺类、氨基糖苷类及喹诺酮类。铜绿假单胞菌对两类药物有交叉耐药的菌株较少,临床上联合用药可选择头孢曲松+阿米卡星。铜绿假单胞菌肺炎多发生于有严重基础疾病或免疫低下者,故在抗感染同时应重视对基础疾病的治疗,加强局部引流和全身支持治疗,提高免疫功能。

3.流感嗜血杆菌肺炎　首选氨苄西林,但耐药菌株较多见。近年来产β-内酰胺酶的耐药菌株日趋增多,可选择第二、三代头孢菌素或新型大环内酯类抗生素如阿奇霉素、克拉霉素等。

### 五、肺炎支原体肺炎

肺炎支原体肺炎(mycoplasmal pneumonia)是由肺炎支原体引起的呼吸道和肺部的急性炎症病变,常同时有咽炎、支气管炎和肺炎。全年均可发病,秋、冬季较多见,但季节性差异并不显著。以儿童及青年人居多,婴儿间质性肺炎也应考虑本病的可能。肺炎支原体是介于细菌与病毒之间、兼性厌氧、能独立生活的最小微生物,经口、鼻分泌物在空气中传播,健康人经吸入而感染。肺炎支原体感染主要经呼吸道传播,容易造成家庭内或相对封闭的集体生活人群如幼儿园成员间的传播,引起散发感染或小流行。发病前 2~3 天至病愈数周,皆可在呼吸道分泌物中发现肺炎支原体,其致病性可能是患者对支原体或其代谢产物的变态反应有关。病理特点:肺部病变为支气管肺炎、间质性肺炎和细支气管炎;胸腔可有纤维蛋白渗出和少量渗出液。

【临床表现】

潜伏期一般为 2~3 周,起病缓慢,继而出现咳嗽、咽痛、发热、头痛、乏力、肌痛、食欲不振、耳痛等症状。咳嗽多为发作性刺激性呛咳,可逐渐加重,有时夜间更为明显,可咳出少量黏液。由于持续咳嗽患者可有胸痛。发热可持续 2~3 周,体温通常在 37.8~38.5℃,并伴有畏寒,体温恢复正常后仍可有咳嗽。偶感胸骨后疼痛。肺外表现更常见,如斑丘疹和多形红斑等。查体可见咽部充血,儿童偶见鼓膜炎或中耳炎及颈部淋巴结肿大,肺部体征不明显,与肺部病变程度常不相称。

【实验室及其他检查】

血白细胞计数多正常或略增高,以中性粒细胞为主。发病 2 周后,约 2/3 的患者冷凝集试验阳性,效价≥1∶32,若滴度逐步升高更有诊断价值。血清肺炎支原体 IgM 抗体阳性可作为急性感染的指标,尤其是儿科患者。直接检测呼吸道标本中肺炎支原体抗原可用于临床早期快速判断。应用 PCR 技术、单克隆抗体免疫印迹法和核酸杂交技术等进行检测可提高诊断的敏感性和特异性。胸部 X 线检查呈多种形态的浸润影,呈节段性分布,以肺下野多见。病变可于 3~4 周后自行消散。部分患者出现少量胸腔积液。

【诊断要点】

结合临床症状、胸部 X 线检查特点及血清学检查结果可明确诊断。血清学实验有一定的参考价值,尤其血清抗体效价有 4 倍增高者可进一步确诊,但多为回顾性诊断。培养分离出肺炎支原体虽然对诊断有决定性意义,但检出率较低、技术条件要求较高,且所需时间长。

【处理原则】

本病有自限性,多数患者不经治疗可自愈。早期使用适当的抗生素可减轻症状并缩短病程,首选大环内酯类抗生素,可给予红霉素,也可选用同类的胃肠道反应较轻的罗红霉素、阿奇霉素。对大环内酯类抗生素不敏感者可选用呼吸氟喹诺酮类抗生素,如左氧氟沙星、莫西沙星等。对剧烈呛咳者,可适当给予镇咳药。家庭中发病应注意呼吸道隔离,避免传播。

### 六、肺炎衣原体肺炎

肺炎衣原体肺炎(chlamydia pneumonia)是由肺炎衣原体引起的急性肺部炎症,常累及上、下呼吸道,引起咽炎、喉炎、扁桃体炎、鼻窦炎、支气管炎和肺炎。肺炎衣原体的感染方式可能为人与人之间通过呼吸道飞沫传播,也可能通过污染物传播。因此,在聚居的场所如学校、家庭、军队以及其他人群集中的区域可出现小范围的流行,通常所有的家庭成员均感染,但3岁以下儿童患病较少。年老体弱、营养不良、慢性阻塞性肺疾病、免疫力低下者易被感染,感染后免疫力低下,易反复感染。

【临床表现】

多隐匿起病,最早出现上呼吸道感染症状,与支原体肺炎颇为相似,症状通常较轻,发热、寒战、肌痛、干咳,非胸膜炎性胸痛,头痛、不适与乏力,偶有咯血。发生咽喉炎者有咽喉痛、声音嘶哑,有些患者表现为双阶段病程:开始表现为咽炎经对症处理后好转,上呼吸道感染症状逐渐减退;1~3周后临床表现以支气管炎和肺炎为主,咳嗽加重。少数患者可无症状。也可伴有肺外表现,如中耳炎、关节炎、脑炎、甲状腺炎、吉兰-巴雷综合征等。体格检查病变部位偶可闻及干、湿啰音。

【实验室及其他检查】

血白细胞计数正常或稍高,红细胞沉降率加快。可从呼吸道标本中直接分离出肺炎衣原体。也可用PCR技术对呼吸道标本进行DNA扩增。血清微量免疫荧光试验(MIF)检测肺炎衣原体抗体是目前最常用而敏感的诊断方法,咽拭子分离出肺炎衣原体是诊断的金标准。胸部X线检查开始表现为单侧、下叶肺泡浸润,以后可进展为双侧间质和肺泡浸润,病变可持续几周。

【诊断要点】

结合呼吸道和全身症状、胸部X线检查、病原学与血清学检查综合分析。确诊主要依据有关特殊检查,如病原体分离和血清学检查。注意与肺炎支原体肺炎相鉴别。

【处理原则】

肺炎衣原体肺炎的治疗与肺炎支原体肺炎相似。首选红霉素,亦可选用多西环素、克拉霉素、阿奇霉素、呼吸氟喹诺酮类抗生素等。同时对症治疗。

### 七、病毒性肺炎

病毒性肺炎(viral pneumonia)是由上呼吸道病毒感染向下蔓延引起的肺部炎

症。常见病毒有甲、乙型流感病毒,腺病毒,副流感病毒,呼吸道合胞病毒和冠状病毒等。病毒主要经飞沫吸入,也可通过污染的餐具或玩具以及与患者直接接触而传播,且传播广泛而迅速。病毒侵入细支气管上皮引起细支气管炎,感染可波及肺间质和肺泡导致肺炎。本病大多发生于冬春季节,呈暴发或散发流行。免疫功能正常或下降的个体均可患病,密切接触的人群或有心肺疾病者易罹患,婴幼儿、老人、原有慢性心肺疾病等免疫力差者或妊娠妇女的病情较重,甚至可导致死亡。

**【临床表现】**

以冬春季多见。多为急性起病,但症状通常较轻,与支原体肺炎症状相似,鼻塞、咽痛、头痛、发热、全身肌肉酸痛、倦怠等全身症状较突出,累及肺部后出现咳嗽、少痰或白色黏液痰。小儿或老年人易发生重症病毒性肺炎,表现为呼吸困难、发绀、嗜睡、精神萎靡,甚至发生休克、呼吸衰竭、心力衰竭等并发症。肺部体征多不明显,病情严重者有呼吸浅速、心率增快、发绀,部分患者或可闻及少量干、湿啰音。

**【实验室及其他检查】**

血白细胞计数正常、稍高或偏低。痰涂片所见的白细胞以单核细胞为主。痰培养常无致病细菌生长。胸部 X 线检查征象以间质性肺炎表现为主,可见肺纹理增多,磨砂玻璃状阴影,严重时可见双肺弥漫性结节性浸润。

**【诊断要点】**

依据临床症状及胸部 X 线检查改变明确诊断,并排除其他病原体所致的肺炎。免疫学检查、病毒分离及抗原检测是确诊依据,但对早期诊断作用有限。

**【处理原则】**

以对症治疗为主。卧床休息,注意保暖,保持室内空气流通,采取呼吸道隔离,预防交叉感染。提供含足够蛋白质、维生素的软食,少量多餐,多饮水。必要时酌情给予输液和吸氧。协助痰液较多的患者保持呼吸道通畅,及时有效清除分泌物。

选用有效的病毒抑制剂,利巴韦林口服、静脉或雾化给药,其他还有阿昔洛韦、更昔洛韦、奥司他韦、阿糖腺苷金刚烷胺等药物。同时可辅以中医药和生物制剂治疗。明确合并有细菌感染时,应及时应用敏感的抗生素。糖皮质激素对病毒性肺炎疗效仍有争议,不同的病毒性肺炎对激素的反应可能存在差异,应酌情应用。本病多数预后良好。

## 八、肺真菌病

肺真菌病(pulmonary mycosis)是由真菌引起的肺部疾病,主要指肺和支气管的真菌性炎症或相关病变,是最常见的深部真菌病。引起肺真菌病的真菌目前以曲菌、念珠菌、荚膜组织胞浆菌、放线菌最为常见。

健康人对真菌有高度的抵抗力,当机体免疫力下降时,通过呼吸道吸入或寄生于口腔及体内其他部位的真菌导致肺真菌病的机会增加,包括:①患有某些慢性基础疾病,如糖尿病、肺结核、营养不良、恶性肿瘤等;②长期大量使用广谱抗生素;③长期使用糖皮质激素、免疫抑制剂、经化学治疗或放射性治疗后,开展器官移植;④体内长期留置导管、插管等。病理改变有过敏、化脓性炎症或形成慢性肉芽肿。

【临床表现】

临床表现为持续发热、咳嗽、咳痰(呈黏液痰或呈乳白色、棕黄色痰,也可有血痰)、胸痛、消瘦、乏力等症状,肺部体征、胸部 X 线检查均无特异性变化,痰液培养检出真菌有助于诊断,确诊有赖于肺组织病理学检查。

【处理原则】

轻症患者在去除诱因后病情常可逐渐好转。肺真菌病重在预防,合理应用抗生素、糖皮质激素,改善营养状况,加强口鼻腔的清洁护理,是减少肺真菌病的主要措施。念珠菌感染常使用氟康唑、伊曲康唑、氟胞嘧啶治疗;肺曲霉病首选伏立康唑治疗。肺隐球菌病治疗上可选用氟康唑、伊曲康唑或两性霉素 B,两性霉素 B 不良反应大,应溶于 5% 葡萄糖溶液中静滴,注意避光和控制滴速,并观察畏寒、发热、心律失常和肝肾功能损害等不良反应。肺孢子菌肺炎首选复方磺胺甲噁唑,也可选用氨苯砜、克林霉素+伯氨喹及阿托伐醌等。

## 九、肺炎的护理

【护理诊断/问题】

1. 体温过高　与肺部感染有关。

2. 清理呼吸道无效　与胸痛、气道分泌物增多、痰液黏稠、咳嗽无力等有关。

3. 气体交换受损　与肺实质炎症,呼吸面积减少有关。

4. 疼痛:胸痛　与肺部炎症累及壁层胸膜有关。

5. 潜在并发症:感染性休克、呼吸衰竭。

【护理措施】

1. 一般护理

(1)休息与环境　高热患者应卧床休息,以减少氧耗量,缓解头痛、肌肉酸痛等症状。尽可能保持病室安静并维持适宜的温、湿度。

(2)饮食护理　给予足够热量、蛋白质和富含维生素的流质或半流质饮食,以补充因发热引起的营养物质消耗。鼓励患者多饮水,每天 1000~2000ml,以保证足够的入量并利于稀释痰液。

(3)口腔护理 做好口腔护理,鼓励患者经常用清水或含漱液漱口,口唇疱疹者局部涂抗病毒软膏,防止继发感染。

2.病情观察 重点观察儿童、老年人、久病体弱者的病情变化。①生命体征:监测并记录生命体征,有无心率加快、脉搏细速、血压下降、脉压变小、体温不升或高热、呼吸困难等,必要时进行心电监护。②精神和意识状态:有无精神萎靡、表情淡漠、烦躁不安、神志模糊等。③皮肤、黏膜:有无发绀、肢端湿冷。④出入量:有无尿量减少,疑有感染性休克者应测每小时尿量。⑤辅助检查:有无血气分析等指标的异常。

3.症状体征护理

(1)高热 高热时可采用温水擦浴、冰袋、冰帽等物理降温措施,以逐渐降温为宜,防止虚脱。必要时遵医嘱使用解热药。遵医嘱静脉补液,补充因发热而丢失较多的水分和盐,加快毒素排泄和热量散发。心脏病或老年人应注意补液速度,避免过快导致急性肺水肿。儿童要预防惊厥,不宜用阿司匹林或其他解热药。患者大汗时,应及时协助擦拭和更换衣服,避免受凉。

(2)咳嗽 咳痰见本章第一节"概述"。

4.用药护理 遵医嘱使用抗生素,观察其疗效和不良反应。应用头孢唑林钠可出现发热、皮疹、胃肠道不适等不良反应;喹诺酮类药物偶见皮疹、恶心等不良反应,还可影响骨骼发育,因此儿童不宜使用;氨基糖苷类抗生素有肾、耳毒性,因此老年人或肾功能减退者应特别注意有无耳鸣、头晕、唇舌发麻等不良反应,患者一旦出现严重不良反应,应及时与医生沟通,并作相应处理。

5.感染性休克的抢救配合 发现异常情况,应立即通知医生,并备好抢救品,积极配合抢救治疗。

(1)体位患者取仰卧中凹位,抬高头胸部约 20°,抬高下肢约 30°,有利于呼吸和静脉血回流。

(2)吸氧给予中、高流量吸氧,维持 $PaO_2 > 60mmHg$,改善缺氧状况。

(3)补充血容量快速建立两条以上静脉通道,遵医嘱给予平衡液或右旋糖酐补液,以维持有效血容量,降低血液黏滞度,防止弥散性血管内凝血(DIC)。随时监测患者生命体征、意识状态的变化,必要时留置导尿以监测每小时尿量、尿比重;补液速度的调整应考虑患者的年龄和基础疾病,尤其是患者的心功能状况,中心静脉压可作为调整补液速度的指标,中心静脉压<5cmH$_2$O 可适当加快补液速度;中

心静脉压≥10cmH₂O时,补液速度则不宜过快,以免诱发急性心力衰竭。下列证据表示血容量已补足:口唇红润,肢端温暖,收缩压>90mmHg,尿量>30ml/h以上。在血容量已基本补足的情况下,尿量仍<20ml/h,尿比重<1.018,应及时报告医生,警惕急性肾衰竭的发生。

(4)用药护理　①遵医嘱输入多巴胺、间羟胺等血管活性药物。根据血压调整滴速,维持收缩压在90~100mmHg为宜,以保证重要器官的血液供应,改善微循环。输液过程中注意 防止药液溢出血管外引起局部组织坏死。②有明显酸中毒时可应用5%NaHCO₃静滴,因其配伍禁忌较多,宜单独输入。③联合使用广谱抗菌药物控制感染时,应注意药物疗效和不良反应。

6.健康教育

(1)疾病知识指导　对患者及家属进行有关肺炎知识的讲解,使其了解肺炎的病因和诱因。指导患者遵医嘱按疗程规范用药,出院后定期随访。出现高热、心率增快、咳嗽、咳痰、胸痛等症状及时到医院就诊。

(2)疾病预防指导　避免上呼吸道感染、淋雨受寒、醉酒、吸烟等诱因。注意休息,劳逸结合,避免过度劳累。加强体育锻炼,增强体质,增加营养。易感人群如年老体弱、慢性病、长期卧床患者应注意经常改变体位、翻身、拍背,随时咳出气道内痰液,也可接种流感疫苗、肺炎疫苗等,以预防发病。

# 第六节　肺脓肿

肺脓肿(lung abscess)是肺组织坏死形成的脓腔。临床主要表现为高热、咳嗽和咳大量脓臭痰。病原体可为化脓性细菌、真菌和寄生虫等。本病可见于任何年龄,男多于女,年老体弱有基础疾病者多见。自抗生素广泛使用后,发病率已明显降低。肺脓肿患者经有效的抗菌药物治疗后大多可痊愈,少数疗效不佳者手术治疗预后良好,但若抗生素治疗时间短,治疗不彻底则易复发。伴慢性基础疾病、年老体弱、出现并发症又无手术机会者,预后较差。

【病因与发病机制】

急性肺脓肿的主要病原体是细菌,常为上呼吸道和口腔内的定植菌,包括需氧、厌氧和兼性厌氧菌。其中90%的肺脓肿患者合并厌氧菌感染,毒力较强的致病菌有核梭杆菌、坏死梭杆菌等,其他常见病原体有金黄色葡萄球菌、化脓性链球菌、肺炎克雷白杆菌、大肠杆菌和铜绿假单胞菌、大肠埃希菌、星形奴卡菌军团菌和曲霉等。根据不同的感染途径,肺脓肿可分为以下三种类型。

1. 吸入性肺脓肿　病原体多为厌氧菌。病原体经口、鼻、咽吸入而致病,误吸是致病的主要原因。当存在意识障碍、全身麻醉或气管插管等情况则易发生误吸,使得牙槽脓肿、鼻窦炎、扁桃体炎等脓性分泌物,口、鼻、咽部手术后的血块或分泌物等,经气管吸入肺内致病;或存在食管、神经系统疾病所致的吞咽困难,以及受寒、醉酒和极度疲劳所致的机体免疫力低下与气道防御清除功能减弱,亦可使病原菌吸入肺内而致病。吸入性肺脓肿多单发,发病部位与支气管解剖形态和体位有关。由于右主支气管较左侧粗且陡直,吸入物容易进入右肺。在仰卧位时,好发于肺上叶后段或下叶背段;坐位时,好发于下叶后基底段;右侧位时,则好发于右上叶前段或后段。

2. 继发性肺脓肿　可继发于:①某些肺部疾病,如细菌性肺炎、支气管扩张症、支气管囊肿、支气管肺癌、肺结核空洞等继发感染,由于病原菌毒力强、繁殖快,肺组织广泛化脓、坏死而形成肺脓肿。②支气管异物堵塞,也是导致肺脓肿尤其是小儿肺脓肿的重要因素。③肺部邻近器官的化脓性病变,如肾周围脓肿、食管穿孔感染、膈下脓肿及脊柱脓肿等波及肺引起肺脓肿。阿米巴肝脓肿好发于右肝顶部,可穿破膈肌至右肺下叶,形成阿米巴肺脓肿。

3. 血源性肺脓肿　因皮肤外伤感染、疖、痈、骨髓炎及静脉吸毒者如有右心细菌性心内膜炎等所致的脓毒症,病原菌、脓栓经血行播散到肺,引起小血管栓塞、炎症、坏死而形成肺脓肿。致病菌多为金黄色葡萄球菌、表皮葡萄球菌或链球菌。泌尿道、腹腔或盆腔感染产生败血症可导致肺脓肿,病原菌多是革兰阴性杆菌或少数厌氧菌。

肺脓肿早期为含致病菌的感染物阻塞细支气管,小血管炎性栓塞,致病菌繁殖引起肺组织化脓性炎症、坏死,形成肺脓肿,继而坏死组织液化破溃到支气管,脓液部分排出,形成有气液平面的脓腔。若为靠近胸膜的张力性脓肿,破溃到胸膜腔,则可引起脓胸、脓气胸和支气管胸膜瘘。

急性肺脓肿经充分引流,脓液经气道排出,可使病变完全吸收或仅剩少量纤维瘢痕。炎症迁延3个月以上不能愈合则称为慢性肺脓肿。

【临床表现】

1. 症状　吸入性肺脓肿患者多有口、齿、咽喉感染或手术、醉酒、劳累和脑血管病等病史。起病急骤,畏寒、高热,体温达39~40℃,伴有咳嗽、咳黏液痰或黏液脓性痰。如感染不能及时控制,可于发病的10~14天突然咳出大量脓臭痰及坏死组织,每天量可达300~500ml,典型痰液呈黄绿色、脓性或带血,大量痰液静置后可分成3层,腥臭痰多系厌氧菌感染所致。炎症累及壁层胸膜可引起与呼吸无关的胸痛。病变范围大时可有气促伴乏力、精神不振和食欲减退等全身中毒症状。约1/3患者有不同程度的咯血,多数是脓血痰,偶有中、大量咯血,可导致突然窒息死亡。血源性肺脓肿多先有原发病灶引起的畏寒、高热等全身脓毒血症的表现,经数日或数周后才出现咳嗽、咳痰,痰量不多,极少咯血。通常在咳出大量脓痰后,体温明显下降,全身毒性症状逐渐减轻,一般情况于数周内逐渐恢复正常。慢性肺脓肿患者除咳嗽、咳脓痰、反复发热和咯血数周到数月外,还可有贫血、消瘦等慢性中毒症状。

2.体征　肺部体征与肺脓肿的大小、部位有关。起初肺部可无阳性体征,体格检查发现与肺炎相似,当脓肿形成,所累及的肺野可出现空瓮音或空洞性呼吸音。病变累及胸膜可闻及胸膜摩擦音或胸腔积液体征。慢性肺脓肿常有杵状指(趾)、贫血和消瘦。血源性肺脓肿大多无阳性体征。

【实验室及其他检查】

1.血常规检查　急性肺脓肿血白细胞计数增高,可达$(20\sim30)\times10^9/L$,中性粒细胞在90%以上,核左移明显,常有中毒颗粒。慢性患者血白细胞计数可升高或正常,红细胞和血红蛋白减少。

2.细菌学检查　痰涂片革兰染色,痰、胸腔积液和血培养以及抗生素敏感试验可帮助寻找致病菌和选择敏感的抗生素。尤其是胸腔脓液和血标本细菌培养对确定病原体更有价值。

3.影像学检查　胸部X线检查早期表现为大片浓密模糊浸润阴影,边缘不清或团片状浓密阴影。肺组织坏死、脓肿形成、脓液排出后,脓腔可见圆形透亮区及液平面,其周围被浓密的炎症浸润所环绕。如脓肿转为慢性,脓肿腔壁变厚,内壁不规则,周围纤维组织增生,邻近胸膜肥厚,肺叶收缩,纵隔可向患侧移位。血源性肺脓肿典型表现为两肺外侧有多发球形病灶,中央有小脓腔和气液平面。CT能更准确定位并发现体积较小的脓肿。

4.纤维支气管镜检查　有助于明确病因、病原学诊断并可用于治疗。通过活检、刷检及细菌学、细胞学检查获取病因诊断证据。

【诊断要点】

患病前有麻醉、口腔手术、意识障碍、肺原发病或皮肤化脓性感染、异物吸入及醉酒等病史,突发畏寒、高热、咳嗽、咳大量脓臭痰,结合血白细胞及中性粒细胞计数显著增高、胸部X线表现示浓密的炎性阴影中有空腔、气液平面,可做出急性肺脓肿诊断。痰、血培养有助于病因学诊断。

【处理原则】

主要处理原则是抗生素治疗和痰液引流。

1. 抗生素治疗　根据病因或细菌药物敏感试验结果选择有效抗菌药物。吸入性肺脓肿多合并厌氧菌感染,多对青霉素敏感,对青霉素过敏或不敏感者,可选用林可霉素、克林霉素或甲硝唑等药物。血源性肺脓肿多为葡萄球菌或链球菌感染,可选用耐β-内酰胺酶的青霉素或头孢菌素。耐甲氧西林葡萄球菌感染应选用万古霉素或替考拉宁或利奈唑胺。阿米巴原虫感染则用甲硝唑治疗。治疗应持续6~8周,或直至胸片上脓腔和炎症完全消失或仅有少量稳定的残留纤维化。

2. 脓液引流　痰液黏稠不易咳出者可用祛痰药或雾化吸入生理盐水、祛痰药或支气管舒张剂,以利排痰。身体状况较好者可采取体位引流。有条件者宜尽早应用纤维支气管镜冲洗及吸引治疗,可向脓腔内注入抗生素以加强局部治疗,提高疗效并缩短病程。

3. 手术治疗　适应证:①肺脓肿病程超过 3 个月,经内科治疗脓腔不缩小,并有反复感染或脓腔过大(直径>5cm)不易闭合者;②大咯血经内科治疗无效或危及生命者;③并发支气管胸膜瘘或脓胸经抽吸、引流、冲洗治疗效果不佳者;④怀疑肿瘤阻塞时。术前应评估患者的一般情况和肺功能。

【护理诊断/句题】

1. 体温过高　与肺组织感染、炎症性坏死有关。

2. 清理呼吸道无效　与脓痰聚积且位置较深有关。

3. 气体交换受损　与气道内痰液积聚、肺部感染有关。

4. 营养失调:低于机体需要量　与肺部感染导致机体消耗增加有关。

5. 疼痛:胸痛　与炎症累及胸膜有关。

【护理措施】

1. 护理措施　见本章第一节"概述"、第五节"肺炎"的护理。

2. 健康教育

(1)疾病预防指导　患者应彻底治疗口腔、上呼吸道慢性感染病灶,如龋齿、鼻窦炎、化脓性扁桃体炎、牙周溢脓等,以防病灶分泌物吸入肺内诱发本病。重视口腔清洁,经常漱口,多饮水,预防发生口腔炎。积极治疗皮肤外伤感染、疖、痈等化脓性病灶,不挤压疖、痈,防止血源性肺脓肿的发生。避免受凉、醉酒、极度疲劳等导致的机体免疫力低下与气道防御清除功能减弱而诱发本病。

(2)疾病知识指导　教会患者有效咳嗽、体位引流的方法,及时排出呼吸道异物,必要时采取胸部物理治疗以协助排痰,保持呼吸道通畅,促进病变的愈合。指导慢性基础疾病、年老体弱患者的家属经常为患者翻身、叩背,促进痰液排出,疑有异物吸入时要及时清除异物。告知患者及家属抗生素治疗非常重要,但疗程较长,需持续用药 6~8 周,为防止病情反复,应遵从治疗计划。患者再次出现体温升高、痰量增加、咯血、呼吸困难等表现时,应警惕大咯血和窒息的发生,应立即就医。

# 第七节 慢性支气管炎和慢性阻塞性肺疾病

## 一、慢性支气管炎

慢性支气管炎(chronic bronchitis)简称慢支,是气管、支气管黏膜及其周围组织的慢性非特异性炎症。临床特征为咳嗽和咳痰,每年发病持续 3 个月或更长时间,连续 2 年或 2 年以上。临床需排除具有咳嗽、咳痰、喘息症状的其他疾病,如肺结核、肺尘埃沉着症、肺脓肿、支气管扩张症、支气管哮喘、慢性鼻咽炎、胃食管反流病、心脏病及心功能不全等。

【病因与发病机制】

病因尚未完全明确,可能是多种环境因素与机体自身因素长期相互作用的结果。

1. 吸烟 吸烟是最重要的环境发病因素。吸烟者慢支的患病率比不吸烟者高 2~8 倍,吸烟时间越长、吸烟量越大则患病率越高。烟草中的尼古丁、焦油和氢氰酸等化学物质有多种损伤效应:损伤气道上皮细胞,使巨噬细胞吞噬功能降低和纤毛运动减弱,导致气道净化能力降低;促使支气管黏液腺和杯状细胞增生肥大,黏液分泌增加;刺激副交感神经引起支气管平滑肌收缩,增加气道阻力;使机体产生的氧自由基增多,诱导中性粒细胞释放蛋白酶,抑制抗蛋白酶系统,导致肺弹力纤维受到破坏,诱发形成肺气肿。

2. 理化因素 ①空气污染:大气中的刺激性气体如二氧化氮、二氧化硫、氯气等可损伤气道黏膜上皮,使纤毛运动减弱,黏液分泌增加,为细菌感染增加条件。②职业粉尘和化学物质:接触烟雾、工业废气、变应原、粉尘及室内空气污染等,可促进慢支发病。③气候环境因素:寒冷和环境温度剧变,可刺激腺体增加分泌黏液,纤毛运动减弱,可导致呼吸道局部小血管痉挛,病毒和细菌易于入侵、繁殖。

3. 感染因素 感染是慢支发生发展的重要因素之一。病毒感染以流感病毒、腺病毒、鼻病毒和呼吸道合胞病毒较常见。细菌感染常继于病毒感染,常见病原体包括肺炎链球菌、流感嗜血杆菌、卡他莫拉菌和葡萄球菌等。上述感染因素可破坏气道正常的防御功能,损伤细支气管和肺泡。

4. 其他因素　机体免疫功能紊乱、年龄增大、气道高反应性等因素均与慢支的发生发展有关。老年人肾上腺皮质功能减退,细胞免疫功能降低,溶菌酶活性下降,从而容易造成呼吸道的反复感染。另外虫螨、寄生虫、细菌、粉尘和化学性气体等过敏因素,通过变态反应引起支气管平滑肌收缩或痉挛、炎症反应,加重气道狭窄程度,气道阻力增加,导致慢支的发生发展。

本病的病理特征:①支气管上皮细胞变性、坏死、脱落,后期出现鳞状上皮化生,纤毛变短、粘连、倒伏、脱失;②炎性细胞浸润,严重者黏膜充血、水肿;③杯状细胞和黏液腺肥大和增生、分泌旺盛,大量黏液潴留;病情继续发展,炎症由支气管壁向其周围组织扩散,黏膜下层平滑肌束可断裂萎缩,黏膜下和支气管周围纤维组织增生;④支气管壁的损伤-修复过程反复发生,支气管结构重构,瘢痕形成;⑤肺泡弹性纤维断裂,进一步发展成阻塞性肺气肿时可见肺泡腔扩大。

**【临床表现】**

1. 症状　缓慢起病,病程较长,反复急性发作而病情加重。临床主要表现为咳嗽、咳痰,或伴喘息。急性加重是指咳嗽、咳痰、喘息等症状突然加重,多与引起呼吸道感染有关。

(1)咳嗽　一般以晨起咳嗽为主,睡眠时有阵咳。

(2)咳痰　多为白色黏液或浆液泡沫性痰,偶见痰中带血。清晨排痰较多,起床后或体位改变可刺激排痰。

(3)喘息或气促　喘息明显者称为喘息性支气管炎,部分患者可能合并支气管哮喘。若伴肺气肿时,可表现为劳累或活动后气促。

2. 体征　早期多无异常体征。急性发作期可在背部或双肺底闻及干、湿啰音,咳嗽后可减少或消失。合并支气管哮喘时可闻及广泛哮鸣音并伴呼气相延长。

3. 并发症　可并发慢性阻塞性肺气肿、支气管肺炎、支气管扩张症等。

**【实验室及其他检查】**

1. 胸部 X 线检查　早期可无异常。反复发作者表现为肺纹理增粗、紊乱,呈网状或条索状、斑点状阴影,以双下肺野明显。

2. 呼吸功能检查　早期可无异常。如有小气道阻塞时,最大呼气流速-容量曲线在75%和50%肺容量时,流量明显降低。使用支气管舒张剂后 FEV/FVC% < 70%时,提示已发展为慢性阻塞性肺疾病。

3. 血常规检查　急性发作期或并发肺部感染时,可有白细胞和(或)中性粒细胞增多。

4.痰液检查　可培养出致病菌。痰涂片可发现革兰阳性菌或革兰阴性菌,或大量破坏的白细胞和已被破坏的杯状细胞。

【诊断要点】

依据患者咳嗽、咳痰,或伴有喘息,每年发病持续 3 个月及以上,且连续 2 年或 2 年以上,并排除其他可引起类似症状的慢性气道疾病,可诊断为慢支。

【处理原则】

1.急性发作期的治疗

(1)控制感染　多依据患者所在地常见的病原菌经验性选用抗生素。可选用喹诺酮类、大环内酯类、β-内酰胺类或磺胺类口服,如左氧氟沙星、罗红霉素、阿莫西林、头孢呋辛、复方磺胺甲噁唑片等。病情严重时静脉给药为主。如能培养出致病菌,可按药敏试验选用敏感的抗生素。

(2)祛痰、镇咳、平喘　可用复方甘草合剂、复方氯化铵合剂、溴己新(必漱平)、盐酸氨溴索或桃金娘油等。干咳为主者可用镇咳药物,如右美沙芬、那可丁或其合剂等。有气喘者可加用解痉平喘药,如氨茶碱、茶碱控释剂或β受体激动剂等。

2.缓解期的治疗　指导患者戒烟,避免有害气体和其他有害颗粒的吸入。加强体育锻炼,增强体质,预防感冒。反复呼吸道感染者可试用免疫调节剂或中医中药如细菌溶解产物、卡介菌多糖核酸、胸腺肽、肺炎疫苗等,部分患者有效。

【护理诊断/问题】

1.清理呼吸道无效　与呼吸道分泌物增多且黏稠、支气管痉挛、咳嗽无效有关。

2.体温过高　与慢支并发感染有关。

3.潜在并发症:阻塞性肺气肿、支气管肺炎、支气管扩张症。

【护理措施】

1.护理措施　见本章第一节"概述"。高热的护理见本章第五节"肺炎"。

2.健康教育

(1)疾病知识指导　指导患者及家属了解本病的相关知识,积极配合治疗,减少急性发作。注意饮食营养,增强体质:告知患者以高蛋白、高热量、高维生素、低脂、易消化饮食为宜,多进食如瘦肉、蛋、奶、鱼、蔬菜和水果等;多饮水,每天不少于1500ml。部分患者病情可控制,不影响工作、学习,部分患者可发展成慢性阻塞性肺疾病甚至肺源性心脏病,预后不良。应定期监测慢支患者的肺功能,以及时选择有效的治疗方案,控制病情的发展。

(2)疾病预防指导　告知患者及家属戒烟能减轻疾病的咳嗽、咳痰症状,延缓病情进展。还要避免烟雾、化学物质等有害理化因素的刺激,避免接触呼吸道感染者。注意劳逸结合,保证充足睡眠。保持室内适宜的温、湿度,通风良好。寒冷季节外出时适当增加衣物,防止受寒。根据自身情况进行合适的体育锻炼,如散步、健身操、太极拳、跑步、游泳等,可增加耐寒训练,如冷水洗脸、冬泳等。

### 二、慢性阻塞性肺疾病

慢性阻塞性肺疾病(chronic obstructive pulmonary disease,COPD)简称慢阻肺,是以持续气流受限为特征的可以预防和治疗的疾病,其气流受限多呈进行性发展,与气道和肺组织对香烟烟雾等有害气体或有害颗粒的异常慢性炎症反应有关。慢阻肺主要累及肺,也可引起肺外的不良效应。

慢阻肺与慢支以及肺气肿密切相关。肺气肿是指肺部终末细支气管远端气室出现异常持久的扩张,并伴有肺泡壁和细支气管的破坏而无明显肺纤维化。当慢支、肺气肿患者肺功能检查出现持续气流受限并且不能完全可逆时,则诊断为慢阻肺。支气管哮喘也具有气流受限特征,但支气管哮喘是一种特殊的气道炎症性疾病,其气流受限具有可逆性,故不属于慢阻肺。支气管扩张症、肺结核纤维化病变、弥漫性泛细支气管炎、闭塞性细支气管炎和严重的间质性肺疾病等一些已知病因或具有特征病理变小的疾病也可导致持续气流受限,但均不属于慢阻肺。

慢阻肺是呼吸系统疾病中的常见病和多发病,患病率和病死率均居高不下。由于肺功能进行性减退,严重影响患者的劳动力和生活质量,故造成了巨大的社会经济负担。世界银行/世界卫生组织发表的研究报告指出,预计到2020年,慢阻肺将占世界疾病经济负担的第五位。慢阻肺预后与病情轻重和是否合理治疗有关,积极治疗可延缓病情进展。

【病因与发病机制】

病因尚未明确,与慢支相似,可能是多种环境因素与机体自身因素长期相互作用结果,具体见本节"慢性支气管炎"的病因。发病机制如下。

1. 炎症　慢阻肺的特征性改变是气道、肺实质及肺血管的慢性炎症,中性粒细胞、巨噬细胞、T淋巴细胞等炎症细胞均有参与发病过程。慢阻肺炎症过程的一个重要环节是中性粒细胞的活化与聚集,引起慢性黏液高分泌状态并破坏肺实质。

2. 蛋白酶-抗蛋白酶失衡　蛋白水解酶对组织有损伤和破坏作用;抗蛋白酶对弹性蛋白酶等多种蛋白酶具有抑制作用,其中 $\alpha_1$-抗胰蛋白酶($\alpha_1$-AT)是活性最强的一种。蛋白酶增多或抗蛋白酶不足均可引起组织结构破坏,导致肺气肿。吸入有害气体、有害物质可导致蛋白酶产生增多或活性增强,而抗蛋白酶产生减少或灭活加快;同时氧化应激、吸烟等危险因素也可降低抗蛋白酶的活性。北欧血统的个体先天性 $\alpha_1$-AT 缺乏多见,我国尚无正式报道。

3. 氧化应激　多项研究表明慢阻肺患者的氧化应激增加。氧化物主要是超氧阴离子、$H_2O_2$、羟根、次氯酸和一氧化氮等,可直接作用并破坏许多生化大分子,如蛋白质、核酸和脂质等,导致细胞功能障碍或死亡;氧化应激还可破坏细胞外基质、引起蛋白酶-抗蛋白酶失衡及促进炎症反应。

4. 其他　如自主神经功能失调、气温变化、营养不良等都有可能参与慢阻肺的发生、发展过程。

上述炎症、蛋白酶-抗蛋白酶失衡、氧化应激、自主神经功能失调、气温变化、营养不良等机制共同作用,产生两种重要病变:①小气道病变,包括小气道炎症、小气道纤维组织形成和小气道管腔黏液栓等,导致小气道阻力明显升高;②肺气肿病变,使肺泡对小气道的正常牵拉力降低,小气道容易塌陷,同时肺气肿还使肺泡弹性回缩力明显减小。小气道病变与肺气肿病变两者共同作用,导致慢阻肺特征性的持续气流受限(图 1-5)。

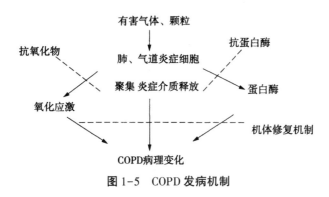

图 1-5　COPD 发病机制

慢阻肺的病理改变主要包括慢支及肺气肿的病理变化,特征性的病理生理变化是持续气流受限致肺通气功能障碍。

【临床表现】

1. 症状　本病起病缓慢,病程较长,反复急性发作。主要症状包括如下。

(1)慢性咳嗽　随病程发展,咳嗽可终身不愈。晨间咳嗽明显,夜间有阵咳或伴排痰。

(2)咳痰　一般是白色黏液或浆液性泡沫痰,偶可带血丝,清晨排痰较多。急性发作伴有细菌感染时,痰量增多,呈脓性。

(3)气短或呼吸困难　早期在较剧烈活动时出现气短,逐渐加重,以致在日常活动甚至休息时也可感到气短,是慢阻肺的标志性症状。

(4)喘息和胸闷　部分患者尤其是重症患者或急性加重时可出现喘息。

(5)其他　晚期患者可出现体重下降、食欲减退等表现。

2.体征　早期可无异常体征,随疾病进展出现以下改变。

(1)视诊　桶状胸,部分患者呼吸变浅、频率增快,严重者可有缩唇呼吸等。

(2)触诊　双侧语颤减弱。

(3)叩诊　肺部呈过清音,心浊音界缩小,肺下界和肝浊音界下降。

(4)听诊　双肺呼吸音减弱、呼气相延长,部分患者可闻及干、湿啰音。

3.并发症　可并发慢性呼吸衰竭、自发性气胸、慢性肺源性心脏病等。

**【实验变及其他检查】**

1.肺功能检查　肺功能检查是判断持续气流受限的主要客观指标,对慢阻肺诊断、评价严重程度、疾病进展、预后及治疗等有重要意义。使用支气管舒张药后,$FEV/FVC\%<70\%$可确定为持续的气流受限。TLC、FRC 和 RV 增高,VC 减低,提示肺过度充气,有参考价值。

2.血气分析　早期无异常,对确定有无低氧血症、高碳酸血症、酸碱平衡失调以及判断呼吸衰竭的类型有重要价值。

3.胸部 X 线检查　早期可无异常变化,以后可出现肺纹理增粗、紊乱等非特异性改变,也可出现肺气肿改变。X 线胸片改变对慢阻肺诊断特异性不高,对确定肺部并发症及与其他肺疾病的鉴别有重要意义。

4.胸部 CT 检查　可见小气道病变、肺气肿及并发症的表现,主要用于排除其他有相似症状的呼吸系统疾病。

5.其他　并发细菌感染时,外周血白细胞增多,核左移。痰涂片、痰培养可能查出病原菌。

**【诊断要点】**

主要根据存在吸烟等高危因素史、临床症状、体征及肺功能检查等,并排除可引起相似症状和肺功能改变的其他疾病,综合分析以确诊。持续性气流受限是慢阻肺诊断的必备条件。使用支气管舒张药后 $FEV_1/FVC<70\%$可确定有持续气流受限的界限。

1.病情严重程度判断　目前多主张对稳定期慢阻肺采用综合指标体系进行病情严重程度评估。

（1）症状　可采用改良版英国医学研究委员会呼吸困难问卷进行评估（表1-4）。

表1-4　呼吸困难问卷

| 分级 | 呼吸困难症状 |
| --- | --- |
| 0级 | 剧烈活动时出现呼吸困难 |
| 1级 | 当平地快走或上缓坡时出现呼吸困难 |
| 2级 | 因呼吸困难,而平地行走比同龄人步行慢,或者需要停下来呼吸 |
| 3级 | 平地行走100m左右或数分钟后需要停下来喘气 |
| 4级 | 因明显的呼吸困难而不能离开家或者穿脱衣服即可出现呼吸困难 |

（2）肺功能　可使用COPD分级:慢阻肺患者使用支气管舒张药后,$FEV_1/FVC$ <70%;再依据$FEV_1$下降程度进行气流受限严重程度分级（表1-5）。

表1-5　COPD的严重程度分级

| 分级 | 患者肺功能$FEV_1$占预计值的百分比($FEV_1\%pred$) |
| --- | --- |
| Ⅰ级:轻度 | $FEV_1\%pred \geqslant 80\%$ |
| Ⅱ级:中度 | $50\% \leqslant FEV_1\%pred < 80\%$ |
| Ⅲ级:重度 | $30\% \leqslant FEV_1\%pred < 50\%$ |
| Ⅳ级:极重度 | $FEV_1\%pred < 30\%$ |

（3）急性加重风险　上一年发生2次或2次以上急性加重或$FEV_1\%pred <$ 50%,皆提示以后急性加重的风险增加。

依据上述症状、肺功能变化及急性加重风险评估等在对病情严重程度进行综合评估时,还应注意患者的各种全身合并疾病,治疗上予以兼顾。

2. 病程分期　慢阻肺的病程可依据患者症状和体征的变化分为:

（1）急性加重期　指在疾病发展过程中,短期内出现咳嗽、咳痰、呼吸困难和（或）喘息比平时加重、痰量增多,呈脓性或黏液脓性痰,可伴发热等症状。

（2）稳定期　指患者咳嗽、咳痰、呼吸困难等症状稳定或较轻。

【处理原则】

（一）稳定期治疗

主要目的是减轻症状,延缓病情发展,缓解或阻止肺功能下降,改善患者的活动能力,提高生活质量,降低死亡率。

1. 教育与管理　教育和劝导吸烟者戒烟是减慢肺功能损害最有效的措施。因职业或环境粉尘、刺激性气体所致者,应脱离污染环境。

2. 支气管舒张药　是现有控制症状的主要措施,可依据病情严重程度选用。短期按需用药以缓解症状,长期规律应用以减轻症状。具体用药见本章第四节"支气管哮喘"。

3. 祛痰药　痰不易咳出者可使用祛痰药,如盐酸氨溴索、N-乙酰半胱氨酸或羧甲司坦等。

4. 糖皮质激素　对高风险的患者,有研究显示,长期吸入糖皮质激素与长效β肾上腺素受体激动剂的联合剂可增加运动耐量、减少急性加重发作频率并可提高生活质量。如沙美特罗加氟替卡松、福莫特罗加布地奈德。

5. 长期家庭氧疗(longterm oxygen therapy, LTOT)　长期家庭氧疗可以对伴有慢性呼吸衰竭的慢阻肺患者的血流动力学、运动能力、肺生理和精神状态均产生有益影响,从而提高生活质量和生存率。使用指征:①$PaO_2 \leqslant 55mmHg$ 或 $SaO_2 \leqslant 88\%$,有或没有高碳酸血症;②$PaO_2$ 55～60mmHg 或 $SaO_2 < 89\%$,并有心力衰竭、肺动脉高压所致的水肿或红细胞增多症。一般用鼻导管吸氧,氧流量为 1～2L/min,每天持续吸氧 10～15 小时。目的是使患者在海平面水平静息状态下,达到 $PaO_2 \geqslant 60mmHg$ 和(或)$SaO_2 \geqslant 90\%$。

## (二)急性加重期治疗

1. 首先确定导致急性加重期的原因　与病情严重程度相关最多见的原因是细菌或病毒感染,使气道炎症和气流受限加重,严重时并发呼吸衰竭和右心衰竭。应根据病情严重程度决定门诊或住院治疗。

2. 支气管舒张药　药物同稳定期,有严重喘息症状者可通过小型雾化器给予较大剂量雾化吸入治疗以缓解症状。

3. 糖皮质激素　对需住院治疗的急性加重期患者,可每天口服泼尼松龙或静脉给予甲泼尼龙。

4. 控制感染　当患者呼吸困难加重,咳嗽伴咳痰量增加,甚至出现脓痰时,应经验性给予β-内酰胺类/β-内酰胺酶抑制剂、头孢菌素、大环内酯类或喹诺酮类抗生素治疗。

5. 祛痰药　酌情选用祛痰药,如溴己新或盐酸氨溴索。

6. 低流量吸氧　发生低氧血症的患者可用鼻导管或文丘里(Venturi)面罩吸

氧。如患者出现呼吸衰竭、肺源性心脏病、心力衰竭等并发症时,具体治疗方法可参阅有关章节的治疗内容。

【护理诊断/问题】

1. 气体交换受损　与气道阻塞、通气不足、呼吸肌疲劳、分泌物增多和肺泡呼吸面积减少有关。

2. 清理呼吸道无效　与分泌物增多而黏稠、气道湿度减低和无效咳嗽有关。

3. 焦虑　与健康状况的改变、病情危重、经济状况有关。

4. 活动无耐力　与疲劳、呼吸困难、氧供与氧耗失衡有关。

5. 营养失调:低于机体需要量　与食欲降低、摄入减少、腹胀、呼吸困难、痰液增多有关。

【护理措施】

1. 一般护理

(1)休息与环境　协助患者取舒适体位,中度以上急性加重期患者应卧床休息,极重度患者宜取身体前倾位,使辅助呼吸肌参与呼吸。视病情安排适当的活动量,以不感到疲劳、不加重症状为宜。提供安静、舒适、温湿度适宜的环境。注意保暖,避免直接吸入冷空气。

(2)饮食护理　呼吸功的增加可使热量和蛋白质消耗增多,导致营养不良。应给予高热量、高蛋白、高维生素的饮食。腹胀的患者应进软食,避免进食产气食物,如汽水、啤酒、豆类、马铃薯和胡萝卜等;避免易引起便秘的食物,如油煎食物、干果、坚果等。痰多黏稠、难以咳出者需多饮水,以达到稀释痰液的目的。

2. 病情观察　密切观察咳嗽、咳痰及呼吸困难的程度,包括痰液的颜色、量及性状,以及咳痰是否顺畅。监测生命体征、动脉血气分析和水电解质酸碱平衡情况。

3. 用药护理　遵医嘱用药,注意观察疗效及不良反应,见本章第四节"支气管哮喘"。

4. 保持呼吸道通畅　见本章第一节"概述"。

5. 氧疗的护理　呼吸困难伴低氧血症者,遵酬给予氧疗。一般采用鼻导管持!慢性阻塞性肺疾病患者的氧秀护理。续低流量吸氧,氧流量为 $1\sim2L/min$,一般吸入氧浓度为 $25\%\sim29\%$,应避免吸入氧浓度过高而引起二氧化碳潴留。符合 LTOT 指征者提倡长期家庭氧疗。氧疗有效的指标为患者呼吸困难减轻、呼吸频率减慢、发绀减轻、心率减慢及活动耐力增加。

6. 呼吸功能锻炼　慢阻肺患者需要增加呼吸频率来代偿呼吸困难,这种代偿多数依赖于辅助呼吸肌参与呼吸,即胸式呼吸。但胸式呼吸的效能低于腹式呼吸,患者容易疲劳,应指导患者进行缩唇呼吸、膈式或腹式呼吸、使用吸气阻力器等呼吸功能锻炼,以加强胸、膈呼吸肌的肌力和耐力,改善呼吸功能。

(1)缩唇呼吸　缩唇呼吸的技巧是通过缩唇形成的微弱阻力来延长呼气时间,以增加气道压力,延缓小气道塌陷。具体方法为患者闭嘴经鼻吸气,然后通过缩唇(吹口哨状)缓慢呼气,同时收缩腹部;吸气时间:呼气时间为1:2或1:3;缩唇的程度与呼气流量以能使距口唇15~20cm处、与口唇水平等高的蜡烛火焰随气流倾斜但又不至于熄灭为宜。

(2)膈式或腹式呼吸　患者可取直立位、平卧位或半卧位,双手分别放在前胸部和上腹部;用鼻缓慢吸气时,膈肌最大程度下降,腹肌松弛,腹部凸出,手可感到腹部向上抬起;然后经口呼气,腹肌收缩,膈肌松弛,膈肌随着腹腔内压增加而上抬,推动肺内气体排出,手可感到腹部下降。

另外,还可在腹部放置小枕头或书等物体帮助训练腹式呼吸。吸气时物体上升则表明是腹式呼吸。缩唇呼吸和腹式呼吸每天训练3~4次,每次重复8~10次。腹式呼吸需要增加能量消耗,因此只能在疾病恢复期或出院前才能进行训练。

7.心理护理

(1)去除产生焦虑的原因　患者因患病时间较长、社会参与减少、经济收入降低等因素逐渐失去自信,容易产生焦虑、抑郁情绪。部分患者因此不愿配合治疗,护士应帮助患者消除导致焦虑、抑郁的原因。

(2)帮助患者树立信心　护士应针对患者及家属对疾病的认知和态度以及由此引起的心理、性格、生活方式等方面的改变,与患者和家属共同制定和实施康复计划,消除诱因、定期进行呼吸功能锻炼、坚持合理用药,减轻症状,增强战胜疾病的信心。

(3)指导患者放松　教会患者缓解焦虑的方法,如听轻音乐、下棋、做游戏等娱乐活动,家属多陪伴,以分散注意力,减轻焦虑、抑郁情绪。

8.健康教育

(1)疾病知识指导　教会患者和家属根据呼吸困难与活动的关系,判断呼吸困难的严重程度,以便合理安排工作和生活。使患者理解康复锻炼的意义,与患者和家属共同制定个体化康复锻炼计划,进行腹式呼吸或缩唇呼吸等呼吸功能锻炼,适当进行步行、慢跑、太极等体育运动。指导患者识别使病情恶化的因素,在呼吸道传染病流行期间,尽量避免到人群密集的公共场所。潮湿、大风、寒冷气候时避免室外活动,注意保暖,避免受凉感冒。

（2）疾病预防指导　慢阻肺的早发现和早干预十分重要。戒烟是预防的重要措施,在疾病的任何阶段戒烟都有利于防止慢阻肺的发生和发展。应对吸烟患者采取多种宣教方法劝导戒烟。避免或减少有害粉尘、烟雾或气体的吸入,防治呼吸道感染对预防慢阻肺也十分重要。对于患有慢支的患者应指导其进行肺通气功能的监测,及早发现慢性气流阻塞,以及时采取措施。

（3）家庭氧疗指导　护士应指导患者和家属做到:①了解氧疗的目的、必要性及注意事项;②注意用氧安全:供氧装置周围严禁烟火,防止氧气燃烧爆炸;③氧疗装置应定期更换、清洁、消毒。

# 第二章 循环系统疾病患者的护理

## 第一节 概 述

循环系统由心脏、血管和调节血液循环的神经体液组成,其功能是为全身组织器官运输血液、氧气、营养物质、酶和激素,并将组织代谢废物运走,以保证人体正常新陈代谢的进行。循环系统疾病包括心脏和血管疾病,合称心血管疾病,以心脏病最为多见。

随着人类环境和生活方式的改变,以心血管疾病为代表的慢性疾病已成为全世界范围内最大的流行病。根据 WHO2008 年的报告,全球心血管疾病死亡率为315/10 万,心血管疾病的死亡人数占总死亡人数的 30%,居死因的首位。而在我国,心血管疾病一直位于近 10 年来死亡原因的第一位。目前我国每年约有 300 万人死于心血管病。

### 一、循环系统的结构和生理功能

#### (一)心脏

心脏是一个中空的肌性器官,呈圆锥体,前后略扁,位于胸腔中纵隔内。心脏从外至内分别有心包、冠状动脉和静脉、心肌层、心内膜和瓣膜组成,分别连接主动脉、肺动脉、肺静脉和上下腔静脉。此外,心内膜下还有心脏的传导系统。

1. 心脏的结构 心脏位于两肺之间的中纵隔内,包括左心室、左心房、右心室和右心房 4 个腔。心脏由两侧的房室瓣分为心房和心室,左侧房室瓣称为二尖瓣,右侧房室瓣称为三尖瓣,心房由房间隔分隔为左心房和右心房,心室则由室间隔分为左心室和右心室。心包是心脏外面的一层薄膜,可分为脏层和壁层,脏层覆于心肌的外面,又称为心外膜,壁层在脏层的外围,两层之间的腔隙称为心包腔,内含有少量浆液,起润滑作用。

2. 心脏的血液供应 冠状动脉是供给心脏的动脉血管,分为左冠状动脉和右冠状动脉,左冠状动脉的主要分支有前室间支(前降支)和回旋支,前降支及其分支主要供应左室前壁、前乳头肌、心尖、室间隔前 2/3、右室前壁的小部分,回旋支及其分支主要供应左房、左室侧壁、左室前壁小部分、左室后壁一部分及窦房结。在冠状动脉及其分支之间存在着许多侧支或吻合支,平时并不参与冠状动脉的循环,只有当冠状动脉主干发生狭窄或阻塞,或某些足够强的刺激出现时(如严重缺氧),它们才开放,可取代阻塞的冠状动脉以维持对心脏的供血,称为侧支循环。心脏的静脉壁薄、弹性小、容量大,又称"容量血管"。收集心脏的绝大部分静脉血,并最终送回心脏。

3. 心脏传导系统　心脏传导系统是由特殊心肌纤维组成的,其功能是产生并传导冲动,维持心脏的节律性搏动。心脏传导系统包括窦房结、房室结、结间束、左右束支和浦肯野纤维(图 2-1)。心脏传导系统的功能是发生冲动并传导到心脏各部,使心房肌和心室肌按一定节律收缩与舒张。除窦房结位于右心房心外膜深部,其余的部分均分布在心内膜下层。

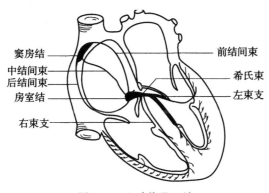

图 2-1　心脏传导系统

(二)血管

血管可分为动脉、静脉和毛细血管。动脉起自心脏,不断分支,口径逐渐变细,管壁逐渐变薄,最后分成大量的毛细血管,分布到全身各组织和细胞间。毛细血管再汇合,逐级形成静脉,最后返回心脏。动脉和静脉是输送血液的管道,毛细血管是血液与组织进行物质交换的场所,动脉与静脉通过心脏连通,全身血管构成封闭式管道。人体内血管分布常具有对称性,并与机能相适应,大的血管走向多与身体长轴平行,并与神经一起被结缔组织膜包裹成血管神经束。

大动脉的管壁较厚,含有丰富的弹性纤维,具有可扩张性和弹性。左心室射血时,大动脉被动扩张,容积增大。左心室不再射血,扩张的大动脉可以发生弹性回缩,把在射血期多容纳的那部分血液继续向外周推动,故主动脉和大动脉被称为弹性贮器血管。小动脉和微动脉口径较小,且管壁又含有丰富的平滑肌,通过平滑肌的舒缩活动很容易使血管口径发生改变,从而改变血流的阻力;因此动脉血管称为阻力血管。静脉和相应的动脉相比,数量大、口径大、管壁薄、易扩张。

(三)循环系统的神经体液调节

1. 神经调节

(1)心脏的神经支配 心脏主要受交感神经和迷走神经双重支配。交感神经兴奋时可引起心脏收缩力增强,传导加速,心率加快。迷走神经兴奋时可使心脏收缩力减弱,传导减慢,心率减慢。

(2)血管的神经支配 血管主要由交感神经支配,血管分布有肾上腺素能 $\alpha$ 受体谅和 $\beta_1$ 受体,$\alpha$ 受体兴奋引起平滑肌细胞收缩,$\beta_1$ 受体兴奋引起血管收缩。

2. 体液调节 主要包括肾素-血管紧张素-醛固酮系统、肾上腺素和去甲肾上腺素以及血管升压素,通过调节心脏收缩能力、外周血管阻力来维持机体血压、血容量的平衡。

## 二、循环系统疾病常见症状体征及护理

### 【常见症状体征】

(一)心源性呼吸困难

心源性呼吸困难(cardiogenic dyspnea)是由各种心血管疾病导致患者主观感到空气不足、呼吸费力,客观上表现呼吸频率、深度、节律的改变及呼吸运动用力,严重时可出现张口呼吸、鼻翼煽动、端坐呼吸、甚至发绀。最常见的病因是左心衰竭,也可由右心衰竭、心包积液、心脏压塞等引起。心源性呼吸困难常表现为以下三种形式。

1. 劳力性呼吸困难 在体力活动时发生或加重,休息后缓解或消失,常为左心衰竭最早出现的症状。原因是运动使回心血量增加,左房压力升高,加重了肺淤血。

2. 夜间阵发性呼吸困难 即患者在夜间已入睡后因突然感到胸闷气急而憋醒,被迫坐起,呼吸深快。轻者数分钟至数十分钟后症状逐渐缓解,重者可伴有咳嗽、咳白色泡沫痰、气喘、发绀、肺部哮鸣音,也称为心源性哮喘。发生机制包括:①患者睡眠平卧时血液重新分配使肺血流量增加;②患者平卧时横膈高位,肺活量减少;③夜间迷走神经张力增高,小支气管收缩等。

3. 端坐呼吸 患者常因平卧时呼吸困难加重而被迫采取高枕卧位、半卧位或坐位。系因患者抬高上身能减少回心血量并使横膈下降,有利于缓解呼吸困难。

4.急性肺水肿　急性肺水肿是左心衰竭最严重的形式,夜间阵发性呼吸困难的进一步发展,患者表现为呼吸困难加重,呼吸频率增加常达 30~40 次/分钟,强迫坐位、面色苍白、发绀、大汗、烦躁、频繁咳嗽,咳粉红色泡沫痰。

(二)心源性水肿

心源性水肿(cardiogenic edema)是指心血管疾病引起体循环静脉游血导致细胞外组织间隙的过量积液。最早出现在身体的低垂部位,重者发展为全身性水肿,水肿呈凹陷性,两侧对称。最常见的病因是右心衰竭。发生机制主要包括:①体循环静脉压增高,毛细血管静水压增高,组织液回吸收减少所致;②淤血性肝硬化导致肝脏合成蛋白质减少、胃肠道淤血导致食欲下降及消化吸收功能下降,继发性低蛋白血症,血浆胶体渗透压下降;③有效循环血量减少,肾血流量减少,继发性醛固酮增多引起钠水潴留。

(三)胸痛

胸痛(chestpain)是指循环系统疾病引起的缺血、缺氧、炎症等刺激了支配心脏、主动脉的交感神经及肋间神经等,导致的心前区或胸骨后疼痛。是循环系统疾病的常见症状之一,常见于各类型心绞痛、急性心肌梗死、急性主动脉夹层、急性心包炎、心血管神经症等。不同疾病其胸痛发生的部位、性质、诱因、持续时间、缓解方式等各不相同。典型心绞痛位于胸骨后,呈阵发性压榨样闷痛,于体力活动或情绪激动等诱发,休息或含服硝酸甘油后可缓解;急性心肌梗死者疼痛程度较心绞痛严重,且经休息或含服硝酸甘油不能缓解,常伴心律、血压改变;急性心包炎引起的疼痛可因呼吸、咳嗽、变换体位、吞咽时加剧;心血管神经症者疼痛部位常不固定,为短暂几秒钟的针刺样疼痛或为持续几小时的隐痛,但与劳累、休息无关,含用硝酸甘油无效,常伴多汗、手足冷、两手震颤等自主神经功能紊乱症状;急性主动脉夹层者可出现胸骨后或心前区撕裂性剧痛或烧灼痛,可向背部放射。

(四)心源性晕厥

心源性晕厥(cardiogenic syncope)由于心排血量骤减、中断或严重低血压,引起脑缺血、缺氧,表现为突发的短暂意识丧失,常伴有肌张力丧失而不能维持一定的体位。发作较为突然,多无前驱症状,与体位无关。心脏供血暂停 5 秒以上可发生晕厥,超过 10 秒可出现抽搐,称阿-斯综合征(Adams-Stokes syndrome)。常见原因有心律失常、心脏瓣膜病、心肌梗死、心肌疾病、心脏压塞、二尖瓣脱垂等。

(五)心悸

心悸(palpitation)是指患者自觉心跳或心慌伴心前区不适感。最常见的病因为心律失常如心动过速、心动过缓、期前收缩等,也可因心脏搏动增强,如心脏瓣膜病、冠心病等器质性心血管疾病及甲状腺功能亢进症(甲亢)、贫血、发热、低血糖反应等全身性疾病,健康人剧烈运动、饮酒、饮浓茶或咖啡等生理性因素引起。心悸严重程度并不一定与病情成正比,初发、敏感性较强者、夜深人静或注意力集中时心悸明显。心悸一般无危险性,但少数由严重心律失常所致者可发生猝死。

**【护理评估】**

(一)健康史

1.患病及诊疗经过

(1)患病经过　了解患者患病的起始时间、主要症状及伴随症状,如呼吸困难、心悸、胸痛等表现及其特点;询问有无诱因、症状加剧和缓解的相关因素或规律性等。

(2)诊治经过　询问患者曾做过何种检查,结果如何。曾用药物的名称或种类、用法、末次用药的时间,是否为医生处方后用药及用药后症状改善情况;患病期间有无采取特殊治疗方法,如冠心病患者的介入治疗等。

(3)目前状况　目前主要的不适及病情变化,对日常活动、饮食、睡眠、大小便有无影响,体重、营养状况有无改变。

2.既往史　患者有无心血管病相关的疾病,如糖尿病、甲亢、贫血、系统性红斑狼疮等,是否已进行积极治疗,疗效如何。

3.生活史　评估患者居住地是城市还是农村,居住条件是否拥挤、潮湿,阳光是否充足;从事工作是脑力劳动还是体力劳动,工作是否需要高度集中注意力或久坐少动;要求患者列举每日的食谱和摄食量,是否经常摄入高热量、高胆固醇、高脂肪、高盐或含咖啡因过多的食物;日常生活是否有规律,生活自理的程度。是否规律体育锻炼,主要的运动形式及运动量;有无烟酒嗜好,每天吸烟、饮酒的量及持续时间。

4.家族史　患者直系亲属中有无与遗传相关的心血管病,如肥厚型心肌病、原发性高血压、冠心病等。

(二)身体评估

1.一般状况

(1)生命体征　对判断心血管病患者的病情具有重要意义。如感染性心内膜炎常有体温升高,心房颤动患者脉搏短绌,心脏压塞患者可出现奇脉,心源性呼吸困难患者出现呼吸频率、节律及深度的变化,高血压患者的血压可有不同程度地升高等。

（2）面容与表情 二尖瓣狭窄患者可出现"二尖瓣面容"。

（3）体位 评估患者是否能平卧,严重心力衰竭患者常取半卧位或端坐位。

（4）营养状况 难治性心力衰竭患者常因食欲下降而消瘦;部分高血压、冠心病患者体型肥胖。

2. 皮肤黏膜 评估皮肤黏膜的颜色、温度和湿度,有无发绀,有无水肿。

3. 肺部 肺部有无干、湿啰音(两侧肺底湿啰音常见于左心衰竭肺淤血患者)和胸腔积液的体征。

4. 心脏 注意有无心前区有无隆起,心尖搏动的位置和范围,有无震颤和心包摩擦感;听诊注意心率的快慢,心律是否整齐,心音有无增强、减弱等改变,有无奔马律及心包摩擦音,各瓣膜听诊区有无病理性杂音,颈静脉有无充盈或怒张等。

5. 腹部 重点是肝脏的大小,有无腹水征及肝颈静脉反流征。

6. 周围血管 有无水冲脉、毛细血管搏动征和动脉杂音等。

（三）心理-社会状况评估

评估患者对循环系统疾病的性质、过程、预后及防治知识的了解程度。了解患病对患者生活、学习或工作的影响。有无焦虑、恐惧、抑郁、悲观等情绪反应及其程度。患者的性格特征,是否易激动,有无精神紧张。患者的家庭成员组成情况,家庭经济状况,家人的教育背景,对患者的疾病认识情况及对患者的支持程度。

（四）实验室及其他检查

1. 血液检查 评估血常规、电解质、血脂、血糖、心肌坏死标志物、肝肾功能、血培养等是否正常。

2. 心电图检查 是循环系统疾病患者最常用的无创伤性检查之一,是确认心律失常和急性心肌梗死的重要方法。对电解质紊乱及某些药物对心脏影响的判断有一定帮助。

3. 动态心电图 又称 Holter 心电图。可记录受检者 24 小时甚至更长时间内心电活动情况。

4. 心电图运动试验 可用于早期冠心病的诊断和心功能的评价。目前临床上常采用的运动方式是平板或踏车运动。

5. 超声心动图 可用于了解心脏结构、心内或大血管内血流方向和速度、心瓣膜的形态和活动度、瓣膜口面积、心室收缩和舒张功能、粥样硬化斑块的性质等。

6. 心导管术或心血管造影术 经外周血管采用经皮穿刺技术,将特制的导管送入右心或左心系统或分支血管内,测量不同部位的压力、血氧饱和度、心功能,记录心内局部活动及注射造影剂显示心脏和血管的图像,可获得准确的诊断资料。

7.CT 和 MRI 检查　对心肌病、冠心病、心包疾病、大动脉炎的确认具有较大价值。

**【护理诊断/问题】**

1.气体交换受损　与肺淤血、肺部感染有关。

2.活动无耐力　与氧的供需失调有关。

3.体液过多　与右心衰竭引起体循环淤血有关。

4.有皮肤完整性受损的危险　与水肿部位循环血量改变、强迫体位或躯体活动受限有关。

5.有受伤的危险　与意识突然丧失有关。

6.疼痛:心前区疼痛　与冠状动脉供血不足导致心肌缺血、缺氧,炎症累及心包有关。

**【护理目标】**

1.患者能维持有效的气体交换,缺氧症状明显改善或消失。

2.患者活动耐受力逐渐增加,活动时无明显不适。

3.患者水肿减轻或消失,皮肤完整,无压疮。

4.患者没有受伤。

5.心前区疼痛减轻或消失。

**【护理措施】**

(一)一般护理

1.休息与活动　休息包括身心两方面,保持情绪稳定,避免各种刺激,根据病情帮助患者制定休息与活动计划,安排适宜的体位,如呼吸困难者取坐位或半坐位休息、轻度水肿者应限制活动、重度水肿者抬高下肢卧床休息、心悸明显的患者应避免左侧卧位。

2.饮食　给予低盐、高蛋白、适当热量、易消化、高纤维饮食,避免过饱,避免浓茶、咖啡等刺激性食物,根据病情适当限制液体摄入量。

3.环境　安静,温、湿度适宜,避免受凉;注意环境卫生,避免感染。

4.皮肤护理　注意观察有无压疮,保持皮肤干燥清洁;帮助患者勤翻身,严重水肿者可使用气垫床等。

5.氧疗　低氧血症者,纠正缺氧对缓解呼吸困难、保护心脏功能、减少缺氧性器官功能损害有重要意义。氧流量一般在 2~4L/min,急性左心衰竭者给予高流量鼻导管或者面罩加压给氧。

6.保持排便通畅　排便用力会增加心脏负担。保持排便通畅的措施包括进食高纤维素食物,适当腹部按摩(按顺时针方向)、教会需要床上排便患者床上使用便盆、协助患者养成定期排便的习惯,必要时服缓泻剂。

（二）病情观察

密切观察呼吸困难、水肿、心悸等症状体征的变化情况,观察血气分析及其他辅助检查结果的变化,并注意有无新的症状和体征出现。

（三）症状体征的护理

1.水肿　观察水肿的部位、范围及其他受压处皮肤有无发红、破溃现象。保持床褥柔软、平整、干燥,必要时可加用海绵垫,严重水肿者可使用气垫床。保持皮肤清洁,嘱患者穿柔软、宽松的衣服和鞋袜。定时协助或指导患者更换体位。发生会阴部水肿时,应保持局部皮肤清洁、干燥,男患者可用托带支托阴囊部。遵医嘱使用利尿剂,观察用药后水肿消退情况。

2.呼吸困难　明显呼吸困难者卧床休息,以减轻心脏负担,利于心功能恢复。劳力性呼吸困难者减少活动量,活动量以不引起症状为度。夜间阵发性呼吸困难者,加强夜间巡视,协助患者坐起。端坐呼吸者,加强生活护理,注意口腔清洁,协助大小便。患者应衣服宽松,被轻软,以减轻憋闷感。观察呼吸困难有无改善,皮肤发绀是否减轻等。

3.心源性晕厥　心源性晕厥发作时立即将患者置于通风处,迅速解开衣领,必要时遵医嘱给予药物,并配合做好心脏起搏、电复律、消融术等必要的术前准备和术后护理。

（四）用药护理

遵医嘱应用药物,注意剂量、疗程、适应证、禁忌证,密切观察疗效及不良反应等。

1.血管扩张剂　因血管扩张可致头痛、面红、心动过速、血压下降、直立性低血压等不良反应,注意严格控制药物的量,选择合适的给药途径,尤其是硝酸甘油、硝普钠等血管扩张剂需要静脉用药时应严格掌握滴速、监测血压;硝普钠静脉给药注意现用现配、避光且不宜长期应用,以免发生氰化物中毒;血管紧张素转换酶抑制剂可致蛋白尿、咳嗽、间质性肺炎、高钾血症等不良反应,应注意监测。

2.利尿剂　①不良反应:电解质紊乱如袢利尿剂和噻嗪类利尿剂易致低钾血症,严重时伴碱中毒,从而诱发心律失常或洋地黄中毒,故应监测血钾,观察有无乏力、腹胀、肠鸣音减弱等低钾血症的表现,同时多补充含钾丰富的食物,如菠菜、马铃薯、鲜橙汁、西红柿汁、香蕉、葡萄干、枣、杏、无花果等。必要时遵医嘱补充钾盐。口服补钾时应在饭后或与水剂、果汁同饮,以减轻胃肠道不适;噻嗪类其他药物的不良反应还有胃部不适、呕吐、腹泻、高血糖、高尿酸血症等。②尽量避免影响患者的休息:非紧急情况下,利尿剂的应用时间选择早晨或日间为宜,避免夜间排尿过频而影响患者的休息。③避免利尿过度:从小剂量开始,严格记录 24 小时出入量,及时观察尿量及体重变化情况,根据病情逐渐调整剂量。

3. 洋地黄　洋地黄的作用是增加心肌收缩力、减慢心率、兴奋迷走神经。

(1)注意事项　洋地黄用量个体差异很大,口服地高辛前应严密监测脉搏,预防洋地黄中毒,注意不与奎尼丁、普罗帕酮、维拉帕米、钙剂、胺碘酮等药物合用,以免增加药物毒性,长期使用地高辛的患者应定期监测血清地高辛浓度。

(2)洋地黄毒性表现　①心律失常:最重要,最常见的是室性期前收缩,多呈二联律或三联律,其他如房性期前收缩、心房颤动、房室传导阻滞等;②胃肠道反应:如食欲不振、恶心、呕吐;③神经系统:如头痛、乏力、头晕、视物模糊、黄视、绿视等。

(3)洋地黄中毒的处理　①立即停用洋地黄;②补钾:低血钾患者可口服或静脉补充氯化钾,及时停用排钾利尿剂;③纠正心律失常:快速性心律失常可用利多卡因或苯妥英钠,禁用电复律,因易致心室颤动;传导阻滞及缓慢性心律失常的患者可用阿托品或植入临时心脏起搏器。

(五)心理护理

了解患者心理状况,予以安慰和疏导,及时向患者解释疾病发展和治疗过程中出现的不同问题。告知不良情绪可使交感神经兴奋、心脏负荷加重,甚至诱发或加重心力衰竭、心律失常等病情。

(六)健康教育

1. 疾病的知识指导　帮助患者和家属分析造成呼吸困难、水肿、胸痛的原因、诱因等,教会其预防措施,稳定情绪。心绞痛者随身携带硝酸甘油,出现心前区疼痛时,应停止活动,就地休息,不要过于紧张,随即含服硝酸甘油一片。教会患者病情变化时的应对策略,应用扩血管药物者,指导患者变化体位时要慢,以防意外。

2. 复诊　指导患者病情变化时及时就诊,慢性病者定期复诊的时间及频率。

【护理评价】

1. 患者缺氧的症状明显改善。

2.患者水肿减轻或消失。

3.活动耐力恢复正常。

# 第二节　心力衰竭

## 一、概述

心力衰竭(heart failure,HF)简称心衰,是由于各种心脏结构或功能性疾病导致心室充盈和(或)射血功能受损,导致心排血量减少不能满足机体组织代谢需要,以肺循环和(或)体循环淤血、器官及组织血液灌注不足为主要临床表现的一组综合征。

【分类】

心力衰竭的临床类型按其发展速度分为急性心力衰竭和慢性心力衰竭两种,以慢性心力衰竭居多;按其发生的部位分为左心衰竭、右心衰竭和全心衰竭;按其生理功能分为收缩性心力衰竭与舒张性心力衰竭。心功能不全(cardiac dysfunction)是一个更广泛的概念,伴有临床症状的心功能不全称为心力衰竭。

【分期与分级】

1.心功能分级　将心脏功能分级可大体上反映病情严重程度,对选择治疗措施、劳动能力的评定、预后的判断等均有实用价值。

纽约心脏病学会(NYHA)分级:目前通用的心功能分为四级,是美国纽约心脏病学会 1928 年提出的分级方案(表 2-1)。该方法以患者的主观感觉为依据,简单易行,应用广泛,但其结果与客观检查发现并非一致,个体差异较大。

2.分期　2001 年美国心脏病学会心力衰竭指南提出心功能分期的概念,主要根据患者的症状和客观检查的结果划分为四期,有利指导临床工作,尽早地、更具针对性地进行防治性干预(表 2-2)。

表 2-1　心功能分级方案(NYHA,1928)

| 心功能分级 | 特征 |
| --- | --- |
| Ⅰ级 | 患者患有心脏病,但日常活动不受限制,平时一般活动不引起疲乏、心悸、呼吸困难或心绞痛等症状 |
| Ⅱ级 | 心脏病患者,体力活动轻度受限,休息时无自觉症状,但平时一般活动可出现上述症状 |

| 心功能分级 | 特征 |
| --- | --- |
| Ⅲ级 | 心脏病患者,体力活动明显受限,休息时无症状,低于平时一般活动量时即可引起上述症状 |
| Ⅳ级 | 心脏病患者,不能从事任何体力活动,休息时亦有心力衰竭的症状,体力活动后加重 |

表 2-2　心功能分期方案(2001)

| 功能分期 | 特征 |
| --- | --- |
| A 期 | 患者有发生心力衰竭的高度危险性,但尚无器质性改变 |
| B 期 | 患者有心脏器质性改变,但从未有过心力衰竭的症状 |
| C 期 | 患者过去曾出现或反复出现与基础器质性心脏病有关的心力衰竭 |
| D 期 | 进展性器质性心脏病患者,在强效药物治疗的基础上,安静时仍有明显的心力衰竭症状,需要特殊的干预治疗 |

3.6 分钟步行试验　是一项简单易行、安全、方便用以评定慢性心力衰竭患者的运动耐力的方法,从而评价心力衰竭严重程度和疗效。要求患者在平直走廊里尽可能快地行走,测定 6 分钟的步行距离,若 6 分钟步行距离<150m,为重度心力衰竭,150~450m 为中度心力衰竭,>450m 为轻度心力衰竭。

【病因与发病机制】

(一)基本病因

1. 原发性心肌损害

(1)缺血性心肌损害　冠心病心肌缺血、心肌梗死是引起心力衰竭最常见的原因之一。

(2)心肌炎和心肌病　各种类型的心肌炎及心肌病均可导致心力衰竭,病毒性心肌炎及原发性扩张型心肌病多见。

(3)心肌代谢障碍性疾病　以糖尿病心肌病最为常见,其他如维生素 $B_1$ 缺乏及心肌淀粉样变性等。

2. 心脏负荷过重

(1)压力负荷(后负荷)过重　常见于高血压、主动脉瓣狭窄、肺栓塞、肺动脉瓣狭窄、肺动脉高压等左心室及右心室射血阻力增加的疾病。

(2)容量负荷(前负荷)过重　常见于以下两种情况:①心脏瓣膜关闭不全,血液反流,如二尖瓣关闭不全、主动脉瓣关闭不全等。②左、右心或动静脉分流性先天性心脏病如室间隔缺损、动脉导管未闭等。此外,伴有全身血容量增多或循环血量增多的疾病如慢性贫血、甲状腺功能亢进症等,心脏容量负荷也必然增加。

(二)诱因

有基础心脏病的患者,其心力衰竭的发生常由一些增加心脏负荷的因素所诱发。常见的诱因如下。

1. 感染　呼吸道感染是最常见、最重要的诱因,其次如感染性心内膜炎、全身感染等。

2. 心律失常　心房颤动是诱发心力衰竭的最重要因素。其他各种类型的快速性心律失常以及严重的缓慢性心律失常也可诱发心力衰竭。快速型心律失常由于心率加快,增加了心肌的耗氧量,减少心排血量,而诱发心力衰竭的发生。

3. 血容量增加　如摄入钠盐过多,静脉输液或输血过快、过多。

4. 治疗不当　如不恰当停用洋地黄类药物或降血压药等。

5. 生理或心理压力过大　如劳累过度,情绪激动,精神过度紧张,妊娠和分娩等。

6. 原有心脏病加重或并发其他疾病　如冠心病发生心肌梗死、风湿性心内膜病出现风湿活动,合并甲亢或贫血等。

(三)发病机制

1. 代偿机制　当心肌收缩力减弱时,为了保证正常的心排血量,机体通过以下的机制进行代偿。

(1)Fmnk-starling机制　即增加心脏的前负荷,使回心血量增多,心室舒张末期容积增加,从而增加心排血量及提高心脏做功。心室舒张末期容积增加,意味着心室扩张,舒张末压力也增高,心房压、静脉压也随之升高,达到一定程度出现体循环和(或)肺循环瘀血。

心脏功能正常和心力衰竭时左心室收缩功能(以心脏指数表示,为纵坐标)和左心室前负荷(以左心室舒张末压表示,为横坐标)的关系(图2-2)。

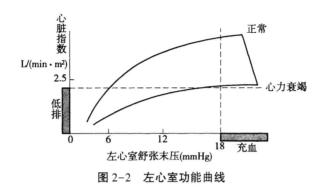

图 2-2　左心室功能曲线

在心力衰竭时,心功能曲线向右下偏移。当左心室舒张末压>18mmHg 时,出现肺充血的症状和体征;若心脏指数<2.2L/(min·m²)时,出现低心排血量的症状和体征。

(2)心肌肥厚　当心脏后负荷持续增高时常以心肌肥厚作为主要的代偿机制,心肌肥厚使心肌收缩力增强,从而克服后负荷阻力,使心排血量在相当长时间内维持正常。患者无心力衰竭的症状。心肌肥厚时心肌细胞数目并不增多,以心肌纤维增多为主,细胞核及作为供给能源的物质线粒体增大和增多,但程度和速度均落后于心肌纤维的增多。心肌从整体上显得能源不足,继续发展终至心肌细胞死亡。

(3)神经体液的代偿机制　①交感神经兴奋性增强:心力衰竭患者血中去甲肾上腺素水平升高,作用于心肌 β₁ 肾上腺素能受体,增强心肌收缩力并提高心率,以提高心排血量。但同时周围血管收缩,增加心脏后负荷,心率加快,均使心肌耗氧量增加。此外,去甲肾上腺素对心肌细胞有直接毒性作用,可促使心肌细胞凋亡,参与心脏重塑的病理过程。②肾素-血管紧张素-酸固酮系统激活(renin-angiotensin-aldosterone system,RAAS):由于心排血量降低,导致肾血流量随之减低,RAAS 被激活。一方面,使心肌收缩力增强,周围血管收缩维持血压,调节血液的再分配,保证心、脑等重要脏器的血液供应;另一方面,促进醛固酮的分泌,使水、钠潴留,增加总体液量及心脏前负荷,起到代偿作用。近年研究表明,RAAS 被激活后,血管紧张素 Ⅱ(AⅡ)及醛固酮分泌增加使心肌、血管平滑肌、血管内皮细胞等发生一系列变化,称为细胞和组织的重构。以上各种不利因素的长期作用形成恶性循环,加重心肌损伤和心功能恶化。

2.各种体液因子的改变

(1)精氨酸升压素(argininevasopressin,AVP)　由垂体分泌,具有抗利尿和周围血管收缩的生理作用。对维持血浆渗透压起关键作用。AVP 的释放受心房牵张受体的调节和控制。心力衰竭时心房牵张受体敏感性下降,使 AVP 的释放不能受到相应的抑制,导致水的潴留增加;且周围血管的收缩作用又使心脏后负荷增加。AVP 的效应对于心力衰竭早期有一定的代偿作用,而长期 AVP 的增加,其负面影响将使心力衰竭进一步恶化。

(2)利钠肽类　人类的利钠肽类包括心钠肽(atrial natriuretic peptide,ANP)、脑钠肽(brain natriuretic peptide,BNP)和 C 型心钠肽(C-type natriuretic peptide,CNP)。ANP 主要由心房分泌,当心房压力增高,心房壁受牵引时,心钠肽分泌增加,其生理作用为扩张血管,增加排钠,对抗肾上腺素、肾素-血管紧张素等的水、钠潴留效应。正常人脑钠肽主要储存于心室肌内,其分泌量亦随心室充盈压的高低变化,其生理作用与心钠肽相似但较弱。心力衰竭时,心室壁张力增加,心室肌内心钠肽和脑钠肽分泌明显增加,其增加的程度与心力衰竭的严重程度呈正相关。在心力衰竭状态下,循环中的心钠肽和脑钠肽降解很快,其生理效应明显减弱。C型心钠肽主要位于血管系统内,生理作用不明确。

(3)内皮素(endothelin)　是由循环系统内皮细胞释放的强效血管收缩肽类物质。内皮素还可导致细胞肥大增生,参与心脏重构过程。

3.心室重塑与心肌损害　原发性心肌损害和心脏负荷过重使心脏功能受损,心室扩大、心肌肥厚等各种代偿性变化过程中,心肌细胞、胞外基质、胶原纤维网等均发生相应变化,即心室重构。目前大量研究表明,心力衰竭发生发展的基本机制是心室重构,肥厚心肌在长期负荷过重的状态下处于能量相对及绝对的不足及能量的利用障碍,导致心肌相对缺血、缺氧,最终使心肌细胞死亡,继以纤维化。心肌细胞减少使心肌整体收缩力下降;纤维化的增加又使心室的顺应性下降,重构更趋明显,心肌收缩力不能发挥其应有的射血效应,为此形成恶性循环,最后发展至不可逆的心肌损害终末阶段。

## 二、慢性心力衰竭

慢性心力衰竭(chronic heart failure,CHF)　是大多数心血管疾病的最终归宿,也是心血管疾病最主要的死亡原因。高血压、冠心病已成为心力衰竭的最常见病因,心脏瓣膜病位于其后,高原性心脏病、肺心病在我国具有一定的地域高发性。

【临床表现】

临床上左心衰竭较常见,尤其是左心衰竭后继发右心衰竭而致全心衰竭。

(一)左心衰竭

以肺循环淤血和心排血量降低表现为主。

1. 症状

(1)咳嗽、咳痰和咯血　咳嗽、咳痰是肺泡和支气管黏膜淤血所致,常发生在夜间,坐位或立位时可减轻或消失,痰呈白色泡沫状,有时痰中带血丝。当肺淤血明显加重或有肺水肿时,可咳粉红色泡沫痰。

(2)呼吸困难　表现为劳力性呼吸困难、端坐呼吸、夜间阵发性呼吸困难或急性肺水肿等不同程度的呼吸困难,劳力性呼吸困难是左心衰竭最早出现的症状,急性肺水肿是左心衰竭最严重的呼吸困难形式。

(3)头晕、心悸、疲倦、乏力　心排血量不足致使器官组织灌注不足及代偿性心率加快而致上述症状。

(4)少尿及肾功能损害症状　严重的左心衰竭患者血液重新分配时,肾的血流量明显减少,患者可出现少尿。长期慢性的肾血流量减少可出现血尿素氮、肌酐水平升高甚至肾功能不全的相应症状。

2. 体征

(1)肺部湿性啰音　由于肺毛细血管压增高,液体可渗出到肺泡而出现湿啰音。随着病情由轻到重,肺部湿啰音可从局限于肺底部直至全肺。

(2)心脏体征　除基础心脏病的固有体征外,慢性左心衰竭患者均有心脏扩大,肺动脉区第二心音亢进及舒张期奔马律。

(二)右心衰竭

以体静脉淤血的表现为主。

1. 症状

(1)劳力性呼吸困难　右心衰竭时呼吸困难常继发于左心衰竭。单纯性右心衰竭是分流性先天性心脏病或肺部疾患所致,也有明显的呼吸困难。

(2)消化道症状　胃肠道及肝脏淤血引起腹胀、食欲不振、恶心、呕吐等,是右心衰竭最常见的症状。

2. 体征

(1)水肿　主要是由于水钠潴留和静脉淤血使毛细血管内压增高所致。其特征为水肿首先出现在身体低垂部位,为对称性凹陷性水肿。胸腔积液也因体循环静脉压增高所致,多见于全心衰竭时,以双侧多见,如为单侧则以右侧更为多见。腹水多发生于病情晚期,与心源性肝硬化有关。

(2)肝大　持续慢性右心衰竭可导致心源性肝硬化,肝脏因淤血肿大常伴有压痛,晚期可出现黄疸和血清转氨酶水平升高,肝功能受损及大量腹水。

(3)颈静脉征　颈静脉搏动增强、充盈、怒张是右心衰竭时的主要体征,提示体循环静脉压增高;肝颈静脉反流征阳性则更具特征性。

(4)心脏体征 除基础心脏病的相应体征外,右心衰竭时可因右心室显著扩大而出现三尖瓣关闭不全的反流性杂音。

(三)全心衰竭

继发于左心衰竭而形成的右心衰竭多见,当右心衰竭出现后,右心排血量减少,因此阵发性呼吸困难等肺淤血症状反而有所减轻。扩张遏心肌病等表现为左、右心室同时衰竭者,肺淤血征往往不很严重,左心衰竭的表现主要为心排血量减少的相关症状和体征。

【实验室及其他检查】

1. X 线检查

(1)心影大小及外形可为心脏病的病因诊断提供重要的依据。

(2)肺淤血的有无及其严重程度直接反映心功能状态。Kerley B 线是在肺野外侧清晰可见的水平线状影,是肺小叶间隔内积液的表现,是慢性肺淤血的特征性表现。

2. 超声心动图 比 X 线更准确地提供各心腔大小变化、心瓣膜结构及功能情况,评估心脏功能。

3. 放射性核素检查 放射性核素心血池显影,除了有助于判断心室腔大小外,还可反映心脏收缩及舒张功能。

4. 有创性血流动力学检查 为抢救心力衰竭患者提供可靠的血流动力学改变依据。目前多采用漂浮导管在床边进行,测定各部位的压力及血液含氧量,直接反映左心功能。

【诊断要点】

心力衰竭的诊断是根据综合病因、症状、体征及客观检查而确定的。有明确的器质性心脏病,左心衰竭的肺淤血引起不同程度的呼吸困难,右心衰竭的体循环淤血引起的颈静脉怒张、肝大、水肿等是诊断心力衰竭的重要依据。

【处理原则】

治疗心力衰竭不能仅限于缓解症状,必须采取综合治疗措施。其目标是:①提高运动耐量,改善生活质量;②阻止或延缓心室重构,防止心肌损害进一步加重;③降低死亡率。

(一)病因治疗

1. 基本病因治疗 对所有可能导致心脏功能受损的疾病如高血压病、冠心病、心脏瓣膜病等,在没有出现心脏器质性改变前即应早期给予有效治疗。如药物、介入及换瓣手术等,对于少数病因未明的疾病如原发性扩张型心肌病等也应早期干预,从而延缓疾病的进展。

2.消除诱因 常见的诱因是感染,应积极控制呼吸道等感染。心律失常者注意控制心率、及时纠正甲亢、贫血等。

(二)药物治疗

1.利尿剂 利尿剂是心力衰竭治疗中最常用的药物之一,通过排钠排水减轻心脏的容量负荷,对缓解淤血症状、减轻水肿有显著的效果。常用的利尿剂有氢氯噻嗪(双氢克尿噻)、呋塞米(速尿)等。

2.血管扩张剂 血管扩张剂通过扩张容量血管和外周血管阻力而减轻心脏前、后负荷,减少心肌耗氧,改善心功能。常用药物有以下几种。①降低前负荷的药物:以扩张静脉和肺小动脉为主,如硝酸甘油、硝酸异山梨醇酯(消心痛)。②降低后负荷药物:以扩张小动脉为主,如血管紧张素转换酶抑制剂(ACEI),常用药物有贝那普利、卡托普利等。③同时降低前后负荷的药物:可同时扩张小动脉及静脉,常用药物如硝普钠。

3.洋地黄类正性肌力药物 洋地黄类是通过抑制 $Na^+$,$K^+$-ATP 酶发挥药理作用:增加心肌收缩力、抑制心脏的传导系统、兴奋迷走神经、作用于肾小管细胞减少钠的重吸收并抑制肾素分泌。常用洋地黄制剂有以下几种。①地高辛(Digoxin):适用于轻、中度心力衰竭患者,可显著减轻轻中度心力衰竭患者的临床症状,改善生活质量、提高运动耐量,减少住院率。目前,采用自开始即使用维持量的给药方法称之为维持量法,以减少洋地黄中毒的发生率。②毛花苷丙(Lanatoside C,西地兰):为快速起效的静脉注射用药,适用于急性心力衰竭或慢性心力衰竭加重时,特别适用于心力衰竭伴快速心房颤动者。③毒毛花苷 K(Strophanthin K):为快速起效的静脉注射用药,适用于急性心力衰竭或慢性心力衰竭加重时。

4.其他正性肌力药物 常用药物有 β 受体兴奋剂如多巴胺、多巴酚丁胺,磷酸二酯酶抑制剂如米力农等。

5.β 受体阻滞剂 可以抑制交感神经激活对心力衰竭代偿的不利作用。长期应用可以减轻症状、改善预后、降低死亡率,如美托洛尔、阿替洛尔、普萘洛尔等。

【护理诊断/问题】

1.气体交换受损 与左心衰竭致肺循环淤血有关。

2.体液过多 与右心衰竭致体循环游血、水钠潴留、低蛋白血症有关。

3.活动无耐力 与心排血量下降有关。

4.潜在并发症:洋地黄中毒。

**【护理措施】**

(一)一般护理

1.休息与活动 休息是减轻心脏负荷的重要措施,包括身心两方面的休息。休息与活动的方式、时间需根据心功能情况决定,坚持动静结合,循序渐进增加活动量(表2-3)。卧床者保持舒适体位如呼吸困难者取坐位、半坐位,下肢水肿者抬高下肢等,鼓励其经常变换体位等主动或被动的床上运动,以避免压疮、肺部感染、下肢静脉血栓、肌肉萎缩等并发症。若患者活动中有面色苍白、头晕、心悸、疲乏、呼吸困难、胸痛、低血压等症状时应停止活动,并协助患者卧床休息,医护人员与患者一起调整休息与活动计划。

### 2-3 心功能分级与活动计划

| 心功能分级 | 活动计划 |
| --- | --- |
| Ⅰ级 | 不限制一般的体力活动,积极参加体育锻炼,但避免剧烈运动和重体力劳动 |
| Ⅱ级 | 适当限制体力活动,增加午睡时间,可不影响轻体力工作和家务劳动 |
| Ⅲ级 | 严格限制体力活动,每天有充分的休息时间,日常生活可以自理或他人协助下自理 |
| Ⅳ级 | 绝对卧床休息,生活由他人照顾。可在床上做肢体被动运动,轻微的屈伸运动和翻身,逐步过渡到坐或下床活动,病情好转后,应尽早作适量的活动,避免因长期卧床导致静脉血栓、肺栓塞、便秘、虚弱、直立性低血压的发生 |

2.饮食 给予低盐、易消化、富含维素、高蛋白、高纤维食物,限制总热量的摄入,少量多餐,避免过饱,水肿者限水,水的入量遵循"量出为入"的原则。

3.环境保持安静 避免各种不良刺激,保持环境卫生,避免各种致感染因素。

(二)病情观察

1.密切观察呼吸困难、发绀、水肿等症状体征有无改善,监测血氧饱和度、血气分析等结果是否正常。

2.观察用药效果及药物的不良反应是否出现,如有无洋地黄的中毒、低钾的表现等。

(三)症状体征的护理

1.水肿 保持床褥柔软、平整、干燥,可加用海绵垫,严重水肿者可使用气垫床。保持皮肤清洁,嘱患者穿柔软、宽松的衣服和鞋袜。定时协助或指导患者更换体位。会阴部水肿者,应保持局部皮肤清洁、干燥,男患者可用托带支托阴囊部。遵医嘱使用利尿剂,观察用药后尿量、体重变化及水肿消退情况,监测有无电解质紊乱,用药后注意观察血压及心率的变化。

2. 呼吸困难　有明显呼吸困难者应卧床休息,以减轻心脏负担,利于心功能恢复。劳力性呼吸困难者应减少活动量,活动量以不引起加重呼吸困难为度。夜间阵发性呼吸困难者,加强夜间巡视,协助患者坐起。端坐呼吸者,加强生活护理,注意口腔清洁,协助大小便。观察呼吸困难有无改善,皮肤发绀是否减轻,血气分析结果是否正常等。

（四）用药护理

1. 强心剂、血管扩张剂、利尿剂见本章第一节概述。

2. β受体阻滞剂　可使心肌收缩力减弱、心率减慢、收缩气管等,所以从小量开始,逐渐增加到耐受量并长期维持,禁用于支气管痉挛、严重的心动过缓等疾病患者。

（五）心理护理

由于心力衰竭患者病情易反复发作而影响日常生活及睡眠质量,导致患者产生焦虑、烦躁、痛苦、悲观失望等心理变化。应及时安慰患者及家属,鼓励患者及家属采取积极的态度面对疾病。促进其与自信的病友交流、沟通,提高患者战胜疾病的信心。

（六）健康指导

1. 疾病相关知识指导　与患者及家属一起制订活动目标和计划。根据患者身体情况确定活动的持续时间和频度,循序渐进增加活动量,制订活动计划,指导患者及家属饮食宜清淡、易消化、富营养,每餐不宜过饱,多食蔬菜、水果,防止便秘,戒烟酒。严格遵医嘱服药,不随意增减或撤换药物。教会患者服地高辛前自测脉搏,当脉搏在60次/分以下时暂停服药,及时就诊。服洋地黄者应会识别其中毒反应并及时就诊;用血管扩张剂者,改变体位时动作不宜过快,以防止发生直立性低血压。

2. 嘱患者定期门诊随访,防止病情发展。

**三、急性心力衰竭**

急性心力衰竭(acute heart failure,AHF)系指心力衰竭急性发作和(或)加重的一种临床综合征。临床上以急性左心衰竭较为常见,多表现为急性肺水肿或心源性休克,是临床最常见的急危重症之一,抢救是否及时合理与预后密切相关。

**【病因与发病机制】**

(一)病因

心脏结构和(或)功能的突发异常,使心排血量急剧降低和肺静脉压突然升高均可发生急性左心衰竭。

1. 急性心肌坏死和(或)损伤　如急性心肌梗死、急性重症心肌炎等。

2. 急性血流动力学障碍　如感染性心内膜炎引起的瓣膜穿孔、腱索断裂所致瓣膜急性反流等。

3. 慢性心力衰竭急性加重　如在原有心脏病的基础上出现肺部感染、快速心律失常或严重缓慢性心律失常、输液过多过快等。

(二)发病机制

心脏收缩力突然严重减弱或左室瓣膜急性反流,心排血量急剧减少,左室舒张末压迅速升高,肺静脉回流不畅。由于肺静脉压快速升高,肺毛细血管压随之升高使血管内液体渗入到肺间质和肺泡内形成急性肺水肿,肺水肿早期可因交感神经激活,血压升高,随着病情持续进展,血管反应减弱,血压逐步下降。

**【临床表现】**

1. 症状　突发严重呼吸困难,呼吸频率常达 30~40 次/分钟,强迫坐位、面色苍白、发绀、大汗、烦躁、频繁咳嗽,咳粉红色泡沫痰。发病开始可有一过性血压升高,如病情持续发展,血压可逐渐下降直至休克,严重者可因脑缺氧而致神志模糊。

2. 体征　听诊时两肺满布湿啰音和哮鸣音,心尖部第一心音减弱,频率快,可闻及舒张期奔马律,肺动脉瓣第二心音亢进。

**【诊断要点】**

根据典型症状与体征,如突发极度呼吸困难,咳粉红色泡沫痰,两肺满布湿啰音等,一般诊断不难。

**【护理抢救配合】**

1. 体位　立即协助患者取坐位,双腿下垂,减少回心血量而减轻肺水肿、减轻心脏负荷。

2. 氧疗　保证气道通畅,立即给予高流量氧气吸入,6~8L/min,并通过 20%~30%乙醇湿化,降低肺泡表面张力,以利于改善肺泡通气。如 $PaO_2W<60mmHg$,应予机械通气辅助呼吸,包括持续气道正压通气(CPAP)或无创性正压机械通气(NIPPV),必要时使用气管插管通气支持。

3. 用药护理　迅速建立两条静脉通道,遵医嘱正确、及时使用药物,观察药物疗效与不良反应。

(1)吗啡　吗啡可使患者镇静,减慢心率,同时扩张小血管而减轻心脏负荷,吗啡 3~5mg 静脉推注,必要时可重复使用一次,但肺水肿伴颅内出血、神志障碍、慢性肺部疾病者禁用,以免呼吸抑制,老年患者应减量或改为肌内注射。注意观察患者有无心动过缓或呼吸抑制。

(2)快速利尿剂　如呋塞米 20~40mg 静注,4 小时后可重复一次。

(3)血管扩张剂　可选用硝酸甘油、硝普钠或酚妥拉明静滴,严密监测血压,有条件者用输液泵控制滴速,并根据血压调整剂量。

(4)洋地黄制剂　适用于快速心房颤动或已知有心脏增大伴左心室收缩功能不全的患者。可用毛花苷 C 或毒毛花苷 K 等快速制剂缓慢静脉推注,推注时注意监测患者心率。

(5)氨茶碱　解除支气管痉挛有效,并有一定的正性肌力及扩张血管、利尿作用,静脉给药时注意速度。

4. 病情观察　严密监测患者血压、呼吸、血氧饱和度、心率、心电图,检查血电解质、血气分析等,对安置漂浮导管者应监测血流动力学指标的变化,记录 24 小时出入量。观察呼吸频率和深度、意识、精神状态、皮肤颜色及温度、肺部啰音的变化。

5. 心理护理　恐惧或焦虑可导致交感神经兴奋性增高,使呼吸困难加重。医护人员在抢救时必须保持镇静、操作熟练,使患者产生信任、安全感,避免在患者面前讨论病情,以减少误解。指导患者进行自我心理调整,如深呼吸,放松疗法等,向患者说明恐惧对病情的不良影响,如增加心脏负荷,诱发心律失常,加重支气管痉挛等,使患者主动配合,保持情绪稳定。

6. 健康指导

(1)向患者及家属讲解导致本病的诱因,并指导其如何尽量避免诱发因素的影响。

(2)遵从医嘱积极治疗原有心脏病。

(3)嘱患者在静脉输液前主动告诉护士自己有心脏病史,便于护士在输液时控制输液量及速度。

# 第三节　心律失常

## 一、概述

心律失常(cardiac arrhythmia)是指心脏冲动的频率、节律、起源部位、传导速度或激动次序的异常。按其发生原理,心律失常可分为冲动形成异常和冲动传导异常两大类;按照心律失常发生时心率的快慢,可分为快速性心律失常和缓慢性心律失常两大类。本节主要依据心律失常发生部位和发生机制,同时参照心律失常时心率快慢进行分类。

【分类】

1.冲动形成异常

(1)窦性心律失常　包括窦性心动过速、窦性心动过缓、窦性心律不齐、窦性停搏。

(2)异位心律失常　包括被动性异位心律(房性逸搏、房室交界区性逸搏、室性逸搏、房性逸搏心律、房室交界区性逸搏心律、室性逸搏心律)和主动性异位心律(房性期前收缩、房室交界区性期前收缩、室性期前收缩、房性心动过速、房室交界区性心动过速、室性心动过速、心房扑动、心房颤动、心室扑动、心室颤动)。

2.冲动传导异常

(1)生理性干扰及干扰性房室分离。

(2)病理性心脏传导阻滞(窦房传导阻滞、房内传导阻滞、房室传导阻滞、束支或分支阻滞、室内阻滞)和折返性心律(房室结折返、房室折返和心室内折返)。

(3)房室间传导途径异常如预激综合征。

【病因与发病机制】

1.冲动形成异常

(1)异常自律性　心脏传导系统是由具有自律性的心肌细胞组成,它包括窦房结、结间束、房室结、希氏束、左右束支和浦肯野纤维网,若自主神经系统兴奋性改变或传导系统的内在病变,可导致不适当的冲动发放。此外,原来无自律性的心肌细胞(如心房、心室肌细胞)亦可在病理状态下(如心肌缺血、药物、电解质紊乱、儿茶酚胺增多等)出现异常自律性,而形成各种快速性心律失常。

(2)触发活动　是指心房、心室与希氏束-浦肯野组织在动作电位后产生除极活动,称为后除极。若后除极的振幅增高并达到阈值,便可引起反复激动,持续的反复激动即构成快速性心律失常,多见于局部儿茶酚胺浓度增高、心肌缺血-再灌注、低血钾、高血钙及洋地黄中毒时。

2. 冲动传导异常

(1)折返　是快速心律失常的最常见发病机制。若心脏两个或多个部位的传导性与不应期各不相同,相互连接形成一个闭合环,其中一条通道发生单向传导阻滞,另一通道传导缓慢,则原先发生阻滞的通道有足够时间恢复兴奋性,出现再次激动,冲动在环内反复循环,产生持续而快速的心律失常。

(2)传导阻滞　冲动传导至某处心肌,如适逢生理性不应期,可形成生理性阻滞或干扰现象,若传导障碍并非由于生理性不应期所致,称为病理性传导阻滞。

**二、窦性心律失常**

正常窦性心律的冲动起源于窦房结,频率为 60~100 次/分,心电图显示窦性心律的 P 波在 I、II、aVF 导联直立,aVR 倒置,PR 间期 0.12~0.20 秒。窦性心律失常是由于窦房结冲动发放频率的异常或窦性冲动向心房的传导受阻所导致的心律失常。根据心电图及临床表现分为窦性心动过速、窦性心动过缓、窦性停搏、窦房传导阻滞以及病态窦房结综合征。

(一)窦性心动过速

成人窦性心律的频率超过 100 次/分,称为窦性心动过速(图 2-3)。

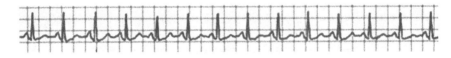

**图 2-3　窦性心动过速**

窦性心动过速通常逐渐开始与终止,频率大多 100~150 次/分,偶尔高达 200 次/分,刺激迷走神经可使其频率逐渐减慢,停止刺激后又加速至原先水平。窦性心动过速可见于健康人吸烟、饮茶或咖啡、饮酒、体力活动及情绪激动时,某些病理状态如发热、甲状腺功能亢进、贫血、休克、心肌缺血、充血性心力衰竭以及应用肾上腺素、阿托品等药物均可引起窦性心动过速。

窦性心动过速的治疗应针对病因和去除诱发因素,如治疗心力衰竭、纠正贫血、控制甲状腺功能亢进等,必要时 β 受体阻滞剂(如美托洛尔)或非二氢吡啶类钙通道阻滞剂(如地尔硫䓬)可用于减慢心率。

（二）窦性心动过缓

成人窦性心律的频率低于 60 次/分,称为窦性心动过缓(图 2-4)。

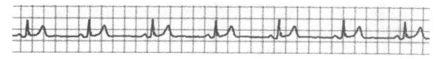

**图 2-4　窦性心动过缓**

窦性心动过缓常见于健康的青年人、运动员与睡眠状态,窦房结病变和急性下壁心肌梗死亦常发生窦性心动过缓,其他原因包括颅内疾病、严重缺氧、低温、甲状腺功能减退、阻塞性黄疸以及应用拟胆碱药物、胺碘酮、β 受体阻滞剂、非二氢吡啶钙通道阻滞剂或洋地黄等药物。

无症状的窦性心动过缓通常无须治疗,如因心率过慢,出现心排血量不足症状,可应用阿托品或异丙肾上腺素等药物,但长期应用往往效果不确定,易发生严重不良反应,应考虑心脏起搏治疗。

（三）窦性停搏

窦性停搏或窦性静止是指窦房结在一个或多个心动周期中不能产生冲动。心电图表现为在较正常 PP 间期显著长的间期内无 P 波出现,或 P 波与 QRS 波均不出现,长的 PP 间期与基本的窦性 PP 间期无倍数关系(图 2-5)。

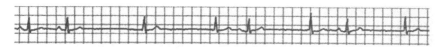

**图 2-5　窦性停搏**

窦性停搏多见于窦房结变性与纤维化、急性下壁心肌梗死、脑血管意外等病变以及迷走神经张力增高或颈动脉窦过敏,此外应用洋地黄类药物、乙酰胆碱等药物亦可引起窦性停搏。长时间的窦性停搏后,其他的潜在起搏点(如房室交界处或心室)可发出单个逸搏或逸搏性心律控制心室。过长时间的窦性停搏(>3 秒)且无逸搏发生时,患者可出现黑蒙、短暂意识障碍甚至晕厥、抽搐,严重者可发生猝死。

窦性停搏的治疗可参照病态窦房结综合征。

（四）病态窦房结综合征

病态窦房结综合征(sick sinus syndrome,SSS)简称病窦综合征,是由窦房结或其周围组织病变导致窦房结冲动形成障碍或冲动向心房传导障碍所致的多种心律失常的综合征。当合并快速性心律失常反复发作时,称心动过缓–心动过速综合征,简称慢–快综合征。众多病变过程,如纤维化与脂肪浸润、硬化与退行性变、淀粉样变性、甲状腺功能减退及某些感染等均可损害窦房结,导致窦房结起搏与窦房传导功能障碍,另外窦房结周围神经和心房肌的病变、窦房结动脉供血减少、迷走神经张力增高、某些抗心律失常药物抑制窦房结功能,亦可导致窦房结功能障碍。

1. 临床表现　患者出现与心动过缓有关的心、脑等脏器供血不足的症状,如发作性头晕、气短、乏力等,严重者可发生黑蒙,甚至晕厥。

2. 心电图特征　表现为广泛的心律失常,包括:①持续而显著的窦性心动过缓(<50 次/分);②窦性停搏与窦房传导阻滞并存;③窦房传导阻滞与房室传导阻滞同时并存;④心动过缓–心动过速综合征(指心动过缓与房性快速性心律失常交替发作);⑤持久、缓慢的房室交界区性逸搏心律等;⑥心室率缓慢的心房颤动,或其发作前后有窦性心动过缓和(或)一度房室传导阻滞。

3. 处理原则　无症状者不必治疗,仅定期随诊观察,有症状者应接受起搏器治疗,药物(异丙肾上腺素、阿托品等)可作为安置心脏起搏器前的治疗,长期应用效果不佳。心动过缓–心动过速综合征患者发作心动过速时,单独应用抗心律失常药物治疗可能加重心动过缓。植入起搏器后,患者仍有心动过速发作,可同时应用抗心律失常药物。

### 三、房性心律失常

#### (一)房性期前收缩

房性期前收缩简称房早,是指起源于窦房结以外心房的任何部位提前发出的异位激动,是临床上常见的心律失常。正常成人进行 24 小时心电检测,大约 60% 有房性期前收缩发生,烟酒、咖啡、情绪激动可作为诱因,各种器质性心脏病如冠心病、肺心病、心肌病等患者均可发生房性期前收缩,并可引发其他快速性房性心律失常。

1. 临床表现　患者一般无明显症状,频发房性期前收缩者可感心悸。

2. 心电图特征　①房性期前收缩的 P 波提前发生,与窦性 P 波形态不同;②其后多见不完全性代偿间歇;③下传的 QRS 波形态通常正常,少数无 QRS 波发生(称房早未下传,为房早落于前次搏动的绝对不应期),或出现宽大畸形的 QRS 波(称房早伴室内差异性传导,为房早落于前次搏动的相对不应期)(图 2-6)。

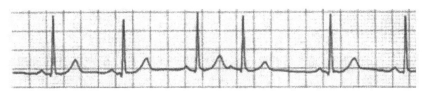

图 2-6 房性期前收缩

3. 处理原则　房性期前收缩通常无须治疗,若因吸烟、饮酒与咖啡诱发的房性期前收缩,应劝导患者戒除或减量;当有明显症状或因房性期前收缩触发室上性心动过速时,应给予 β 受体阻滞剂或普罗帕酮等治疗。

(二)房性心动过速

房性心动过速简称房速,指起源于心房,且无须房室结参与维持的心动过速。发生机制包括自律性增加、折返与触发活动。根据发生机制和心电图表现可分为局灶性房速、折返性房速与多源性房速三种。心肌梗死、慢性肺部疾病、洋地黄中毒、大量饮酒以及各种代谢障碍均可成为致病原因,心外科手术或射频消融术后所导致的手术瘢痕也可引起房性心动过速。

1. 临床表现　患者可有胸闷、心悸,发作呈短暂、间歇或持续性,当房室传导比例发生变动时,听诊心律不齐。

2. 心电图特征　①发作后心率逐渐加速,心房率通常为 150~200 次/分;②P 波形态与窦性者不同;③常出现二度 I 型或 II 型房室传导阻滞(常呈现 2:1 房室传导),但心动过速不受影响;④P 波之间的等电位线仍存在;⑤刺激迷走神经不能终止心动过速,仅加重房室传导阻滞(图 2-7)。

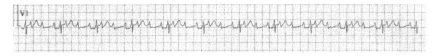

图 2-7 房性心动过速

3. 处理原则　主要取决于心室率的快慢及患者的血流动力学情况。如心室率不太快且无严重的血流动力学障碍,不必紧急处理,如心室率 140 次/分以上、临床上有严重充血性心力衰竭或休克征象,应进行紧急治疗。常用洋地黄、β 受体阻滞剂、非二氢吡啶钙通道阻滞剂等药物控制心率,也可用 I A、I C 或 III 类抗心律失常药转复为窦性心律,药物效果不佳时,考虑直流电复律或射频消融治疗。

(三)心房扑动

心房扑动简称房扑,是介于房性心动过速和心房颤动之间的快速性心律失常,多为阵发性,每次发作历时数分钟至数小时,有不稳定倾向,可恢复至窦性心律或发展为心房颤动,少数为持续性,可持续数月或数年。阵发性房扑可发生于无器质性心脏病者,多见于风湿性心脏病与冠心病,也可见于高血压性心脏病、心肌病、肺栓塞、慢性充血性心力衰竭、二尖瓣及三尖瓣狭窄与反流导致的心房扩大等,还可见于其他疾病如甲状腺功能亢进、酒精中毒、心包炎等。

1. 临床表现　与心室率有关,心室率不快时患者可无症状,心室率快或不规则时可致心悸、乏力、呼吸困难或胸痛,房扑伴有极快的心室率,可诱发心绞痛与充血性心力衰竭;房扑患者也可产生心房血栓,进而引起体循环栓塞。体格检查可见快速的颈静脉扑动。

2. 心电图特征　①P 波消失,代之以形态、振幅、间距规则的锯齿状扑动波称为 F 波,在 Ⅱ、Ⅲ、aVF 或 V$_1$ 导联最为明显,频率常为 250~300 次/分;②心室率规则或不规则,取决于房室传导比例(以 2∶1 房室传导最常见),扑动波之间的等电位线消失;③QRS 波形态正常,当出现室内差异性传导、原先有束支传导阻滞或经房室旁路下传时,QRS 波增宽、形态异常(图 2-8)。

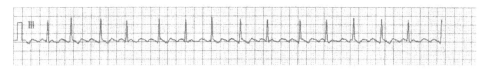

**图 2-8　心房扑动**

3. 处理原则　应针对原发病(如风湿热、甲状腺功能亢进、心力衰竭等)进行治疗,最有效的终止房扑的方法是直流电复律,也可选择射频消融术根治房扑。血流动力学稳定者可选择药物治疗,包括钙通道阻滞剂(如维拉帕米、地尔硫䓬)、β受体阻滞剂、洋地黄制剂减慢心室率,Ⅰa、Ⅰc 或Ⅲ类抗心律失常药转复心律。对持续性或反复发作性房扑有血栓栓塞高风险的患者予华法林口服抗凝治疗。

(四)心房颤动

心房颤动简称房颤,是指规则有序的心房电活动丧失,代之以快速无序的颤动波,呈阵发性或持续性发作,是严重的心房电活动紊乱。心室律(率)紊乱、心功能受损和心房附壁血栓形成是房颤的主要病理生理特点。一般将房颤分为首次诊断的房颤(首次出现的房颤,无论房颤的持续时间或是否存在房颤相关症状及严重程度)、阵发性房颤(能自发终止的房颤,通常持续时间<1 周)、持续性房颤(房颤持续超过 7 天或需要药物或直流电复律转复的房颤)、长期持续性房颤(房颤需采取控制策略时已超过 1 年或更长时间)、永久性房颤(药物或电复律治疗难于复律或

即使复律但难以维持窦性心律的房颤)。正常人在情绪激动、手术后、运动或大量饮酒时也可发生,房颤多见于器质性心脏病如风湿性心脏病(尤以二尖瓣狭窄最常见)、冠心病、高血压性心脏病,其他如甲状腺功能亢进、肺部疾病、急性酒精中毒、电解质紊乱等也可为潜在病因。

1. 临床表现　房颤的症状主要取决于心室率的快慢、房颤的持续时间、存在的结构性心脏病及其程度。房颤心室率不快时,患者可无症状,房颤伴心室率超过150 次/分,患者常感到心悸、气短,并可发生心绞痛与充血性心力衰竭等。房颤时易产生心房血栓,栓子多来自左心房心耳部,进而引起体循环栓塞如脑栓塞。心脏听诊心律极不规则,心音强度变化不定,可有脉搏短绌。

2. 心电图特征　①P 波消失,代之以形态、振幅、间距绝对不规则的房颤波(f波),频率 350~600 次/分;②心室率极不规则,通常在 100~160 次/分;③QRS 波形态正常,当心室率过快,发生室内差异性传导时,QRS 波增宽变形。(图 2-9)。

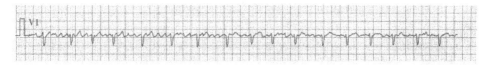

图 2-9　心房颤动

3. 处理原则　房颤的治疗目标:控制心率、控制节律、预防栓塞性事件,并针对房颤发生的病因或诱因进行治疗,如积极控制甲状腺功能亢进或急性肺部疾病。具体措施为:①控制心室率:常用 β 受体阻滞剂、非二氢吡啶钙通道阻滞剂或洋地黄制剂,心室率目标值为<110 次/分,药物治疗无效者,可施行房室结阻断消融术。房颤伴较慢心室率,最长 RR 间歇>5 秒或症状显著者,可植入起搏器治疗。②转复并维持窦性心律:ⅠA、ⅠC 或Ⅲ类抗心律失常药均可转复,成功率 60% 左右,常选用胺碘酮,药物转复无效时行电复律或导管消融术,此外外科迷宫手术也具有较高的成功率。③抗凝治疗:予华法林口服抗凝,使凝血酶原时间国际标准化比值(INR)维持在 2.0~3.0。拟行电复律者,若房颤持续不超过 24 小时,不需抗凝,若房颤持续超过 24 小时,应在复律前 3 周进行华法林治疗,复律后华法林抗凝 4 周。紧急复律治疗则选用静脉注射肝素或皮下注射低分子肝素抗凝。

### 四、房室交界区性心律失常

#### (一)房室交界区性期前收缩

房室交界区性期前收缩简称交界性期前收缩,是指冲动起源于房室交界区,可前向和逆向传导,分别产生提前发生的 QRS 波与逆行 P 波,逆行 P 波可位于 QRS 波之前(PR 间期<0.12 秒)、之中或之后(RP 间期<0.20 秒)。QRS 波形态正常,当发生室内差异性传导,QRS 波形态可有变化(图 2-10)。房室交界区性期前收缩通常无须治疗。

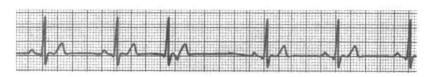

图 2-10　房室交界区性期前收缩

#### (二)与房室交界区相关的折返性心动过速

与房室交界区相关的折返性心动过速或称阵发性室上性心动过速,简称室上速,大部分室上速由折返机制引起。折返可发生在窦房结、房室结与心房,其中房室结内折返性心动过速是最常见的阵发性室上速类型。患者一般无器质性心脏病,不同性别与年龄均可发生。

1. 临床表现　患者的症状轻重取决于发作时心室率的快慢及持续时间,亦与原发病的严重程度有关。心动过速突然发作与终止,持续时间长短不一,发作时患者常有心悸、胸闷、头晕,少数引起血流动力学不稳定者可有晕厥、心绞痛、心力衰竭、休克等。听诊心律绝对规则,心尖部第一心音强度恒定。

2. 心电图特征　①起始突然,通常由一个房性期前收缩触发,心率 150~250 次/分,节律规则。②p 波为逆行性(Ⅱ、Ⅲ、aVF 导联倒置),常埋藏于 QRS 波内或位于其终末部分,与 QRS 波保持恒定关系。③QRS 波形态及时限正常(伴室内差异性传导或原有束支传导阻滞者可异常)(图 2-11)。

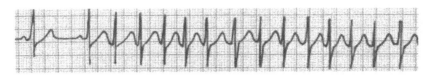

图 2-11　与房室交界区相关的折返性心动过速

3.处理原则　应根据患者基础的心脏状况、既往发作的频繁程度、发作的严重性以及对心动过速的耐受程度适当处理。①急性发作期:心功能及血压正常者可尝试刺激迷走神经的方法,如 Valsalva 动作(深吸气后屏气,再用力作呼气动作)、颈动脉窦按摩(患者取仰卧位,先行右侧,每次 5~10 秒,忌双侧同时按摩)、刺激咽后壁诱导恶心或将面部浸没于水中。无效时行药物治疗,首选腺苷,无效时改用静脉注射维拉帕米或地尔硫卓,也可选用普罗帕酮和短效的 β 受体阻滞剂艾司洛尔;伴心功能不全时可静脉注射去乙酰毛花苷 C;伴低血压时应用升压药去氧肾上腺素或间羟胺。以上治疗无效时可行食管心房调搏术,合并严重心绞痛、低血压、充血性心力衰竭时,应立即施行电复律。②非急性发作期:首选导管消融,该技术成熟、安全、有效,且能根治心动过速。也可选洋地黄制剂、长效钙通道阻滞剂或 β 受体阻滞剂等药物预防复发。

(三)预激综合征

预激综合征又称 Wolf-Parkinson-White 综合征(WPW 综合征),是指心电图呈预激表现(心房冲动提前激动心室的一部分或全部),临床上有心动过速发作。发生预激的解剖学基础是在房室特殊传导组织以外,还存在一些由普通心肌组成的肌束,连接心房与心室之间者,称为房室旁路或 Kent 束。另外还有三种较少见的旁路即房-希氏束、结室纤维与分支室纤维。患者大多无器质性心脏病,少数伴发于先天性心脏病如三尖瓣下移畸形、二尖瓣脱垂与心肌病等。

1.临床表现　预激综合征本身不引起症状,但并发心动过速时可呈发作性心悸,发生率为 1.8%,并随着年龄的增长而增加,频率过快的心动过速可恶化为心室颤动,发生休克、晕厥与猝死。

2.心电图特征　根据心前区导联 QRS 波的形态,将预激综合征分成 A、B 两型,A 型胸前导联 QRS 波主波均向上,预激发生在左室或右室后底部;B 型在 $V_1$ 导联 QRS 波主波向下,$V_5$、$V_6$ 导联向上,预激发生在右室前侧壁。典型房室旁路预激表现为:①窦性心律时 PR 间期短于 0.12 秒,QRS 波增宽,时限≥0.12 秒,QRS 波起始部分粗钝(称 delta 波),终末部分正常;ST-T 波呈继发性改变,与 QRS 波主波方向相反;②预激综合征常并发房室折返性心动过速,最常见的类型是通过房室结前向传导,经旁路逆向传导,称正向房室折返性心动过速,QRS 波形态及时限正常;若经旁路前传、房室结逆向传导,产生逆向房室折返性心动过速,QRS 波增宽、畸形,易与室性心动过速混淆;③预激综合征患者亦可发生房扑与房颤,若冲动沿旁路下传,由于其不应期短,会产生极快的心室率,甚至演变为心室颤动(图 2-12)。

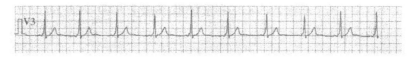

图 2-12　预激综合征

3. 处理原则　若患者从无心动过速发作或偶尔发作但症状轻微者,可进行危险分层评估后决定是否需要治疗,危险分层评估手段包括无创心电学检查、药物激发、运动试验及有创的经食管或经心腔内电生理检查。若患者发作频繁、症状明显,应积极治疗,首选经导管消融旁路;伴房扑与房颤并出现晕厥或低血压时,应立即电复律;也可选择延长房室旁路不应期的药物如普鲁卡因胺、普罗帕酮或胺碘酮治疗。

**五、室性心律失常**

(一)室性期前收缩

室性期前收缩是指希氏束分叉以下部位过早发生的、提前使心肌除极的心搏,是临床上最常见的心律失常。室性期前收缩可发生于正常人,并且随年龄的增长而增加,也见于器质性心脏病患者如高血压、冠心病、心肌病、风湿性心脏病与二尖瓣脱垂者;另外心肌炎、缺血、缺氧、麻醉和手术时心肌受到机械、电、化学性刺激也可诱发;药物(洋地黄、奎尼丁、三环类抗抑郁药)中毒、电解质紊乱(低钾、低镁等)、精神不安、过量烟酒及咖啡亦能诱发室性期前收缩。

1. 临床表现　患者可感心悸、类似电梯快速升降的失重感或代偿间歇后有力的心脏搏动。听诊时室性期前收缩的第二心音强度减弱,仅能听到第一心音,其后出现较长的停歇。桡动脉搏动减弱或消失。

2. 心电图特征　①提前发生的 QRS 波宽大畸形,其前无 P 波,时限通常>0.12秒,T 波的方向与 QRS 主波方向相反;②室性期前收缩后出现完全性代偿间歇(图2-13);③室性期前收缩可孤立或规律出现,常见有二联律(每个窦性搏动后跟随一个室性期前收缩)、三联律(每两个正常搏动后跟随一个室性期前收缩)、成对室性期前收缩(指连续发生两个室性期前收缩)、室性心动过速(指连续发生三个或以上室性期前收缩)、频发室性期前收缩(每分钟超过 5 次)、单形性室性期前收缩(同一导联内,室性期前收缩形态相同)、多形性或多源性室性期前收缩(同一导联内,期前收缩形态不同)、R-on-T 现象(室性期前收缩的 R 波落在前一个心搏的 T 波上)。

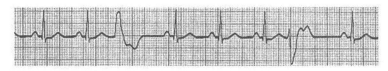

**图 2-13　室性期前收缩**

3. 处理原则　无器质性心脏病的患者若无明显症状,不必使用药物治疗;若症状明显,对患者做好解释,减轻患者的焦虑与不安,避免诱发因素如吸烟、咖啡、应激等,药物宜选用 β 受体阻滞剂、普罗帕酮、美西律等。心肌缺血及心肌病患者伴室性期前收缩时可选用利多卡因或胺碘酮,避免使用Ⅰ类抗心律失常药。急性肺水肿或严重心力衰竭并发室性期前收缩时,治疗应针对改善血流动力学障碍,同时注意有无洋地黄中毒或电解质紊乱。

(二)室性心动过速

室性心动过速简称室速,是指起源于希氏束分支以下的特殊传导系统或者心室肌的连续 3 个或 3 个以上的异位心搏。常发生于各种器质性心脏病者,最常见的是冠心病,特别是曾有心肌梗死的患者,其次是心肌病、心力衰竭、二尖瓣脱垂、心瓣膜病等,也可见于代谢障碍、电解质紊乱、长 QT 综合征等,偶可发生在无器质性心脏病者,及时正确的判断和治疗室速具有非常重要的临床意义。

1. 临床表现　临床症状的轻重视发作时心室率、持续时间、基础心脏病变和心功能状态不同而异。非持续性室速(发作持续时间短于 30 秒,能自行终止)患者通常无症状;持续性室速(发作持续时间超过 30 秒,需药物或电复律方能终止)常伴有明显血流动力学障碍与心肌缺血,临床上可出现气促、少尿、低血压、晕厥、心绞痛等。听诊心律轻度不规则,如发生完全性室房分离,则第一心音强度经常变化。

2. 心电图特征　①3 个或以上的室性期前收缩连续出现;②QRS 波宽大畸形,时限>0.12 秒,T 波方向与 QRS 波主波方向相反;③心室率通常为 100~250 次/分,心律规则或略不规则;④心房独立活动与 QRS 波无固定关系,形成室房分离;⑤心室夺获与室性融合波:室速发作时少数室上性冲动可下传心室,产生心室夺获,表现为在 P 波之后,提前发生一次正常的 QRS 波;室性融合波的 QRS 波形态介于窦性与异位心室搏动之间,其意义为部分夺获心室;心室夺获与室性融合波是确立室速的重要依据(图 2-14)。

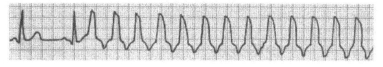

**图 2-14　室性心动过速**

3.处理原则　终止室速发作,预防复发。

(1)患者如无显著的血流动力学障碍,可选用胺碘酮、利多卡因或普鲁卡因胺静脉注射;药物治疗无效时,改用直流电复律。伴有低血压、休克、心绞痛、充血性心力衰竭或脑血流灌注不足等症状时,应迅速施行电复律;但洋地黄中毒引起的室速,不宜电复律。

(2)寻找及治疗诱发和维持室速的可逆性病变,如缺血、低血压及低血钾,积极治疗充血性心力衰竭,减少室速发作。单一药物治疗无效时,可联合应用作用机制不同的药物。心室率过于缓慢(如窦性心动过缓或房室传导阻滞)时,予阿托品治疗或应用人工心脏起搏。复发性室速,可将抗心律失常药与埋藏式心室起搏装置合用。植入型心律转复除颤器、外科手术亦已成功应用于选择性病例。对于无器质性心脏病的特发性、单源性室速,导管射频消融根除发作疗效甚佳。

(三)心室扑动与心室颤动

心室扑动与心室颤动,简称室扑与室颤,为致命性心律失常。多发生于缺血性心脏病患者,此外抗心律失常药物尤其是引起 QT 间期延长与尖端扭转的药物、严重缺氧、预激综合征合并房颤等亦可引起。

1.临床表现　突发意识丧失、抽搐、呼吸停止,甚至死亡。触诊大动脉搏动消失,听诊心音消失、血压无法测到。

2.心电图特征　心室扑动呈正弦波图形,波幅大而规则,频率为 150~300 次/分,有时难以与室速鉴别(图 2-15);心室颤动的波形、振幅及频率均极不规则,无法辨认 QRS 波、ST 段与 T 波(图 2-16)。

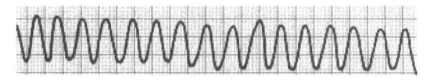

图 2-15　心室扑动

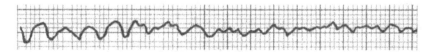

图 2-16　心室颤动

3.处理原则 参见本章"心搏骤停与心脏性猝死"。

## 六、心脏传导阻滞

心脏传导阻滞是指冲动在心脏传导系统的任何部位的传导发生减慢或阻滞,如窦房传导阻滞(阻滞发生在窦房结与心房之间)、房室传导阻滞(阻滞发生在心房与心室之间)、房内阻滞(阻滞发生在心房内)、室内阻滞(阻滞发生在心室内)。按传导阻滞的严重程度,通常将其分为三度,一度传导阻滞的传导时间延长,全部冲动仍能下传;二度传导阻滞分为两型:Ⅰ型(文氏型)和Ⅱ型,冲动部分下传;三度又称完全性传导阻滞,此时全部冲动不能被传导。

房室传导阻滞又称房室阻滞,指房室交界区脱离了生理不应期后,心房冲动传导延迟或不能传导至心室,房室阻滞可以发生在房室结、希氏束以及双束支等不同的部位。正常人或运动员可出现一度或二度Ⅰ型房室传导阻滞,与迷走神经张力增高有关,常发生在夜间;其他导致房室传导阻滞的器质性心脏病如急性心肌梗死、冠状动脉痉挛、病毒性心肌炎、心内膜炎、心肌病、先天性心血管病、原发性高血压、药物中毒等。

【临床表现】

一度房室传导阻滞患者通常无症状,二度房室传导阻滞患者可有心悸与心搏脱漏感,三度房室传导阻滞患者可出现心绞痛、心力衰竭或阿-斯综合征,严重者可猝死。

【心电图特征】

1.一度房室传导阻滞 每个心房冲动都能传导至心室,但传导延缓,PR间期>0.20秒,每个P波后都有相关的QRS波(图2-17)。

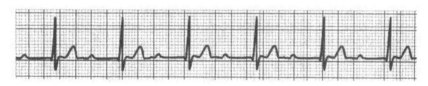

图2-17 一度房室传导阻滞

2.二度房室传导阻滞

(1)Ⅰ型 为最常见的二度房室传导阻滞类型。PR间期进行性延长,相邻PR间期进行性缩短,直至一个P波受阻不能下传至心室,包含受阻P波在内的RR间期小于正常窦性PP间期的2倍,该型很少发展为三度房室阻滞(图2-18)。

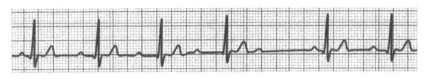

图 2-18　二度房室传导阻滞 Ⅰ 型

（2）Ⅱ 型　PR 间期恒定不变，可正常或延长，QRS 波呈周期性脱漏，阻滞程度可经常变化，可为 2∶1、3∶1、3∶2、4∶3 等，当阻滞位于希氏束-浦肯野系统时，QRS 波增宽，形态异常；当阻滞位于房室结内，可见 QRS 波正常（图 2-19）。

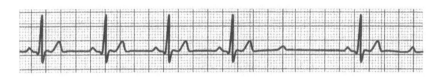

图 2-19　二度房室传导阻滞 Ⅱ 型

3. 三度（完全性）房室传导阻滞　P 波与 QRS 波无关，各自按自己的频率出现，心房率快于心室率，心房冲动来自窦房结或异位心房节律，心室起搏点通常在阻滞部位稍下方；如位于希氏束附近，心室率 40～60 次/分，QRS 波正常，心律亦较稳定；如位于室内传导系统的远端，心室率可低至 40 次/分以下，QRS 波增宽，心室率亦常不稳定（图 2-20）。

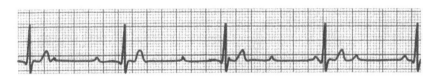

图 2-20　三度房室传导阻滞

【处理原则】

针对不同的病因进行治疗，如停用抑制房室传导的药物，纠正电解质紊乱。一度或二度 Ⅰ 型房室传导阻滞患者心室率不太慢者无须特殊治疗，二度 Ⅱ 型或三度房室阻滞患者如心室率慢伴有明显症状或血流动力学障碍，甚至阿-斯综合征发作者，应给予心脏起搏治疗，阿托品、异丙肾上腺素仅适用于无心脏起搏条件的应急情况。

### 七、心律失常患者的护理

【护理诊断/问题】

1. 活动无耐力　与心律失常导致心排血量减少有关。

2. 有受伤的危险　与心律失常引起的头晕、晕厥有关。

3. 焦虑　与心律失常反复发作疗效欠佳有关。

4. 潜在并发症:猝死、心力衰竭、脑栓塞。

【护理措施】

(一)一般护理

1. 休息与活动　有胸闷、心悸、头晕等不适时应卧床休息,以减少心肌耗氧量;避免情绪激动或紧张、快速改变体位等,以防跌伤;可采取高枕卧位、半卧位或其他舒适卧位,尽量避免左侧卧位,因左侧卧位时患者常感觉到心脏搏动而使不适感加重。

2. 饮食护理　戒烟酒,避免摄入刺激性饮料如咖啡、浓茶等,避免饱餐,多食含纤维素丰富的食物,保持排便通畅,避免诱发心律失常。

(二)病情观察

1. 严密观察患者的意识、生命体征及心电图变化。注意询问患者是否有胸闷、心悸、呼吸困难、心绞痛等症状,观察有无意识突然丧失、抽搐、大动脉搏动消失、呼吸停止等征象。

2. 心电监护安放监护电极前注意清洁皮肤,用乙醇棉球去除油脂,电极放置部位应避开胸骨右缘及心前区,以免影响做心电图和紧急电复律。1~2 天更换电极片一次,电极片松动时随时更换,观察有无皮肤发红、瘙痒等变态反应。监测有无频发、多源、成对或呈 R-on-T 现象的室性期前收缩,室速,预激综合征伴发房颤,窦性停搏,二度 Ⅱ 型或三度房室传导阻滞等较严重的心律失常类型,立即报告医生。

(三)用药护理

患者出现意识突然丧失、抽搐、大动脉搏动消失、呼吸停止等征象,立即进行抢救留置静脉通道,备好抗心律失常药物及其他抢救药品、除颤器、临时起搏器等,一旦发生猝死的表现,详见本章第 11 节"心搏骤停与心脏性猝死"及第 12 节"心脏电复律和人工心脏起搏"。

心率显著缓慢的患者可予阿托品、异丙肾上腺素等药物或配合人工心脏起搏治疗,对其他心律失常患者可严格遵医嘱按时按量给予抗心律失常药物(表2-11)。

表 2-11　常见抗心律失常药物的适应证及不良反应

| 类别 | 药名 | 适应证 | 不良反应 |
|---|---|---|---|
| Ⅰ类阻断快速钠通道 | | | |
| ⅠA | 普鲁卡因胺 | 各种快速心律失常的治疗和预防复发 | 发热,粒细胞减少,药物性狼疮,抑制心肌收缩力、低血压、传导阻滞、QT间期延长与多形性室速 |
| ⅠB | 利多卡因 | 急性心肌梗死或复发性室性快速性心律失常的治疗;室颤复苏后预防复发 | 眩晕、感觉异常、意识模糊、谵妄、昏迷、房室传导阻滞 |
| ⅠC | 普罗帕酮 | 各种类型室上速,室性期前收缩,难治性、致命性室速 | 眩晕、味觉障碍、视物模糊、支气管痉挛、房室传导阻滞、心力衰竭 |
| Ⅱ类 阻断β肾上腺素能受体 | 美托洛尔 | 各种快速心律失常的治疗 | 支气管痉挛、间歇性跛行、低血压、心动过缓、心力衰竭、心绞痛患者突然撤药引起症状加重、心律失常、急性心肌梗死 |
| Ⅲ类 阻断钾通道与延长复极 | 胺碘酮 | 各种快速心律失常的治疗和预防复发 | 肺纤维化、肝功能损伤、胃肠道反应、角膜色素沉着、甲状腺功能损伤、心动过缓、尖端扭转性室速 |
| Ⅳ类 阻断慢钙通道 | 维拉帕米 | 房室折返性心动过速,房扑、房颤时减慢心率 | 可引起心动过缓、血压下降、心脏停搏,禁用于严重心力衰竭、重度房室传导阻滞、严重窦房结病变 |
| 其他类 | 腺苷 | 房室折返性心动过速的首选药物,可鉴别室上速伴室内差异性传导与室速 | 皮肤潮红、呼吸困难,胸部压迫感,通常持续时间短于1分钟,可有短暂窦性停搏、室性期前收缩、短阵室速 |

注意给药途径、剂量、给药速度等,静脉注射时在心电监护下缓慢给药(腺苷除外),一般5~15分钟内注射完,尽量使用微量泵调节速度。注意用药前、用药中及用药后患者的意识、心率、心律、血压、PR间期、QT间期等变化,以判断疗效和有无不良反应。胺碘酮静脉用药易引起静脉炎,应选择大血管,且配制药物浓度不要过高,并严密观察穿刺局部情况,谨防药物外渗。

(四)心理护理

加强心理疏导,关心、安慰患者,保持情绪稳定,必要时遵医嘱给予镇静剂,保证患者充分的休息与睡眠。

(五)健康指导

1. 疾病相关知识指导　向患者和家属讲解心律失常的常见病因、诱因及防治知识,如低血钾易诱发室性期前收缩或室速,应注意预防、监测与纠正;心动过缓患者应避免排便时过度屏气,以免兴奋迷走神经而加重心动过缓;向患者和家属讲解服用抗心律失常药物的重要性和可能出现的不良反应,不可自行减量、停药或擅自改用其他药物,有异常及时就诊。

2. 生活指导　对无器质性心脏病的良性心律失常患者,鼓励其正常工作和生活,建立健康的生活方式,避免过度劳累、急性感染、寒冷刺激、情绪紧张、不良生活习惯,防止诱发心律失常。有头晕、晕厥发作或曾有跌倒病史者应卧床休息,避免单独外出,防止意外。

3. 病情自我监测指导　教会患者自测脉搏的方法,植入心脏起搏器的患者,讲解自我监测与家庭护理方法。反复发生危及生命的严重心律失常患者,教会家属心肺复苏术以备应急。

# 第四节　冠状动脉粥样硬化性心脏病

## 一、概述

冠状动脉粥样硬化性心脏病(coronary atherosclerotic heart disease)指冠状动脉发生粥样硬化引起血管腔狭窄或闭塞和(或)因冠状动脉功能性改变(痉挛),导致心肌缺血缺氧或坏死而引起的心脏病,统称为冠状动脉性心脏病(coronary heart disease,CHD),简称冠心病。

【病因】

本病病因目前尚未完全明确,研究认为是多种危险因素作用于不同环节所致的冠状动脉粥样硬化,这些因素称为危险因素,主要危险因素如下。

1. 年龄、性别　多见于 40 岁以上人群,男性发病率高于女性,女性在更年期后发病率明显增加。近年来,发病年龄有年轻化趋势。

2. 血脂异常　脂质代谢异常是动脉粥样硬化最重要的危险因素。总胆固醇(TC)、甘油三酯(TG)、低密度脂蛋白胆固醇(LDL)或极低密度脂蛋白胆固醇(VLDL)增高;高密度脂蛋白胆固醇(HDL)减低,载脂蛋白 a(ApoA)降低都被认为是危险因素。临床以 TC 及 LDL 增高最受关注。近年的研究认为脂蛋白(a)[Lp(a)]增高是冠心病的独立危险因素。

3. 高血压　高血压患者动脉粥样硬化发生率明显增高,患冠心病者较血压正常者高 3~4 倍。60%~70%的冠状动脉粥样硬化患者有高血压,收缩压和舒张压增高都与本病密切相关。

4. 糖尿病和糖耐量异常　与非糖尿病患者相比,糖尿病患者心血管疾病风险增加数倍,且能加快动脉粥样硬化血栓形成和引起动脉管腔的闭塞,未来 10 年发生心肌梗死危险高达 20%。近年的研究认为,胰岛素抵抗与动脉粥样硬化的发生有密切关系。糖耐量减低也常见于本病患者。

5. 吸烟　吸烟可促进动脉粥样硬化的形成。吸烟者冠心病的发病率和病死率较不吸烟者增高 2~6 倍,且与每日吸烟的支数呈正比,被动吸烟也是本病的危险因素。

6. 肥胖　肥胖可导致甘油三酯及胆固醇水平增高,并常伴发高血压或糖尿病,且常有胰岛素抵抗,均会导致动脉粥样硬化的发病率明显增高。

7. 家族史　有冠心病、糖尿病、高血压、血脂异常的家族史者,冠心病的发病率增加。家族中有年龄<50 岁患本病者,其近亲发病率为无此情况家族的 5 倍。

其他的危险因素包括 A 型性格,口服避孕药,进食过多的动物脂肪、胆固醇、糖和钠盐。

【临床分型】

1979 年 WHO 将冠心病分为隐匿或无症状冠心病、心绞痛、心肌梗死、缺血性心肌病、猝死 5 型。近年来,将本病分为急性冠脉综合征(acute coronary syndrome, ACS)和慢性冠脉病(chronic coronary artery disease,CAD)也称慢性心肌缺血综合征(chronic ischemic syndrome,CIS)两大类。前者包括不稳定型心绞痛(unstable angina,UA)、非 ST 段抬高型心肌梗死(non-ST-segment elevation myocardial infarction,

NSTEMI)、ST段抬高型心肌梗死(ST-segment elevation myocardial infarction,STE-MI)和冠心病猝死。后者包括稳定型心绞痛、缺血性心肌病和隐匿性冠心病等。本节重点介绍"心绞痛"和"心肌梗死"。

## 二、心绞痛

### 稳定型心绞痛

稳定型心绞痛(stable angina pectoris)又称劳力性心绞痛,是在冠状动脉狭窄的基础上,由于心肌负荷增加而引起心肌急剧、暂时缺血缺氧的临床综合征。其典型表现为发作性胸骨后压榨性疼痛或憋闷,可放射至心前区和左上肢尺侧,常发生于劳力负荷增加时,持续数分钟,休息或用硝酸酯制剂后消失。疼痛发生的程度、频率、性质及诱发因素在数周至数月内无明显变化。

【病因与发病机制】

1.病因　基本病因是冠状动脉粥样硬化。

2.发病机制　当冠状动脉的供血与心肌的需血之间发生矛盾,冠状动脉血流量不能满足心肌代谢的需要时,心肌急剧、暂时的缺血缺氧引发心绞痛。正常情况下,冠状动脉循环储备量很大,通过神经和体液的调节,其血流量可随身体的生理情况发生显著变化,使冠状动脉的供血和心肌的需血两者之间保持动态平衡;当在劳力、情绪激动、饱食、受寒等对氧的需求增加时,冠状动脉适当扩张,血流量可增加至休息时的6~7倍,达到供求平衡。如果冠状动脉存在显著的固定狭窄,安静时尚能代偿,而在劳累、情绪激动、心力衰竭等使心脏负荷增加,心肌耗氧量增加时,可导致短暂的心肌供氧和需氧之间的不平衡,称为"需氧增加性心肌缺血",即可引起心绞痛。

产生疼痛感觉的直接因素,目前认为可能是当机体缺血缺氧时,心肌内积聚过多的代谢产物,如乳酸、丙酮酸、磷酸等酸性物质,或类似激肽的多肽类物质,刺激心脏内自主神经的传入纤维末梢,经胸1~5交感神经节和相应的脊髓段,传至大脑,产生疼痛感觉。这种痛觉反映在与自主神经进入水平相同脊髓段的脊神经所分布的区域,即胸骨后及两臂的前内侧与小指,尤其是在左侧,而大多不直接在心脏部位。

【临床表现】

1.症状　以发作性胸痛为主要临床表现,典型疼痛特点如下。

(1)部位　主要在胸骨体中、上段之后,可波及心前区,范围有手掌大小,界限不清楚,常放射至左肩、左臂尺侧达环指和小指,或至颈、咽或下颌部。

(2)诱因 体力劳动、情绪激动、饱餐、寒冷、吸烟、心动过速、急性循环衰竭、休克等。疼痛多发生在劳动或激动的当时,而不是在劳累之后。典型的心绞痛常在相似的诱因下反复发作。

(3)性质 胸痛常为压迫样、憋闷感或紧缩感,也可有烧灼感,但不像针刺或刀扎样锐性痛,偶伴濒死感。部分患者感觉胸闷及胸前区不适而非胸痛。发作时,患者往往不自觉地停止原来的活动,直至症状缓解。

(4)持续时间 疼痛出现后常逐渐加重,持续 3~5 分钟,很少超过半小时。可数天或数周发作 1 次,亦可 1 天内发作多次。

(5)缓解方式 一般在停止诱发因素后即可缓解,含服硝酸甘油等硝酸酯类药物后能在几分钟内迅速缓解。

2. 体征 心绞痛不发作时一般无异常体征。心绞痛发作时,患者面色苍白、出冷汗、心率增快、血压升高。心尖部听诊有时出现“奔马律”,可有暂时性心尖部收缩期杂音,是由于乳头肌缺血致功能失调引起二尖瓣关闭不全所致。

3. 分级 加拿大心血管病学会(CCS)将心绞痛严重程度分为 4 级(表 2-12)。

表 2-12 加拿大心血管病学会(CCS)的心绞痛分级

| 级别 | 心绞痛临床表现 |
| --- | --- |
| Ⅰ级 | 一般体力活动不引起心绞痛,例如行走和上楼,但紧张、快速或持续用力可引起心绞痛发作 |
| Ⅱ级 | 日常体力活动稍受限,快步行走或上楼、登高、饭后行走或上楼、寒冷或风中行走、情绪激动可发作心绞痛,或仅在睡醒后数小时内发作。在正常情况下以一般速度平地步行 200m 以上或登一层以上楼梯受限 |
| Ⅲ级 | 日常体力活动明显受限,在正常情况下以一般速度平地步行 100~200m 或登一层楼梯时可发作心绞痛 |
| Ⅳ级 | 轻微活动或休息时即可出现心绞痛症状 |

【实验室及其他检查】

1. 实验室检查 血糖、血脂检查可了解冠心病危险因素;胸痛明显者需查血清心肌坏死标记物排除心肌梗死。

2. 心电图 心电图是发现心肌缺血、诊断心绞痛最常用的检查方法。约半数患者静息心电图正常。心绞痛发作时,绝大多数患者可出现暂时性心肌缺血引起的 ST 段压低(≥0.1mV),发作缓解后恢复,有时出现 T 波倒置;平时 T 波持续倒置的患者,发作时可变为直立("假性正常化")。运动负荷试验及 24 小时动态心电图可显著提高缺血性心脏病的检出率。

3.放射性核素检查 正电子发射型计算机断层显像(PET)可观察心肌的血流灌注,了解心肌的代谢变化,判断心肌存活性。利用放射性铊心肌显像所示灌注缺损提示心肌供血不足或血供消失,对心肌缺血诊断有一定的价值。

4.冠状动脉造影 目前诊断冠心病最准确的方法。

5.其他检查 二维超声心动图,多层螺旋 CT 冠状动脉成像等。

【诊断要点】

根据典型的心绞痛发作特点,结合年龄和存在的冠心病危险因素,除外其他原因所致的心绞痛,即可诊断本病。诊断仍有困难者,可考虑作心电图运动负荷试验、冠状动脉造影或多层螺旋 CT 等。

【处理原则】

稳定型心绞痛的治疗原则是避免诱发因素;改善冠状动脉的血供和降低心肌耗氧,以改善患者症状;治疗动脉粥样硬化,预防心肌梗死和猝死;改善生存,提高生活质量。

1.发作时的治疗

(1)休息 发作时立即就地休息,一般患者停止活动后症状可逐渐消失。

(2)药物治疗 首选硝酸酯制剂。该类药物除可扩张冠状动脉降低阻力,增加冠状动脉循环血流量外,还可扩张外周血管,减少静脉回心血量,减轻心脏负荷,从而缓解心绞痛。①硝酸甘油 0.5mg 舌下含化,1~2 分钟内显效,约 30 分钟后作用消失;一般连用不超过 3 次,每次相隔 5 分钟。②硝酸异山梨酯 5~10mg 舌下含化,2~5 分钟见效,作用维持 2~3 小时。

2.缓解期的治疗 避免诱因,合理的运动锻炼,促进侧支循环建立,提高运动耐量。

(1)药物

①硝酸酯类药物:常用药物有硝酸甘油、硝酸异山梨酯、单硝酸异山梨酯。硝酸酯类药物不良反应包括头痛、面色潮红、心率反射性加快和低血压等。

②β 受体阻滞剂:常使用无内在拟交感活性的选择性 β₁ 受体阻滞剂,如美托洛尔、阿替洛尔、比索洛尔等。禁忌证:严重心动过缓和高度房室传导阻滞、窦房结功能紊乱、支气管痉挛或支气管哮喘、外周血管病及严重抑郁症。

③钙通道阻滞剂:常用药物有维拉帕米、硝苯地平缓释制剂、氨氯地平、地尔硫

草。不良反应有头痛、头晕、失眠、外周水肿、便秘、心悸、面部潮红、低血压等。禁用于严重心动过缓、高度房室传导阻滞和病态窦房结综合征患者。

④抗血小板和抗凝治疗:a. 阿司匹林:主要不良反应为胃肠道出血或过敏。b. 氯吡格雷:主要用于支架植入以后及阿司匹林禁忌的患者。c. 他汀类药物:常选用辛伐他汀、阿托伐他汀、普伐他汀等,使用时注意监测转氨酶及肌酸激酶等生化指标,及时发现药物可能引起的肝脏损害和肌病。

(2)经皮冠状动脉介入治疗(percutaneous coronary intervention,PCI)　PCI现已成为冠心病治疗的重要手段。它创伤小、恢复快、危险性相对较低,而且可以改善患者生活质量,明显降低高危患者的心肌梗死发生率和死亡率。详见本章第十节"循环系统常用诊疗技术及护理"。

(3)冠状动脉旁路移植术(coronary artery graft,CABG)　冠状动脉左主干合并2支以上冠脉病变或多支血管病变合并糖尿病患者,首选CABG治疗。

## 不稳定型心绞痛

不稳定型心绞痛(unstable angina,UA)是由于冠状动脉硬化斑块破裂、血栓形成,引起血管痉挛及病变导致血管不同程度的阻塞所导致的一组临床症状。目前,临床上将除典型的稳定型心绞痛以外的缺血性胸痛统称为不稳定型心绞痛。不稳定型心绞痛与非ST段抬高型心肌梗死合称为非ST段抬高急性冠状动脉综合征(acute coronary syndrome,ACS)。两者的区别主要是根据血中心肌坏死标记物的测定,因此对非ST段抬高性ACS患者必须检测心肌坏死标记物并确定未超过正常范围时方可诊断为不稳定型心绞痛。变异型心绞痛(variant angina pectoris)特征为静息心绞痛,表现为一过性ST段动态改变(抬高),是不稳定型心绞痛的一种特殊类型。

### 【病因与发病机制】

1.病因　少部分患者心绞痛发作时有明显的诱发因素:①增加心肌氧耗:感染、甲状腺功能亢进或心律失常。②冠状动脉血流减少:低血压。③血液携氧能力下降:贫血和低氧血症。以上表现称为继发性不稳定型心绞痛(secondary UA)。

2.发病机制　目前认为,不稳定型心绞痛最主要的发病机制是在稳定粥样硬化斑块破裂或糜烂基础上血小板聚集、并发血栓形成、冠状动脉痉挛收缩、微血管栓塞导致急性或亚急性心肌供氧的减少和缺血加重,导致缺血性心绞痛。本病也可因劳力负荷诱发,但劳力负荷终止后胸痛并不能缓解。

【临床表现】

不稳定型心绞痛的胸痛部位、性质与稳定型心绞痛相似,但通常程度更重,持续时间更长,可达数十分钟,休息时胸痛也可发生,常具有以下特点:①诱发心绞痛的体力活动阈值突然或持久降低,心绞痛发作的频率、严重程度和持续时间延长,出现静息或夜间心绞痛。②胸痛放射至附近新的部位,发作时伴有新的相关症状,如出汗、恶心、心悸或呼吸困难。③休息或舌下含服硝酸甘油只能暂时甚至不能完全缓解症状。症状不典型者多见于老年女性和糖尿病患者。不稳定型心绞痛包括以下 5 种亚型(表 2-13)。

表 2-13  不稳定型心绞痛的 5 种亚型

| 分型 | 临床表现 |
|---|---|
| 初发劳力型心绞痛 | 病程在 2 个月内新发生的心绞痛(从无心绞痛或有心绞痛病史但在近半年内未发作过心绞痛),很轻的体力活动可诱发(程度至少达 CCS Ⅲ级) |
| 恶化型心绞痛 | 在相对稳定的劳力型心绞痛基础上心绞痛恶化加重(疼痛更剧烈、时间更长或更频繁、诱发心绞痛的活动阈值明显减低、按 CCS 分级至少增加 1 级,程度至少达到Ⅲ级),硝酸甘油缓解症状的作用减弱,病程在 2 个月之内 |
| 静息心绞痛 | 心绞痛发生在休息或安静状态,发作持续时间相对较长(>20 分钟),含服硝酸甘、油效果欠佳,病程在 1 个月内 |
| 梗死后心绞痛 | 急性心肌梗死发病 24 小时后至 1 个月内发生的心绞痛 |
| 变异型心绞痛 | 休息或一般活动时发生的心绞痛,发作时心电图显示 ST 段暂时性抬高 |

【诊断要点】

根据病史中典型的心绞痛症状、缺血性心电图以及心肌坏死标记物测定,可诊断不稳定型心绞痛。

【处理原则】

不稳定型心绞痛的治疗主要包括抗缺血、抗血栓及有创治疗。

1. 一般处理  立即卧床休息。保持环境安静,消除紧张情绪。床旁 24 小时心电监护,严密观察血压、脉搏、呼吸、心率、心律变化。有呼吸困难、发绀者给予氧气吸入,维持血氧饱和度达 95%以上。必要时应重复检测心肌坏死标记物。

2. 镇痛  烦躁不安、疼痛剧烈者,可考虑应用镇静剂,吗啡 5~10mg 皮下注射;舌下含服硝酸甘油连用 3 次以上无效时应用硝酸甘油或硝酸异山梨酯持续静滴或微量栗输注,直至症状缓解或出现明显不良反应(头痛或血压下降)。此外,可酌情选用 β 受体阻滞剂或钙通道阻滞剂等。其中变异型心绞痛以钙通道阻滞剂首选。

3.抗血小板和抗凝治疗　抗血小板和抗凝治疗是不稳定型心绞痛治疗至关重要的措施。应尽早应用阿司匹林、氯吡格雷、替罗非班和普通肝素或低分子肝素,以有效防止血栓形成,阻止病情进展为心肌梗死。

4.调脂治疗　使用他汀类药物远期有抗炎症和稳定斑块作用,能降低冠状动脉疾病的死亡率和心肌梗死发生率。

5.血管紧张素转换酶抑制剂(ACEI)或 ARB　长期应用 ACEI 能降低心血管事件发生率,应该在第一个 24 小时内给予口服。

6.冠状动脉血运重建术　包括经皮冠状动脉介入治疗(PCI)或冠状动脉旁路移植术(CABG)。对于病情严重、保守治疗效果不佳者,应行早期介入或外科手术治疗。

## 心绞痛患者的护理

【护理诊断/问题】

1.疼痛:胸痛　与心肌缺血缺氧有关。

2.活动无耐力　与心肌氧的供需失调有关。

3.潜在并发症:心肌梗死。

【护理措施】

(一)一般护理

1.休息与活动　心绞痛发作时应立即停止活动,就地休息。为患者创造安静、舒适的休养环境。稳定型心绞痛缓解期患者一般不需要卧床休息,不稳定型心绞痛患者应卧床休息。评估患者由于心绞痛发作而带来的活动受限程度,根据患者的活动能力制定合理的活动计划,鼓励患者参加适当的体力活动,最大活动量以不引发心绞痛为宜。

2.饮食护理　进食低盐、低脂、低热量饮食,少食多餐,多食蔬菜、水果等富含纤维素的食物,控制体重。

(二)病情观察

1.观察疼痛的部位、性质、程度、持续时间、有无明显诱因、缓解方式,有无放射性疼痛。

2.描记疼痛发作时的心电图,严密监测心率、心律、血压变化,观察患者有无面色苍白、大汗、恶心、呕吐等。

（三）用药护理

1. 硝酸酯类　遵医嘱给硝酸酯类药舌下含服,服药后3分钟胸痛仍不缓解,可间隔5分钟重复给药(舌下含服尽量减少唾液下咽),连用3次以上无效时应考虑急性冠状动脉综合征(ACS),并及时报告医师。心绞痛严重时遵医嘱静滴硝酸酯类药物,注意严格控制滴速,监测血压、心率、脉率变化。注意观察患者有无颜面潮红、头痛、头晕、心悸等症状,嘱患者用药后卧床休息,变换体位时要慢,防止体位性低血压发生。使用硝酸甘油皮肤贴片时注意定时揭去,以免刺激皮肤。

2. 他汀类　严密监测转氨酶、肌酸激酶等生化指标,及时发现药物可能引起的肝脏损害和肌病。

（四）心理护理

建立良好的护患关系,安慰患者,消除其紧张、不安情绪,以减少心肌耗氧量,避免心绞痛发作。告知患者保持平和、积极乐观的心态,情绪变化可导致肾上腺素分泌增多、心脏负荷加重而诱发心绞痛。

（五）健康教育

1. 疾病相关知识指导　①合理膳食,控制体重。保持排便通畅,防止便秘,必要时服用缓泻剂。②戒烟、限酒。③适量运动:参加适当的体力活动或有氧运动,注意运动强度和时间,必要时需要在医护人员监护下进行。④避免诱因:体力劳动、情绪激动、饱餐、寒冷、吸烟、用力排便、心动过速等均是心绞痛发作的诱因,应尽量避免。

2. 用药指导　遵医嘱服药,不可随意增减药量。外出时随身携带硝酸甘油以备急用。指导硝酸甘油棕色瓶中保存,药品半年(有效期半年)更换。

3. 病情监测指导　教会患者及家属心绞痛发作时的缓解方法。胸痛发作时应立即停止活动或舌下含服硝酸甘油。如连续含服硝酸甘油3次仍不缓解,或心绞痛发作比以往频繁、程度加重、疼痛时间延长,应及时就医,警惕心肌梗死的发生。

4. 定期门诊复查　及时发现病情变化。

## 三、心肌梗死

心肌梗死(myocardial infarction,MI)是指在冠状动脉病变的基础上,发生冠状动脉血供急剧减少或中断,使相应的心肌严重而持久地急性缺血,导致的心肌细胞死亡。

本病过去在欧美国家常见,每年约有150万人发生急性心肌梗死(acute myocardial infarction,AMI)。我国本病虽不如欧美多见,但近年来发病率在逐渐上升。

**【病因与发病机制】**

1. 病因　本病的基本病因是冠状动脉粥样硬化,少数为冠状动脉栓塞、炎症、先天性畸形、痉挛和冠状动脉口阻塞所致,造成一支或多支冠状动脉管腔狭窄和心肌供血不足,而侧支循环尚未充分建立。在此基础上,一旦冠状动脉血供急剧减少或中断,使心肌严重而持久地急性缺血达20~30分钟以上,即可发生AMI。

2. 发病机制　大量研究证明,绝大多数的AMI是由于不稳定的冠状动脉粥样硬化斑块破溃,继而出血或管腔内血栓形成,而使血管腔完全闭塞,少数情况是粥样斑块内出血或血管持续痉挛。促使粥样斑块破溃出血及血栓形成的诱因如下。①晨起6时至12时交感神经活性增加,机体应激反应增强,心肌收缩力、心率、血压增高,冠状动脉张力增高。②重体力活动、情绪过分激动、血压急剧升高或用力排便时,左心室负荷明显加重,心肌需氧量剧增。③在饱餐尤其是进食多量高脂饮食后,血脂增高,血黏稠度增高。④休克、脱水、出血、外科手术或严重心律失常,致心排血量骤降,冠状动脉灌流量锐减。

AMI可发生于频发心绞痛的患者,也可发生于原来无症状者。AMI后发生的严重心律失常、休克或心力衰竭,均可使冠状动脉灌流量进一步降低,心肌坏死范围扩大。我国将心肌梗死分为5型:1型(自发性心肌梗死)、2型(继发于心肌氧供需失衡的心肌梗死)、3型(心脏性猝死)、4型(经皮冠状动脉介入治疗相关心肌梗死、支架血栓形成引起的心肌梗死)、5型(外科冠状动脉旁路移植术相关心肌梗死)。本节重点讲述1型心肌梗死,即缺血相关的自发性急性ST段抬高性心肌梗死(STEMI)。

**【临床表现】**

与梗死的部位、面积大小、冠状动脉侧支循环情况密切相关。

1. 先兆　半数以上患者在发病前数日出现乏力,胸部不适,活动时心悸、气急、烦躁、心绞痛等前驱症状,其中以新发生心绞痛(初发型心绞痛)或原有心绞痛加重(恶化型心绞痛)最为突出。心绞痛发作较以往频繁、程度较前加剧、持续时间较长,硝酸甘油疗效差,诱发因素不明显。心电图示ST段一过性明显抬高或压低,T波倒置或增高,即不稳定型心绞痛表现。如及时发现并处理先兆,可使部分患者避免发生心肌梗死。

2. 症状

(1)疼痛　最早、最突出的症状,多发生于清晨,疼痛的部位和性质与心绞痛相似,但诱因多不明显,且常发生于安静时,程度更剧烈,持续时间可达数小时或更长,多伴有胸闷、大汗、烦躁不安、恐惧及濒死感,休息和含服硝酸甘油多不能缓解。少数患者无疼痛,一开始即表现为休克或急性心力衰竭。部分患者疼痛位于上腹部,而被误诊为胃穿孔、急性胰腺炎等急腹症,或因疼痛向下颌、颈部、背部放射而误诊为骨关节痛或其他疾病。

（2）心律失常　多发生在起病 1～2 天,一以匆小时内最多见,可伴有乏力、头晕、晕厥等症状。各种心律失常中以室性心律失常最多,尤其是室性期前收缩,如室性期前收缩频发（每分钟 5 次以上）、成对出现或呈短阵室性心动过速、多源性或落在前一心搏的易损期时（R-on-T）,常为室颤的先兆。室颤是 AMI 早期,特别是患者入院前主要的死因。前壁心肌梗死易发生室性心律失常,如发生房室传导阻滞表明梗死范围广泛,情况严重。下壁心肌梗死易发生房室传导阻滞及窦性心动过缓。

（3）胃肠道症状　疼痛剧烈时常伴有恶心、呕吐、上腹胀痛,与迷走神经受坏死心肌刺激和心排血量降低、组织灌注不足等有关。肠胀气亦多见,重者可发生呃逆。

（4）全身症状　表现为发热、心动过速、白细胞增多和红细胞沉降率增快等,因坏死物质吸收所引起。一般在疼痛发生后 24～48 小时出现,程度与梗死范围呈正相关,体温可升高至 38℃ 左右,很少达到 39℃,持续约 1 周。

（5）低血压和休克　疼痛发作期间多有血压下降,但不一定发生休克,如疼痛缓解而收缩压仍低于 80mmHg,患者表现为烦躁不安、面色苍白、皮肤湿冷、脉细而快、大汗淋漓、尿量减少（<20ml/h）、神志迟钝,甚至晕厥者则为休克表现。休克多发生在起病后数小时至数日内,约 20% 的患者出现,主要是心源性休克,为心肌广泛（40% 以上）坏死,心排血量急剧下降所致,神经反射引起的周围血管扩张和血容量不足也是休克发生的原因。

（6）心力衰竭　主要是急性左心衰竭,可在起病最初几天内发生,或在疼痛,休克好转阶段出现,为心肌梗死后心脏舒缩力显著减弱或不协调所致,发生率为 32%～48%。表现为呼吸困难、咳嗽、发绀、烦躁等症状,严重者可发生肺水肿,随后可有颈静脉怒张、肝大、水肿等右心衰竭表现。右心室心肌梗死者可一开始就出现右心衰竭表现,伴血压下降。

3.体征　心脏浊音界可正常也可轻度至中度增大;心率多增快,少数也可减慢,心律不齐;心尖部第一心音减弱,可闻及奔马律;心尖区可出现粗糙的收缩期杂音或伴收缩中晚期喀喇音,为二尖瓣乳头肌功能失调或断裂所致;少数患者出现心包摩擦音;除 AMI 早期血压可增高外,几乎所有患者都有血压下降。

4. 并发症

(1)乳头肌功能失调或断裂　发生率可高达 50%。二尖瓣乳头肌因缺血、坏死等使收缩功能障碍,造成不同程度的二尖瓣脱垂及关闭不全。

(2)心脏破裂　少见,常在起病 1 周内出现,多为心室游离壁破裂,偶有心室间隔破裂造成穿孔,可引起心力衰竭和休克而在数日内死亡。

(3)栓塞　发生率 1%~6%,见于起病后 1~2 周。

(4)心室壁瘤　主要见于左心室,发生率 5%~20%。较大的室壁瘤体检时可见左侧心界扩大,心脏搏动范围较广,可有收缩期杂音。超声心动图可见心室局部有反常搏动,心电图 ST 段持续抬高。

(5)心肌梗死后综合征　发生率为 10%。于心肌梗死后数周至数月内出现,可能为机体对坏死组织的过敏反应,表现为心包炎、胸膜炎或肺炎,有发热、胸痛等症状,可反复发生。

**【实验宜及其他检查】**

1. 心电图　对心肌梗死的诊断、定位、范围、病情演变和预后均有很重要的意义。疑似心肌梗死的胸痛患者,记录 12 导联心电图,下壁和(或)正后壁心肌梗死时需加做 $V_{3R}$~$V_{5R}$ 和 $V_7$~$V_9$ 导联。

(1)特征性改变

①ST 段抬高性心肌梗死心电图特点:a. 面向坏死区周围心肌损伤的导联上出现 ST 段抬高呈弓背向上型,面向透壁心肌坏死区的导联上出现宽而深的 Q 波(病理性 Q 波),面向损伤区周围心肌缺血区的导联上出现 T 波倒置。b. 背向心肌坏死区的导联则出现相反的改变,即 R 波增高,ST 段压低和 T 波直立并增高。

②非 ST 段抬高性心肌梗死心电图特点:a. 无病理性 Q 波,有普遍性 ST 段压低 >0.1mV,但 aVR 导联(有时还有 V1 导联)ST 段抬高,或有对称性 T 波倒置,为心内膜下心肌梗死所致。b. 无病理性 Q 波,也无 ST 段变化,仅有 T 波倒置变化。

(2)动态性改变　ST 段抬高性心肌梗死的心电图演变过程如下。①起病数小时内可无异常或出现异常高大两肢不对称的 T 波,为超急性期改变。②数小时后,ST 段明显抬高,弓背向上,与直立的 T 波连接,形成单相曲线。数小时至 2 天内出现病理性 Q 波,同时 R 波减低,为急性期改变(图 2-21)。

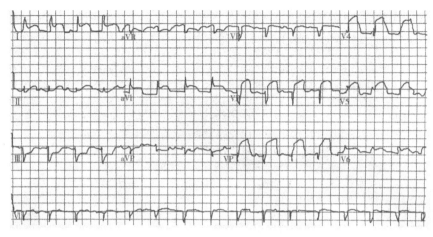

图 2-21　急性广泛前壁、高侧壁心肌梗死

Q 波在 3~4 天内稳定不变,此后 70%~80% 永久存在。③如果早期不进行治疗干预,ST 段抬高持续数日至 2 周左右逐渐回到基线水平,T 波逐渐平坦或倒置,为亚急性期改变。④数周至数月后,T 波呈 V 形倒置,两支对称,波谷尖锐,为慢性期改变。T 波倒置可永久存在,也可在数月至数年内逐渐恢复。

非 ST 段抬高性心肌梗死:先是 ST 段普遍压低(除 aVR,有时 $V_1$ 导联外),继而 T 波倒置加深呈对称型;ST 段和 T 波的改变持续数日或数周后恢复。

(3)定位诊断 ST 段抬高性心肌梗死的定位和范围可根据出现特征性改变的导联来判断:$V_1$~$V_3$ 导联示前间壁心肌梗死,$V_3$~$V_5$ 导联示局限前壁心肌梗死,$V_1$~$V_5$ 导联示广泛前壁心肌梗死,Ⅱ、Ⅲ、aVF 导联示下壁心肌梗死,Ⅰ、aVL 导联示高侧壁心肌梗死,$V_7$、$V_8$ 导联示正后壁心肌梗死,Ⅱ、Ⅲ、aVF 导联伴右胸前导联(尤其是 $V_{4R}$)ST 段抬高,可作为下壁心肌梗死并发右室心肌梗死的参考指标。

2. 实验室检查

(1)血液检查　起病 24~48 小时后白细胞计数可增高到(10~20)x$10^9$/L,中性粒细胞增多,嗜酸性粒细胞减少或消失,红细胞沉降率增快,C 反应蛋白水平增高,均可持续 1~3 周。

(2)血清心肌坏死标记物　心肌坏死标记物增高水平与心肌坏死范围及预后明显相关。①肌红蛋白:起病后 2 小时内升同,12 小时内达高峰,24~48 小时内恢复正常。有助于早期诊断,但特异性较差。②肌钙蛋白 Ⅰ(cTnI)或 T(cTnT)起病 3~4 小时后增高,cTnI 于 11~24 小时达高峰,7~10 天降至正常,cTnT 于 24~48 小时达高峰,10~14 天降至正常。cTnl 或 cTnT 蛋白含量的增高是诊断心肌坏死最特异和敏感的首选指标。③肌酸激酶同工酶(CK-MBh 在起病后 4 小时内增高,16~

24 小时达高峰,3~4 天恢复正常,其增高程度对判断心肌坏死的临床特异性较高,适于早期(<4 小时) AMI 诊断和再发心肌梗死诊断。

3. 超声心动图  二维和 M 型超声心动图有助于了解心室壁的运动和左心室功能,诊断室壁瘤和乳头肌功能失调,检测心包积液及室间隔穿孔等并发症。

4. 放射性核素检查  可显示心肌梗死的部位与范围,观察左心室壁的运动和左心室射血分数,有助于判定心室的功能、诊断梗死后造成的室壁运动失调和心室壁瘤。正电子发射型计算机断层显像(PET)可观察心肌的代谢变化,判断心肌存活性。

**【诊断要点】**

AMI 的诊断标准,必须至少具备下列 3 条标准中的 2 条:①典型的缺血性胸痛的临床病史。②特征性的心电图动态演变。③血清心肌坏死标记物浓度的动态改变。对于非 ST 段抬高性心肌梗死(NSTEMI)患者,血清肌钙蛋白测定的诊断价值更大。

**【处理原则】**

STEMI 患者应及早发现、及早入院治疗,并加强入院前的就地处理,尽量缩短患者就诊、检查、处置、转运等时间。治疗原则是尽快恢复心肌的血液灌注(到达医院后 30 分钟内开始溶栓或 90 分钟内行 PCI),以挽救濒死的心肌,防止梗死面积扩大或缩小心肌缺血范围,保护和维持心脏功能,及时处理严重心律失常、泵衰竭和各种并发症,防止猝死。

1. 一般治疗

(1)休息  急性期绝对卧床休息。

(2)吸氧  使用鼻导管或面罩持续或间断给氧,氧流量 2~5L/min。

(3)监测  急性期常规安置于心脏重症监护病房(CCU),进行心电、血压、呼吸、心功能监测。严重泵衰竭者还应监测肺毛细血管楔压和静脉压。

2. 解除疼痛  ①哌替啶 50~100mg 肌内注射或吗啡 2~4mg 静脉注射,必要时 1~2 小时后重复使用,可减轻患者交感神经兴奋和濒死感,但应注意防止低血压和呼吸功能抑制等不良反应。②疼痛较轻者可用罂粟碱肌注或可待因口服。③硝酸甘油或硝酸异山梨酯舌下含服或静脉滴注。④β 受体阻滞剂:剧烈胸痛或伴血压显著升高且其他处理未缓解时,可静脉应用美托洛尔,但应排除心力衰竭、低血压、心动过缓或有房室传导阻滞。

3. 抗血小板治疗  阿司匹林为溶栓治疗前常规用药。无禁忌证者立即口服水溶性阿司匹林或嚼服肠溶性阿司匹林 300mg,然后以 75~150mg 每天 1 次长期维持。STEMI 静脉溶栓患者给予氯吡格雷口服。

4.抗凝治疗　肝素在急性 STEMI 中的应用根据临床情况而定。①使用溶栓治疗的患者,肝素作为辅助用药,应根据溶栓制剂合理使用。②未使用溶栓治疗的患者,肝素的应用是否有利尚无充分证据。

5.再灌注心肌　起病 3~6 小时,最多 12 小时内,使闭塞的冠状动脉再通,心肌得到再灌注,濒临坏死的心肌可能得以存活或使坏死范围缩小,减轻梗死后心肌重构,改善预后。血管开通时间越早,挽救的心肌越多。

(1)经皮冠状动脉介入治疗(percutaneous coronary intervention,PCI)　如果证实为 STE-MI,应优先将发病 12 小时内的患者转运至有条件行急诊 PCI 的医院,直接将患者送入心导管室尽快实施 PCI,可获得更好的治疗效果。溶栓治疗后仍有明显胸痛患者,可行补救性 PCI。

(2)溶检疗法(thrombolytic therapy)　无条件施行急诊介入治疗或延误再灌注时机者,无禁忌证应立即行溶栓治疗。发病 3 小时内,心肌梗死溶栓治疗血流完全灌注率高,获益最大。

①适应证:a.2 个或 2 个以上相邻导联 ST 段抬高(胸前导联≥0.2mV,肢体导联≥0.1mV),或病史提示 AMI 伴左束支传导阻滞,起病时间<12 小时,患者年龄<75 岁。b.ST 段显著抬高的心肌梗死患者年龄<75 岁,经慎重权衡利弊仍可考虑。c.ST 段抬高的心肌梗死发病时间已达 12~24 小时,如有进行性缺血性胸痛,广泛 ST 段抬高者也可考虑。

②绝对禁忌证:a.既往脑出血史或不明原因的卒中。b.已知脑血管结构异常。c.颅内恶性肿瘤。d.3 个月内发生缺血性卒中(不包括 4.5 小时内急性缺血性卒中)。e.可疑主动脉夹层。f.活动性出血或出血倾向(不包括月经来潮)。g.3 个月内严重头部闭合伤或面部创伤。h.2 个月内颅内或脊柱内外科手术。i.严重未控制的高血压,收缩压>180mmHg 和(或)舒张压>110mmHg,对紧急治疗无反应。

③相对禁忌证:a.年龄≥75 岁。b.3 个月前有缺血性卒中。c.创伤(3 周内)或持续>10 分钟心肺复苏。d.3 周内接受过大手术。e.4 周内有内脏出血。f.近期(2 周内)不能压迫止血部位的大血管穿刺。g.妊娠。h.不符合绝对禁忌证的已知其他颅内病变。i.活动性消化性溃疡。j.正在使用抗凝药物,国际标准化比值(INR)水平越高,出血风险越大。

④溶栓药物:常用药物有非特异性和特异性纤溶酶原激活剂,优先选用后者。特异性纤溶酶原激活剂能激活血栓中纤维蛋白溶酶原,使其转变为纤维蛋白溶酶而溶解冠状动脉内的血栓。a.特异性纤溶酶原激活剂:重组组织型纤维蛋白溶酶

原激活剂(rt-PA)阿替普酶,选择性激活血栓部位的纤溶酶原,对全身纤溶活性影响较小,无抗原性;其半衰期短,需要同时联合使用肝素(24~48 小时),防止再闭塞。可选择全量 90 分钟加速给药法或半量给药法。其他特异性纤溶酶原激活剂还有改良的组织型纤溶酶原激活剂(t-PA)衍生物如瑞替普酶,其溶栓治疗的选择性更高,药物剂量和不良反应均减少,可静脉推注,更适合院前使用,但需与肝素联合使用。b. 非特异性纤溶酶原激活剂:尿激酶(UK)和链激酶(SK)。尿激酶可直接将循环血液中的纤溶酶原转变为有活性的纤溶酶,无抗原性和变态反应。链激酶为异种蛋白,可引起变态反应,在 2 年内应避免再次应用。溶栓结束后 12 小时皮下注射普通肝素 3~5 天。

⑤溶栓再通的标准:根据冠状动脉造影直接判断,或根据以下指标间接判断:a. 60~90 分钟内心电图抬高的 ST 段至少回落 50%。b. cTnI、cTnT 峰值提前至发病 12 小时内,CK-MB 酶峰提前至 14 小时内。c. 2 小时内胸痛症状明显缓解。d. 2~3 小时内出现再灌注心律失常。上述 4 项中,a 和 b(心电图变化和心肌坏死标记物峰值前移)最重要。

(3)紧急主动脉-冠状动脉旁路移植术(CABG)  介入治疗失败或溶栓治疗无效,有手术指征者,争取 6~8 小时内紧急施行 CABG。

6. 消除心律失常  心律失常必须及时消除,以免演变为严重心律失常甚至猝死。

(1)室颤或持续多形性室性心动过速  尽快采用非同步直流电除颤或同步直流电复律;单形性室性心动过速药物疗效不满意时也应及早用同步直流电复律。

(2)室性期前收缩或室性心动过速  立即利多卡因静脉注射,必要时可重复使用。

(3)缓慢性心律失常  阿托品肌内注射或静脉注射。

(4)二度或三度房室传导阻滞伴有血流动力学障碍者,宜植入临时心脏起搏器起搏治疗。

(5)室上性快速心律失常  维拉帕米、美托洛尔、胺碘酮等药物治疗不能控制时,可考虑同步直流电复律。

7. 控制休克  心肌梗死时有心源性休克,也伴有外周血管舒缩障碍、血容量不足等因素,因此,应在血流动力学(中心静脉压、肺动脉楔压)监测下,给予补充血容量及应用升压药、血管扩张剂和纠正酸中毒等抗休克处理。为降低心源性休克的病死率,有条件的医院可考虑主动脉内球囊反搏术或左心室辅助装置辅助循环,然后做选择性冠状动脉造影,行 PCI 或 CABG。

8.治疗心力衰竭　急性左心衰竭者以吗啡和利尿剂为主,也可选用血管扩张剂减轻左心室的前、后负荷。严重心力衰竭或急性肺水肿患者应尽早使用机械辅助通气。心肌梗死发生后24小时内尽量避免使用洋地黄制剂,右心室梗死的患者应慎用利尿剂。

9.其他治疗

(1)β受体阻滞剂、钙通道阻滞剂　起病早期如无禁忌证可尽早使用β受体阻滞剂,如美托洛尔、阿替洛尔等,尤其是前壁心肌梗死伴有交感神经功能亢进者,可防止梗死范围扩大,改善预后。

(2)极化液疗法　氯化钾1.5g、普通胰岛素10U加入10%葡萄糖溶液500ml中,静脉滴注,可促进心肌摄取和代谢葡萄糖,促使钾离子进入细胞内,恢复心肌细胞膜的极化状态,以利于心肌的正常收缩,减少心律失常发生。

**【护理诊断/问题】**

1.疼痛:胸痛　与心肌缺血坏死有关。

2.活动无耐力　与心肌氧的供需失调有关。

3.有便秘的危险　与进食少、活动少、不习惯床上排便有关。

4.潜在并发症:猝死、心力衰竭。

**【护理措施】**

(一)一般护理

1.休息与活动

(1)发病24小时内绝对卧床休息,并告知患者和家属卧床休息降低心肌耗氧量和交感神经兴奋性,缩小梗死范围,有利于缓解疼痛和心功能的恢复,以取得合作。

(2)24小时后病情平稳无并发症,指导并协助患者床上做关节被动与主动运动、腹式呼吸等,并根据患者情况制定活动计划(溶栓或急诊经皮冠状动脉腔内成形术+支架植入的患者,若闭塞的血管及时再通者可根据病情提早活动,尤其是年龄55岁以下的早发冠心病者)。3天以后患者可以床上坐起及进行床边活动,1周后开始室内活动,逐步过渡到室外活动(活动方式可选择:散步、医疗体操等有氧运动)。活动时必须在医护人员监测下进行,以不引起任何不适为度。活动时心率增加<10次/分可加大运动量,若运动时心率增加>20次/分,收缩压降低超过15mmHg,出现心律失常或心电图ST段缺血型下移≥0.1mV或上升≥0.2mV,则应退回到前一个运动水平。出现下列情况时应减缓运动进程或停止运动:①胸痛、胸闷、心悸、气促、头晕、恶心、呕吐等。②心肌梗死3周内活动时,心率变化>20次/

分或血压变化>20mmHg。③心肌梗死 6 周内活动时,心率变化>30 次/分或血压变化>30mmHg。

2. 饮食护理　发病 4~12 小时内给予流食,逐步过渡到低脂、低胆固醇、清淡、易消化饮食,提倡少量多餐,忌过饱。增加富含纤维素食物(如水果、蔬菜等)的摄入。

3. 保持排便通畅　防止便秘时用力排便导致心脏破裂、心律失常或心力衰竭等,一旦出现排便困难,可使用开塞露或低压盐水灌肠,必要时使用缓泻剂。

4. 环境　保持环境安静,限制探视,避免各种不良刺激。急性期安置于 CCU,CCU 医护人员应将监护仪的报警声尽量调低,以免影响患者休息,增加患者心理负担;工作时做到紧张有序,避免忙乱带给患者不信任感和不安全感。

(二)病情观察

密切观察并记录心电、呼吸、血压、血氧饱和度等数值的变化,发现异常立即通知医师。观察胸痛的缓解情况及心肌酶的动态演变情况;准确记录 24 小时出入量;是否出现再灌注心律失常、出血、低血压等表现。

(三)症状体征的护理

1. 疼痛　观察疼痛的部位、性质、持续时间及缓解情况。遵医嘱给氧,以增加心肌氧的供应,减轻缺血和疼痛。遵医嘱应用镇痛剂及硝酸酯类药物等。

2. 心律失常　急性期严密心电监测,及时发现心率及心律的变化。在溶栓治疗后 24 小时内易发生再灌注性心律失常,特别是在开始溶栓治疗至溶栓结束后 2 小时内应设专人床旁心电监测,发现频发室性期前收缩,成对出现或呈非持续性室速,多源性或 R on T 现象的室性期前收缩及严重房室传导阻滞时,应立即通知医师,遵医嘱使用利多卡因等药物,警惕室颤或心搏骤停、心脏性猝死的发生。监测电解质和酸碱平衡(电解质紊乱或酸碱平衡失调时更容易并发心律失常)。准备好急救药物和抢救设备如除颤器、起搏器等,随时准备抢救。

3. 心力衰竭　严密观察患者有无呼吸困难、咳嗽、咳痰、少尿、颈静脉怒张、低血压、心率加快等,听诊肺部有无湿啰音。避免情绪激动、饱餐、用力排便等加重心脏负担的因素。一旦发生心力衰竭,则按心力衰竭进行护理。

(四)用药护理

1. 镇痛剂　遵医嘱给予吗啡或哌替啶,注意有无呼吸抑制、低血压等。

2. 溶栓药物　观察患者使用溶栓药物后有无不良反应,如变态反应、低血压、出血等。

3. 硝酸酯类药物　应用时随时监测血压变化,维持收缩压在 90mmHg 以上。

(五)心理护理

嘱患者保持情绪稳定,简明扼要地解释疾病过程与配合治疗密切相关,说明不良情绪会增加心肌耗氧量而不利于病情的控制。向患者讲明 AMI 急性期入住 CCU 后病情的任何变化均在医护人员的严密监护下并能得到及时治疗,能很大程度地降低急性期的危险性,以缓解患者的恐惧心理。

(六)健康教育

除参见"心绞痛"患者的健康教育外,还应注意如下问题。

1. 疾病知识指导指　导患者按照 A,B,C,D,E(A:Aspirin,阿司匹林或联合使用氯吡格雷,抗血小板聚集,Anti-anginaltherapy 抗心绞痛治疗,如硝酸酯类制剂。B:(3-blocker,β 受体阻滞剂,Blood pressure control 控制血压。C:Cholesterol lowing 控制血脂水平,Cigarette quitting 戒烟。D:Diet control 控制饮食,Diabetes treatment 治疗糖尿病。E:Exercise 鼓励有计划的、适当的运动锻炼,Education 患者及其家属教育,普及有关冠心病的知识)为符号的五项原则,积极做到全面综合的二级预防,预防再次梗死和其他心血管事件。

2. 康复指导　与患者一起制定个体化运动处方,指导患者出院后的运动康复训练。训练原则:循序渐进、持之以恒;运动项目:有氧步行、慢跑、太极拳等,个人卫生活动、家务劳动、娱乐活动等也对康复有益;运动强度:根据个体心肺功能,选择最大心率的 40%~80% 来控制;持续时间:开始每次训练 6~10 分钟,含各 1 分钟左右的热身活动和整理活动,随着对运动的适应和心功能的改善,可逐渐延长至每次 30~60 分钟;运动频率:5~7 天/周,1~2 次/天。经 2~4 个月的体力活动锻炼后,酌情恢复部分或较轻工作。

3. 用药指导与病情监测　指导患者按医嘱服药,告知药物的用法、作用和不良反应,并教会患者定时测脉搏、血压,提高患者的用药依从性。若胸痛发作频繁、程度较重、时间较长,服用硝酸酯制剂疗效较差时,提示发生急性心血管事件,应及时就医。

# 第五节　原发性高血压

原发性高血压(primary hypertension)是指原因不明的以体循环动脉压持续升高[收缩压≥140mmHg 和(或)舒张压>90mmHg]为主要表现的综合征,简称高血压病。原发性高血压是常见的慢性病之一,也是心脑血管疾病最主要的危险因素,可损伤心、脑、肾等重要脏器的结构和功能,导致心肌梗死、心力衰竭、脑卒中及慢性肾脏病等主要并发症,占血压升高患者的95%。继发性高血压是指由某些确定的疾病或病因(原发性醛固酮增多症、嗜铬细胞瘤、肾血管性高血压、肾素分泌瘤等)引起的血压升高,约占血压升高患者的5%。

高血压的患病率和发病率在不同国家、地区或种族之间也不同,欧美等国家较亚非国家高,工业化国家较发展中国家高,美国黑人患者数约为白人的2倍。研究表明,目前我国高血压患者超过2亿。我国高血压患病率和流行存在地区、城乡和民族差别。北方高于南方,华北和东北属于高发区;东部高于西部;沿海高于内地;城市高于农村;高原少数民族地区患病率较高。高血压患病率随年龄增长而上升,女性在更年期前患病率低于男性,更年期后高于男性。

**【病因与发病机制】**

1. 病因　目前认为,高血压是在遗传因素和环境因素等多种病因交互作用下,使正常血压调节机制失代偿所致。其中遗传因素约占40%,环境因素约占60%。

(1)遗传因素　原发性高血压有明显的家族聚集倾向。父母均有高血压,子女发病率高达46%。遗传可能存在主要基因显性遗传和多基因关联遗传两种方式。

(2)环境因素　①饮食:研究表明,不同地区人群高血压患病率和血压水平与钠盐平均摄入量呈显著正相关,但改变钠盐摄入量并不会影响所有患者的血压水平,说明摄盐过多导致血压升高主要见于对盐敏感人群。另外,有人认为饮食中低钾、低钙、高蛋白、饱和脂肪酸增高或饱和脂肪酸与不饱和脂肪酸比值增高也属于升压因素。饮酒量也与血压水平线性相关,尤其是收缩压。②精神应激:人在长期精神紧张、压力、焦虑或环境噪声等因素刺激下也可引起高血压。③吸烟:吸烟可使交感神经末梢释放去甲肾上腺素增加而使血压增高,同时也可通过氧化应激损害一氧化氮(NO)介导的血管舒张引起血压增高。

(3)其他因素　①体重:超重和肥胖是血压升高的重要危险因素。一般采用体质指数(BMI)来衡量肥胖程度,血压与BMI呈显著正相关。腹型肥胖者容易发生高血压,腰围男性≥90cm或女性≥85cm,发生高血压的风险是腰围正常者的4倍以上。②药物-服用避孕药女性血压升高发生率及程度与服药时间长短有关,终止服药后可逆转。③睡眠呼吸暂停低通气综合征(SAHS):SAHS患者50%有高血压,血压升高程度与病程和严重程度有关。

2. 发病机制　高血压的发病机制目前尚无完整统一的认识,主要体现在以下几个方面。

(1)神经机制 各种原因使大脑皮质下神经中枢功能发生变化,多种神经递质浓度与活性异常,包括去甲肾上腺素、肾上腺素、多巴胺、5-羟色胺、血管紧张素等,最终导致交感神经系统活性亢进,血浆儿茶酚胺浓度升高,小动脉收缩增强而导致血压增高。

(2)肾脏机制 各种原因引起肾性水、钠潴留,心排血量增加,机体为避免心排血量增高使组织过度灌注,通过全身血流自身调节使阻力小动脉收缩增强,导致外周血管阻力增高和血压升高;也可能通过排钠激素分泌释放增加,在排泄水、钠同时使外周血管阻力增高而使血压升高。

(3)激素机制 肾素-血管紧张素-醛固酮系统(RAAS)激活。肾小球入球小动脉的球旁细胞分泌肾素,作用于肝脏产生的血管紧张素原(AGT),生成血管紧张素Ⅰ(ATⅠ),再经肺循环的血管紧张素转换酶(ACE)的作用转变为血管紧张素Ⅱ(ATⅡ),其作用于血管紧张素Ⅱ受体,使小动脉平滑肌收缩,外周血管阻力增加,并可刺激肾上腺皮质球状带分泌醛固酮,使水钠潴留,血容量增加。ATⅡ还可通过交感神经末梢突触前膜的正反馈使去甲肾上腺素分泌增加。

(4)血管机制 大动脉和小动脉结构和功能的变化在高血压发病中发挥着重要作用。血管壁内皮细胞能生成、激活和释放各种血管活性物质,例如一氧化氮(NO)、前列腺素(PGI2)、内皮素(ET-1)等,调节着心血管功能。年龄增长及各种心血管危险因素增加,均会导致血管内皮细胞功能异常,氧自由基产生增加,NO灭活增强,发生血管炎症、氧化应激反应等致动脉弹性和结构发生改变。由于大动脉弹性减退,导致收缩压升高,舒张压降低,脉压增大。

【临床表现】

本病起病缓慢,缺乏特殊临床表现,早期常无症状。

1. 一般表现

(1)症状 头痛、头晕、疲劳、心悸、耳鸣等,也可出现视物模糊、鼻出血等较重症状,但并不一定与血压水平成正比。可因过度疲劳、情绪剧烈波动、失眠等加剧,休息后多可缓解。典型的高血压头痛在血压下降后即可消失。

(2)体征 除血压升高外,心脏听诊可闻及主动脉瓣区第二心音亢进、收缩期杂音或收缩早期嗤喇音。长期持续高血压可有左心室肥厚出现抬举样心尖搏动。

2. 并发症 主要与高血压导致重要(靶)器官的损害有关,也是导致高血压患者致残甚至致死的主要原因。

(1)脑血管病 包括脑出血、脑血栓形成、腔隙性脑梗死、高血压脑病等,多属于高血压急症的范畴。

（2）心脏　①高血压性心脏病：与持续左心室后负荷增加有关，主要表现为活动后心悸、气促，心尖搏动呈抬举样等。随着病情进展，最终可导致心力衰竭、心律失常等。②心力衰竭。③冠心病。

（3）肾脏　高血压肾病及慢性肾衰竭。早期主要表现为夜尿量增加、轻度蛋白尿、镜下血尿或管型尿等，效果控制不佳者最终可发展为慢性肾衰竭。

（4）其他　①眼底改变及视力、视野异常。②主动脉夹层。

3.高血压急症和亚急症　高血压急症（hypertensive emergencies）指原发性或继发性高血压患者，在某些诱因作用下，血压突然和明显升高（一般超过180/120mmHg），同时伴有进行性心、脑、肾等靶器官功能不全的表现。高血压急症包括高血压脑病、颅内出血（脑出血和蛛网膜下腔出血）、脑梗死、急性左心衰竭、急性冠状动脉综合征、主动脉夹层、子痫、急性肾小球肾炎、围手术期严重高血压等。少数患者病情急骤发展，舒张压持续≥130mmHg，并有头痛，视物模糊，眼底出血、渗出，肾脏损害出现持续蛋白尿、血尿与管型尿，称为恶性高血压。应注意血压水平的高低与急性靶器官损害的程度并非成正比。

高血压亚急症（hypertensive urgencies）指血压明显升高但不伴严重临床症状及进行性 IE 器官损害。患者可有血压明显升高引起的症状，如头痛、胸闷、鼻出血和烦躁不安等。高血压亚急症与高血压急症的唯一区别是有无新近发生的、急性进行性的靶器官损害。

【实验室及其他检】

1.实验室检查　血液生化检查（钾、空腹血糖、血清总胆固醇、甘油三酯、高密度脂蛋白胆固醇、低密度脂蛋白胆固醇和尿酸、肌酐等）；全血细胞计数、血红蛋白和血细胞比容；尿液分析（尿蛋白、尿糖和尿沉渣镜检）。

2.其他检查心电图　24 小时动态血压监测（ambulatory blood pressure monitoring，AB-PM）、超声心动图、颈动脉超声、餐后血糖（当空腹血糖≥6.1mmol 时测定）、尿白蛋白定量（糖尿病患者必查项目）、尿蛋白定量（用于尿常规检查蛋白阳性者）、眼底检查、胸片等。

【诊断要点】

高血压的诊断主要根据血压值，测量安静休息时上臂肱动脉血压，一般以非同日未服药状态下，2 次或 2 次以上所测定的血压平均值为基准，收缩压≥140mmHg和（或）舒张压≥90mmHg 时可诊断为高血压。如果收缩压或舒张压的 2 次读数相差 5mmHg 以上，应再次测量，取 3 次读数的平均值记录。一般人群左、右上臂的血压相差<10~20mmHg,右侧>左侧。

1. 血压水平分类和定义 根据血压升高水平,进一步将高血压分为1级、2级和3级(表2-14)。

表2-14 血压水平分类和定义(mmHg)

| 分类 | 收缩压 | | 舒张压 |
|---|---|---|---|
| 正常血压 | <120 | 和 | <80 |
| 正常高值 | 120~139 | 和(或) | 80~89 |
| 高血压 | ≥140 | 和(或) | ≥90 |
| 1级高血压(轻度) | 140~159 | 和(或) | 90~99 |
| 2级高血压(中度) | 160~179 | 和(或) | 100~109 |
| 3级高血压(重度) | ≥180 | 和(或) | ≥110 |
| 单纯收缩期高血压 | ≥140 | 和 | <90 |

注:以上标准适用于成人,当收缩压和舒张压分属于不同分级时,以较高的级别作为标准。

2. 心血管危险分层 根据血压水平、心血管危险因素、靶器官损害、伴临床疾病,分为低危、中危、高危和很高危四个层次(表2-15)。用于分层的心血管危险因素、靶器官损害、伴临床疾病见表2-16。

表2-15 高血压患者心血管危险水平分层

| 其他危险因素和病史 | 高血压 | | |
|---|---|---|---|
| | 1级 | 2级 | 3级 |
| 无 | 低危 | 中危 | 高抵 |
| 1~2个其他危险因素 | 中危 | 中危 | 很高危 |
| ≥3个其他危险因素,或靶器官损害 | 高危 | 高危 | 很高危 |
| 临床并发症或合并糖尿病 | 很高危 | 很高危 | 很高危 |

2-16　用于分层的心血管危险因素、靶器官损害、伴临床疾病

| 心血管危险因素 | 靶器官损害(TOD) | 伴临床疾病 |
| --- | --- | --- |
| · 高血压水平(1~3 级) | · 左心室肥厚 | · 脑血管病 |
| · 性别 | 心电图:$S_{V1}+R_{V5}>38mV$ 或 | 　脑出血,缺血性脑卒中, |
| 男性>55 岁;女性>65 岁 | $R_{aVL}+S_{V3}>2440mm \cdot ms$ | 短暂性脑缺血发作 |
| · 吸烟 | 　超声心动图 LVMI: | · 心脏疾病心肌梗死、心绞 |
| · 糖耐量受损(2 小时血糖 | 　男≥125g/m2;女≥120g/m2 | 痛、冠状动脉血运重建史、 |
| 7.8~11.0mmol/L)和/或空腹 | · 颈动脉超声 IMT≥0.9mm | 慢性心力衰竭 |
| 血糖异常(6.1~6.9mmol/L) | 或动脉粥样斑块 | · 肾脏疾病糖尿病肾病,肾 |
| · 血脂异常 TC≥5.7mmol/L | · 颈-股动脉脉搏波速度> | 功能受损,血肌酐:男性> |
| (220mg/dl) 或 LDL-C>3. | 12m/s | 133^mol/L(1.5mg/dl); |
| 3mmol/L ( 130mg/dl ) 或 | · 踝/臂血压指数<0.9(＊选 | 女性>124 叫 nol/L(1.4mg/ |
| HDL-C<1.0mmol/L(40mg/ | 择使用) | dl)蛋白尿(>300mg/24h) |
| dl) | · 估算的肾小球滤过率降低 | · 外周血管疾病 |
| · 早发心血管病家族史 | (eGFR<60ml/min · 1.73m2) | · 视网膜病变出血或渗出, |
| (一级亲属发病年龄<50 | 或血清肌酐轻度升高 | 视盘水肿 |
| 岁) | 　男性 115~133μmol/L(1. | · 糖尿病 |
| · 腹型肥胖 | 3~1.5mg/dl); | 空腹血糖:≥7.0mmol/L |
| (腰围:男性≥90cm;女性≥ | 　女性 107~124μmol/L(1. | (126mg/dl)餐后血糖:≥ |
| 85cm) | 2~1.4mg/dl) | 11. lmmol/L(200mg/dl)糖 |
| 　或肥胖(BMI≥28kg/m2) | · 微量白蛋白尿 30~300mg/ | 化血红蛋白:(HbAlc)≥ |
| · 高同型半胱氨酸>10μmol/L | 24h 或 白蛋白/肌酐比多 | 6.5% |
| | 30mg/g(3.5mg/mmol) | |

注:TC,总胆固醇;LDL-C,低密度脂蛋白胆固醇;HDL-C,高密度脂蛋白胆固醇;LVMI,左心
　室质童指数;IMT,颈动脉内膜中层厚度;BMI,体质指数。

【处理原则】

原发性高血压目前尚无根治方法,治疗的主要目的是降低心脑血管并发症发生率和死亡率,干预可逆的心血管危险因素,处理存在的各种临床症状。目前主张将一般高血压患者的血压降至 140/90mmHg 以下;65 岁及以上的老年人的收缩压控制在 150mmHg 以下(如能耐受还可进一步降低);伴有慢性肾脏疾病、糖尿病或病情稳定的冠心病或脑血管病的高血压患者治疗更应个体化,一般将血压降至 130/80mmHg 以下,脑卒中后的高血压患者的血压应<140/90mmHg。

1. 非药物治疗　生活方式干预,适用于各级高血压患者。主要措施包括:①减

少钠盐摄入,增加钾盐摄入;②控制体重;③戒烟、限酒;④适当参加体育运动;⑤减轻精神压力,保持心理平衡。

2.药物治疗

(1)降压药适用范围　①高危、很高危或3级高血压患者,应立即开始降压药物治疗。②确诊的2级高血压患者,应考虑开始药物治疗。③1级高血压患者,在生活方式干预数周后,血压仍>140/90mmHg,应开始降压药物治疗。

(2)降压药物种类与作用特点　目前常用降压药物主要有五大类,即利尿剂、β受体阻滞剂、钙通道阻滞剂(CCB)、血管紧张素转换酶抑制剂(ACEI)、血管紧张素Ⅱ受体拮抗剂(ARB),各类代表药物名称、剂量及用法见表2-17。

表2-17　常用降压药物名称、剂量、用法

| 药物分类 | 药物名称 | 每天剂量(mg) | 用法(次/日) | 主要不良反应 |
|---|---|---|---|---|
| 利尿药 | | | | |
| 噻嗪类利尿药 | 氢氯噻嗪 | 6.25~25 | 1~2 | 血钾减低,血钠减低,血尿酸升高 |
| 保钾利尿药 | 氨苯蝶啶 | 50 | 1~2 | 血钾增高 |
| 袢利尿药 | 呋塞米 | 20~80 | 2 | 血钾减低 |
| β受体阻滞剂 | 比索洛尔 | 2.5~10 | 1 | 支气管痉挛,心功能抑制 |
| | 美托洛尔平片 | 50~100 | 2 | |
| | 美托洛尔缓释片 | 47.5~190 | 1 | |
| | 阿替洛尔 | 12.5~50 | 1~2 | |
| | 普萘洛尔 | 30~90 | 2~3 | |
| | 倍他洛尔 | 5~20 | 1 | |
| 钙通道阻滞剂 | | | | |
| 二氢吡啶类 | 氨氯地平 | 2.5~10 | 1 | 踝部水肿,头痛,潮红 |
| 硝苯地平 | | 10~30 | 2~3 | |
| 硝苯地平缓释片 | | 10~20 | 2 | |

续 表

| 药物分类 | 药物名称 | 每天剂量(mg) | 用法(次/日) | 主要不良反应 |
|---|---|---|---|---|
| | 硝苯地平控释片 | 30~60 | 1 | |
| | 左旋氨氯地平 | 1.25~5 | 1 | |
| | 非洛地平缓释片 | 2.5~10 | 1 | |
| | 拉西地平 | 4~8 | 1 | |
| | 尼群地平 | 20~60 | 2~3 | |
| 血管紧张素转换酶抑制剂 | 卡托普利 | 25~300 | 2~3 | 咳嗽,血钾升高,血管性水肿 |
| | 依那普利 | 2.5~40 | 2 | |
| | 贝那普利 | 5~40 | 1~2 | |
| | 赖诺普利 | 2.5~40 | 1 | |
| | 培哚普利 | 4~8 | | |
| 血管紧张素Ⅱ受体拮抗剂 | 氯沙坦 | 25~100 | | 血钾升高,血管性水肿(罕见) |
| | 缬沙坦 | 80~160 | | |
| | 厄贝沙坦 | 150~300 | 1 | |
| | 替米沙坦 | 20~80 | 1 | |
| | 坎地沙坦 | 4~32 | 1 | |

①利尿剂:通过利钠排水、减少细胞外容量、降低外周血管阻力发挥降压作用。适用于轻、中度高血压患者,对单纯收缩期高血压、合并肥胖或糖尿病、合并心力衰竭和老年高血压患者有较强的降压效应。降压起效较平稳、缓慢,持续时间相对较长,作用持久。

②β受体阻滞剂:主要通过抑制过度激活的交感神经活性、抑制心肌收缩力、减慢心率发挥降压作用。适用于各种不同程度的高血压患者,尤其是心率较快的中、青年患者或合并心绞痛和慢性心力衰竭患者。降压起效较迅速、强力。

③钙通道阻滞剂(CCB):主要通过阻断血管平滑肌细胞上的钙离子通道,发挥扩张血管降低血压的作用。适用于老年高血压、单纯收缩期高血压、伴稳定型心绞痛、冠状动脉或颈动脉粥样硬化及周围血管病患者。降压起效迅速,降压疗效和降

压幅度相对较强,剂量与疗效呈正相关关系。

④血管紧张素转换酶抑制剂(ACEI)通过抑制血管紧张素转化酶阻断肾素血管紧张素系统发挥降压作用,对于高血压患者具有良好的靶器官保护和心血管终点事件预防作用。适用于伴有慢性心力衰竭、心肌梗死、蛋白尿、糖尿病肾病等患者。降压起效缓慢,3~4周时达最大作用。

⑤血管紧张素Ⅱ受体拮抗剂(ARB):通过阻断血管紧张素Ⅱ受体发挥降压作用。适用于伴左室肥厚、心力衰竭、蛋白尿、糖尿病肾病,以及不能耐受 ACEI 的患者。降压起效缓慢,但持久而平稳,在6~8周时达最大作用。

(3)降压药物应用原则 大多数无并发症的患者可单独或联合使用噻嗪类利尿剂、β受体阻滞剂、CCB、ACEI 和 ARB 治疗,但应遵循以下原则:①小剂量开始:初始较小的有效剂量,根据需要,逐步增加。②优先选择长效制剂:有效控制夜间血压与晨峰血压,更有效预防心脑血管并发症发生。③联合用药:在低剂量单药疗效不满意时,可以采用两种或多种降压药物联合。对于2级高血压患者在治疗开始即可采用两种降压药物联合治疗。我国临床主要推荐应用的优化联合治疗方案是:ACEI/ARB+二氢吡啶类 CCB;ARB/ACEI+噻嗪类利尿剂;二氢吡啶类 CCB+噻嗪类利尿剂;二氢吡啶类 CCB+β受体阻滞剂。④依从性:依从性良好的患者,一般在治疗3~6个月内可达到血压控制目标值。⑤个体化:根据患者具体情况和耐受性及个人意愿,选择降压药物。

(4)伴靶器官损害的降压治疗 ①伴脑血管病者可选择 ARB、长效钙通道阻滞剂、ACEI 或利尿剂。②伴心肌梗死者可选择β受体阻滞剂和 ACEI,对稳定型心绞痛患者,可选择受体阻滞剂和钙通道阻滞剂。③伴心力衰竭者,宜选择利尿剂、ACEI 或 ARB 和β受体阻滞剂。④伴慢性肾衰竭者通常选择3种或3种以上降压药物,ACEI 或 ARB 应在早、中期使用。⑤伴糖尿病者,一般选 ACEI 或 ARB,必要时用钙通道阻滞剂和小剂量利尿剂。

3. 高血压急症的治疗

(1)处理原则 严密监测血压;尽快应用适宜的降压药降压,初始阶段(数分钟至1小时内)血压控制的目标为平均动脉压的降低幅度不超过治疗前水平的25%;在其后2~6小时内将血压降至安全水平,达 160/100mmHg 左右。

(2)常用降压药物 ①硝普钠:同时扩张静脉和动脉,降低前、后负荷。适用于各种高血压急症。②硝酸甘油:扩张静脉和选择性扩张冠状动脉与大动脉。主要用于高血压急症伴急性心力衰竭或急性冠状动脉综合征。③尼卡地平:降压同时改善脑血流量。主要用于高血压急症合并急性脑血管病。

4.高血压亚急症的治疗　通过口服降压药控制,在 24~48 小时内将血压缓慢降至 160/100mmHg,注意药物的不良反应或低血压。

**【护理诊断/问题】**

1.疼痛:头痛　与血压升高有关。

2.有受伤的危险　与头晕、视物模糊、意识改变或发生直立性低血压有关。

3.潜在并发症:高血压急症。

4.知识缺乏:缺乏高血压疾病相关知识。

**【护理措施】**

(一)一般护理

1.休息与活动　休息可使高血压患者的部分症状减轻或改善,高血压初期可不限制一般的体力活动(如慢跑、步行、游泳等),但避免重体力活动,保证充足睡眠。血压较高、症状较重或有并发症的患者应卧床休息。高血压急症患者绝对卧床休息,抬高床头,避免一切不良刺激和不必要的活动,协助生活护理,保持呼吸道通畅,给予氧气吸入,必要时用镇静剂稳定患者情绪。

2.饮食护理　限制钠盐摄入,每天应低于6g,选择低脂肪、易消化、高纤维素食物,控制总热量。

(二)病情观察

1.观察头痛、头晕等症状的改善情况,定期监测血压以判断疗效。

2.观察有无高血压急症发生。定期监测血压,一旦发现血压急剧升高、剧烈头痛、呕吐、大汗、视物模糊、面色及神志改变、肢体运动障碍等症状,立即通知医师并协助处理。

(三)症状体征的护理

1.头痛　嘱患者卧床休息,抬高床头,改变体位时动作要慢。避免劳累、情绪激动、精神紧张、环境嘈杂等不良因素。指导患者使用放松技术/如心理训练、音乐治疗、缓慢呼吸等。

2.直立性低血压的预防及处理　①直立性低血压表现:乏力、头晕、心悸、出汗、恶心、呕吐等。②预防直立性低血压:避免长时间站立(尤其在服药后 1~2 小时内),因长时间站立腿部血管扩张,血液淤积于下肢,脑部血流量减少而发生低血压;变换体位,特别是从卧、坐位、下蹲位起立时动作宜缓慢;服药时间可选在平静休息时,服药后需休息一段时间再下床活动,如在睡前服药,夜间起床排尿时应注意;避免用洗澡水过热或蒸汽浴;不宜大量饮酒。③处理:立即平卧、抬高下肢,以促进血液回流。

3.高血压急症 给予心电、血压、呼吸监护,密切观察生命体征及意识变化,迅速建立静脉通路,遵医嘱尽早应用降压药物,用药过程中注意监测血压变化,避免出现血压骤降。

（四）用药护理

1.密切观察药物的不良反应 二氢吡啶类CCB常见不良反应包括反射性交感活性增强,导致心跳加快、面部潮红、下肢水肿、牙龈增生等。α受体阻滞剂易产生直立性低血压。其他降压药物,如利尿剂、β受体阻滞剂、ACEI和ARB类的用药护理详见本章第三节"心力衰竭"。

2.输液护理 静脉输注降压药物期间应严密监测血压变化并做好记录,特别是应用硝普钠和硝酸甘油时,应严格监测血压、控制滴速,密切观察药物的不良反应并及时通知医师。

（五）心理护理

向患者阐明不良情绪(情绪激动、精神紧张、身心过劳等)可使交感神经兴奋,引起血压升高,诱发高血压急症。根据患者的性格特点,提出改变性格的方法,调整生活节奏,避免情绪激动,保持情绪平和、轻松,血压稳定。

（六）安全护理

高血压患者由于头晕、视物模糊、意识改变或直立性低血压而容易受伤。告知患者有头晕、耳鸣、视物模糊等症状时,应卧床休息,必要时病床加用床挡。上厕所或外出时有人陪伴,若头晕严重,应协助患者床上大小便。伴恶心、呕吐时,应将呼叫器、痰盂等物品放在患者伸手可取处。避免迅速改变体位及至光线昏暗、有障碍物及地面湿滑的活动场所。

（七）健康教育

1.疾病相关知识指导 让患者了解自己的病情,包括高血压水平、危险因素及同时存在的临床疾患等,戒烟、不过量饮酒。限制钠盐摄入,选择营养平衡、低脂饮食,多补充新鲜蔬菜、水果、粗纤维食物。

2.运动指导 指导患者根据年龄和血压水平选择适宜的运动方式,可选择步行、慢跑、太极拳、气功等有氧运动。常用的运动强度指标为运动时最大心率达到170减去年龄,运动频率一般每周3~5次,每次30~60分钟。注意劳逸结合,运动强度、时间和频度以不出现不适反应为度。

3.病情监测指导 教会患者和家属正确的血压监测方法,每次就诊携带血压记录,作为医师调整药量或选择用药的依据。嘱患者服用降压药物时,不可擅自增减药量,更不可突然停服,以免血压突然急剧升高。指导患者定期随访。患者的随访时间依据心血管危险分层:低危或中危者,每1~3个月随诊1次;高危者,至少每个月随诊1次。

## 第六节　心脏瓣膜病

心脏瓣膜病(valvular heart disease)是由于炎症、黏液样变性、退行性改变、先天性畸形、缺血性坏死、创伤等原因引起的单个或多个瓣膜结构(包括瓣叶、瓣环、腱索、乳头肌等)的功能或结构异常,导致瓣口狭窄或关闭不全。心室扩大和主、肺动脉根部严重扩张也可产生相应房室瓣和半月瓣的相对性关闭不全。临床上以二尖瓣最常受累,其次为主动脉瓣。

风湿性炎症导致的瓣膜损害称为风湿性心脏病,简称风心病,与溶血性链球菌反复感染有关,感染后患者对链球菌产生免疫反应,使心脏结缔组织发生炎症病变。主要累及40岁以下人群。我国风心病的人群患病率有所下降,但风心病仍是我国最常见的心脏病之一。随着人口寿命的延长和动脉硬化的增加,钙化性主动脉瓣狭窄和瓣膜黏液样变性的发病率不断增加。本节重点介绍风心病中较常见的二尖瓣病变和主动脉瓣病变。

### 一、二尖瓣狭窄

正常人的二尖瓣口面积为 $4\sim6cm^2$,瓣口面积减少至 $1.5\sim2cm^2$ 属轻度狭窄、$1.0\sim1.5cm^2$ 属中度狭窄、小于 $1.0cm^2$ 属重度狭窄。严重狭窄时,左心房压需高达 $20\sim25mmHg$ 才能使血液通过狭窄的瓣口,添加充盈左心室以维持正常的心排血量。通过测量跨瓣压差可判断二尖瓣狭窄程度。

【病因与发病机制】

风湿性炎症导致瓣膜交界处、瓣叶游离缘、腱索等处粘连融合,上述病变导致二尖瓣开放受限,瓣口面积减少。轻度狭窄时,左心房压力升高,左心房代偿性扩张及肥厚以增强收缩,此时患者多无症状;中、重度狭窄时,左房压力开始升高,使肺静脉和肺毛细血管压力相继增高,导致肺顺应性减低,临床上出现劳力性呼吸困难,而左房压和肺静脉压升高,引起肺小动脉反应性收缩,最终导致肺小动脉硬化,肺动脉压力升高;重度肺动脉高压使右心室后负荷增加,右心室扩张肥厚,三尖瓣和肺动脉瓣关闭不全和右心衰竭。

【临床表现】

1. 症状　最常见的早期症状为呼吸困难,常在运动、情绪激动、妊娠、感染或快速房颤时诱发,随狭窄加重,出现夜间阵发性呼吸困难和端坐呼吸;常见咳嗽,多在劳动后或夜间睡眠时出现;可见咯血,为痰中带血或突然咯大量鲜血,伴有突发剧烈胸痛者要警惕肺梗死;少数患者出现声音嘶哑,由于扩大的左心房和肺动脉压迫左喉返神经所致。

2. 体征　重度二尖瓣狭窄常呈"二尖瓣面容(口唇及双颧发绀)",心尖区可闻及局限性、低调、隆隆样的舒张中晚期杂音。

3. 并发症

(1)房颤　为早期常见的并发症,房颤使心排血量减少20%~25%,一旦并发快速房颤,患者可突然出现严重的呼吸困难,甚至急性肺水肿。

(2)血栓栓塞　约20%二尖瓣狭窄患者发生,以脑栓塞最为常见,其次为外周动脉和内脏(脾、肾和肠系膜)动脉栓塞。

(3)右心衰竭　常见晚期并发症,主要表现为体循环淤血的症状及体征。

(4)肺部感染　较常见,常诱发或加重心力衰竭,极少数患者发生感染性心内膜炎。

【实验室及其他检查】

1. X线检查　中、重度狭窄而致左心房显著增大时,心影呈梨形。

2. 心电图　窦性心律者可见P波宽度>0.12秒,伴切迹,QRS波示电轴右偏和右心室肥厚。

3. 超声心动图　是确诊该病最敏感可靠的方法,M型超声心动图示二尖瓣前叶呈"城墙样"改变(EF斜率降低,A峰消失),二维超声心动图可显示狭窄瓣膜的形态和活动度,测量瓣口面积。

【诊断要点】

根据临床表现及心尖区有舒张期隆隆样杂音伴X线或心电图示左心房增大,一般可诊断二尖瓣狭窄,超声心动图检查可确诊。

【处理原则】

1. 一般治疗　无症状者,无须特殊治疗,避免剧烈体力活动,每6~12个月门诊随访。有风湿活动者给予抗风湿治疗,长期甚至终生应用小剂量苄星青霉素肌注。

2. 并发症的治疗

(1)房颤　控制心室率,争取恢复和保持窦性心律,预防血栓栓塞。

(2)右心衰竭　限制钠盐摄入,应用利尿剂等。

3.介入和手术治疗　为治疗本病的有效方法,当二尖瓣口有效面积<1.5cm$^2$,伴有症状,尤其症状进行性加重时,应用介入或手术扩大瓣口面积,减轻狭窄,包括经皮球囊二尖瓣成形术、二尖瓣分离术、人工瓣膜置换术等。

## 二、二尖瓣关闭不全

二尖瓣的瓣叶、瓣环、腱索和乳头肌任何部位的异常均可致二尖瓣关闭不全。

【病因与发病机制】

风湿热、感染、腱索断裂、黏液样变性、缺血性心脏病等均可使心室收缩时两瓣叶不能紧密闭合。急性二尖瓣关闭不全时,左心室在收缩期射出的部分血液反流入左心房,与肺静脉至左心房的血流汇总,左心室舒张末压急剧上升,左心房压也急剧升高,导致肺淤血,甚至肺水肿;慢性二尖瓣关闭不全时,左心室在舒张末期容量负荷增加,出现代偿性离心性肥大,但通过 Frank-Starling 机制使左心室每搏量增加,射血分数可维持正常,但持续严重的过度负荷,终致左室功能衰竭,一旦心排血量降低,即可出现症状。

【临床表现】

1.症状　急性出现的二尖瓣轻度关闭不全仅有轻微劳力性呼吸困难,严重关闭不全很快发生急性左心衰竭,甚至心源性休克。慢性出现的二尖瓣轻度关闭不全可终身无症状,严重反流时有心排血量减少,首先出现的突出症状是疲乏无力,肺淤血的症状如呼吸困难出现较晚。

2.体征　典型杂音为心尖部收缩期高调吹风样杂音。

3.并发症　与二尖瓣狭窄相似,相对而言,感染性心内膜炎较多见,而体循环栓塞较少见。

【实验室及其他检查】

1.X线检查　慢性重度反流者常见左心房和左心室增大,左心衰竭时可见肺淤血和间质性肺水肿征。

2.心电图　严重二尖瓣关闭不全患者可有左心室肥厚和劳损,如为窦性心律则可见 P 波增宽且呈双峰状。

3.超声心动图　彩色多普勒血流显像诊断二尖瓣关闭不全的敏感性可达100%,并可对二尖瓣反流进行半定量及定量诊断,脉冲多普勒超声可测出收缩期二尖瓣异常反流信号而确诊,M 型超声心动图和二维超声心动图不能确定二尖瓣关闭不全,但二维超声心动图可显示二尖瓣结构的形态特征,有助于明确病因。

【诊断要点】

主要诊断依据为心尖区典型收缩期杂音伴 X 线或心电图示左心房、左心室增大,超声心动图检查有确诊价值。

【处理原则】

1. 内科治疗　一般为术前过渡措施,包括预防风湿活动和感染性心内膜炎,以及针对并发症的治疗。

2. 手术治疗　恢复瓣膜关闭完整性的根本措施,应在左心室功能发生不可逆损害之前进行,手术方法有瓣膜修补术和人工瓣膜置换术。

### 三、主动脉瓣狭窄

主动脉瓣狭窄指主动脉瓣病变引起主动脉瓣开放受限、狭窄,导致左室到主动脉内的血流受阻,风湿性主动脉瓣狭窄大多伴有关闭不全或二尖瓣病变。

【病因与发病机制】

正常成人主动脉瓣口面积 $3\sim4cm^2$,主动脉瓣先天性畸形、退行性病变和炎症性病变均可导致瓣膜交界处粘连融合、瓣叶纤维化、僵硬、钙化和挛缩畸形,引起狭窄。当瓣口面积 $<1.0cm^2$ 时,跨瓣压差显著,左室射血阻力增加,左室壁向心性肥厚,引起左室舒张末压进行性升高,该压力通过二尖瓣传导至左心房,使左房的后负荷增加,临床上出现左心衰竭的症状;另外左心室肥厚使左心室射血时间延长,心肌耗氧量增加,使冠状动脉灌注减少及脑供血不足。

【临床表现】

心绞痛、晕厥和呼吸困难是典型主动脉瓣狭窄的常见三联征,主动脉瓣听诊区可闻及喷射状全收缩期杂音并触及震颤。可并发晕厥甚至猝死,猝死一般发生于先前有症状者,右心衰竭、感染性心内膜炎、体循环栓塞少见。

【实验室及其他检查】

1. X 线检查　升主动脉根部见狭窄后扩张。

2. 心电图　中度狭窄者可出现 QRS 波电压增高伴轻度 ST-T 改变。

3. 超声心动图　为明确诊断和判定狭窄程度的重要方法,二维超声心动图对探测主动脉瓣异常十分敏感,有助于显示瓣膜结构;多普勒超声可测出主动脉瓣口面积及跨瓣压差。

【诊断要点】

根据主动脉瓣区典型收缩期杂音伴震颤,较易诊断,确诊有赖于超声心动图。

【处理原则】

1. 内科治疗　无症状的轻度狭窄患者,无须特殊治疗,每2年复查一次,体力活动不受限制;中度及重度狭窄者,应避免剧烈体力活动,每6~12个月复查1次,一旦出现症状,则需手术治疗。出现房颤应及时电复律,否则可能导致急性左心衰竭。心绞痛发作时可试用硝酸酯类药物。

2. 介入和外科治疗　包括经皮球囊主动脉瓣成形术(临床应用范围局限)、经皮主动脉瓣置换术、直视下主动脉瓣分离术、人工瓣膜置换术(治疗成人主动脉狭窄的主要方法)。

## 四、主动脉瓣关闭不全

【病因与发病机制】

主动脉瓣先天性畸形、黏液样变性、退行性病变、炎症性病变或主动脉根部疾病影响舒张期瓣叶边缘对合,造成关闭不全。主动脉瓣关闭不全时,左心室在舒张末期容积和压力显著增加,最终导致左心功能不全。另外左心室心肌代偿性肥厚使心肌耗氧量增加,同时主动脉反流致舒张压降低,使冠状动脉灌注减少,引起心肌缺血,也加速心功能恶化。

【临床表现】

1. 症状　与心排血量减少及脉压增大有关的心悸、心前区不适、头颈部强烈动脉搏动感等,晚期因持续容量负荷增加而出现左心衰竭的表现。此外,常有体位性头晕。

2. 体征　心尖搏动向左下移位,可呈抬举样;主动脉瓣区为高调递减型叹气样舒张期杂音,坐位并前倾和深呼气时易听到;重度反流者,常在心尖区闻及柔和低调的隆样舒张期杂音;脉压增大,周围血管征常见,包括随心脏搏动的点头征、颈动脉和桡动脉可扪及水冲脉、股动脉枪击音、毛细血管搏动征等。

3. 并发症　感染性心内膜炎、室性心律失常、心力衰竭常见。

【实验室及其他检查】

1. X线检查　左心室明显增大,升主动脉扩张,心影呈靴形。

2. 心电图　左心室肥厚劳损及非特异性ST-T改变。

3. 超声心动图　二维超声可显示主动脉瓣关闭时不能合拢,多普勒超声心动图于左室流出道内探及全舒张期反流,为诊断主动脉瓣反流高度敏感和准确的方法,并可定量判断其严重程度。

**【诊断要点】**

根据主动脉瓣区典型的舒张期杂音伴周围血管征,可诊断主动脉瓣关闭不全,超声心动图可明确诊断。

**【处理原则】**

1.内科治疗　无症状且左心室功能正常者不需要内科治疗,但需随访。轻、中度主动脉瓣关闭不全者,每1~2年随访一次。重度主动脉瓣关闭不全者,每半年随访一次。如为风心病有风湿活动时应预防风湿热,左室收缩功能不全时应限制重体力活动,合并左室扩大时应用血管扩张剂。

2.外科治疗　人工瓣膜置换术为严重主动脉瓣关闭不全的主要治疗方法。

## 五、心脏瓣膜病患者的护理

**【护理诊断/问题】**

1.体温过高　与风湿活动、并发感染有关。

2.活动无耐力　与心排血量减少有关。

3.潜在并发症:心力衰竭、栓塞。

**【护理措施】**

（一）一般护理

1.休息与活动　有风湿活动征象者,须绝对卧床休息,待风湿活动征象消失,实验室检查正常后再逐渐增加活动。左房内有附壁血栓者应绝对卧床休息,以防血栓脱落。长期卧床患者应协助翻身、被动活动下肢及按摩、热敷或用温水泡脚,以促进末梢血液循环,防止下肢静脉血栓形成。

2.饮食护理　给予高热量、高蛋白质、高纤维素的清淡易消化饮食,以促进机体恢复,心功能不全时控制钠盐的摄入。

3.避免各种诱因　避免呼吸道感染、劳累和情绪激动等因素,以免诱发或加重心力衰竭;避免用力排便,因用力排便会使会厌关闭,胸腔内压力升高,导致收缩压升高,心脏负荷增加。

（二）病情观察

密切观察患者的体温及热型,观察有无风湿活动的表现,如皮肤环形红斑、皮下结节、关节红肿及疼痛不适等。观察患者有无呼吸困难、乏力、食欲减退、少尿等症状,检查有无肺部湿啰音、肝大、下肢水肿等体征。密切观察有无肢体剧痛、局部皮肤苍白、发凉、发绀等栓塞征象。

### (三)用药护理

遵医嘱给予抗生素、抗心律失常及抗风湿药物治疗,合并心功能不全时予强心剂及利尿剂,注意疗效及不良反应。苄星青霉素使用前须询问过敏史并常规行青霉素皮试,注射后注意观察变态反应和注射局部的压痛反应。阿司匹林可导致胃肠道反应、牙龈出血、血尿、柏油样便等不良反应,应选用肠溶片并观察有无出血。

### (四)心理护理

与患者有针对性地交流与沟通,指导患者充分认识和对待自己的疾病,鼓励家属探视,缓解紧张、焦虑、恐惧心理,对高度焦虑、情绪波动大的患者可遵医嘱给予少量镇静药物。

### (五)健康指导

1.疾病相关知识指导　向患者和家属讲解本病的病因和病程进展特点;告诉患者预防风湿活动,避免瓣膜病加重的必要性。向患者和家属讲解遵医嘱服药并定期门诊复查的重要性,指导用药方法。

2.生活起居指导　指导患者尽可能改善居住环境中潮湿、阴暗等不良条件,保持室内空气流通、温暖、干燥,阳光充足,防止风湿活动。根据心功能情况适当锻炼,但不要过度疲劳,避免重体力劳动、剧烈运动和情绪激动而加重病情。

3.预防感染　加强防寒保暖,保持良好的口腔卫生,积极治疗龋齿及牙龈炎;在拔牙、内镜检查、导尿术、分娩、人工流产等手术操作前应告知医生自己有风心病史,便于预防性使用抗生素;劝告扁桃体反复发炎者在风湿活动控制后2~4个月手术摘除扁桃体。

4.孕育指导　育龄期妇女根据心功能情况在医生指导下选择妊娠与分娩时机。如心功能Ⅰ~Ⅱ级可以妊娠,应在严密监护下安全度过妊娠、分娩及产褥各期;Ⅱ~Ⅲ级则不宜妊娠;病情较重不能妊娠与分娩者,做好患者及家属的思想工作。

## 第七节　感染性心内膜炎

感染性心内膜炎(infective endocarditis,IE)为心内膜、心瓣膜或邻近大动脉内膜的微生物感染,伴赘生物形成。赘生物为大小不等、形状不一的血小板和纤维素团块,内含大量微生物和少量炎症细胞。瓣膜为最常受累部位,也可发生在间隔缺损部位、腱索或心壁内膜。

感染性心内膜炎按瓣膜材质分为自体瓣膜心内膜炎和人工瓣膜心内膜炎；按病程分为急性和亚急性，急性感染性心内膜炎病程进展迅速，中毒症状明显，数天至数周引起瓣膜破坏，且多见感染迁延，亚急性感染性心内膜炎中毒症状较轻，病程数周至数月，少见感染迁延。本节重点介绍亚急性感染性心内膜炎。

【病因与发病机制】

链球菌和葡萄球菌是引起 IE 的主要病原微生物，病原菌多来自皮肤、肌肉、骨骼或肺等部位的活动性感染灶，微生物不断繁殖并进一步刺激纤维蛋白和血小板沉积，形成脆性大、易脱落的赘生物，主动脉瓣最常受累。另外皮肤黏膜的创伤、口腔组织创伤、消化道和泌尿生殖道创伤和感染引起的菌血症和定居在无菌性赘生物上的细菌也可发生心内膜炎。

【临床表现】

1. 症状　急性者可见寒战高热，亚急性者为弛张性低热，常见全身不适、乏力、食欲不振、体重减轻和头痛、背痛和肌肉关节痛等非特异性症状。赘生物引起的动脉栓塞可发生于机体的任何部位如脑、心脏、脾、肾、肠系膜和四肢，其中脑栓塞的发生率为 15%~20%。也可见脾大、贫血等感染的非特异性症状。

2. 体征　80%~85%的患者可闻及心脏杂音。周围体征多为非特异性，近年已不多见，包括：锁骨以上的皮肤、口腔黏膜和睑结膜等部位可见瘀点；指和趾甲下线状出血；视网膜上可见卵圆形出血斑（亦称 Roth 斑）；指和趾垫出现豌豆大的红或紫色痛性结节（亦称 Osier 结节）；手掌和足底处直径 1~4mm 无痛性出血红斑（亦称 Janeway 损害）。

3. 并发症

（1）心脏　心力衰竭最常见，其次可见心肌脓肿、急性心肌梗死、心肌炎和化脓性心包炎等。

（2）细菌性动脉瘤　受累动脉依次为近端主动脉、脑、内脏和四肢。

（3）迁移性脓肿　常发生于肝、脾、骨髓和神经系统。

（4）神经系统　脑栓塞、脑细菌性动脉瘤、脑出血、中毒性脑病、脑脓肿和化脓性脑膜炎等不同神经系统受累表现。

（5）肾脏　常见肾动脉栓塞和肾梗死、肾小球肾炎、肾脓肿等。

【实验室及其他检查】

1. 实验室检查　血培养检查是诊断菌血症和感染性心内膜炎的最重要方法，近期未接受过抗生素治疗者阳性率可高达 95%以上，2 周内用过抗生素或采血、培养技术不当，常影响血培养的阳性率；血液检查常见进行性贫血，白细胞计数轻度或明显升高,红细胞沉降率升高。

2. 超声心动图　经胸超声心动图可检出 50%~75% 的赘生物,经食管超声心动图可检出<5mm 的赘生物,敏感性高达 95% 以上。

【诊断要点】

血培养阳性和超声心动图发现赘生物是诊断 IE 的两大基石,原有心脏瓣膜病变或其他心脏病的基础上,患者出现周围体征(瘀点、线状出血、Osler 结节、Roth斑),提示亚急性的存在。

【处理原则】

主要为抗微生物药物治疗和外科治疗。抗微生物药物治疗原则:已分离出病原微生物时,根据药物敏感试验结果选择用药,以静脉用药为主,早期、足量、联合、长疗程(至少 6~8 周)用药,病原微生物不明时,急性者选用针对金黄色葡萄球菌、链球菌和革兰阴性杆菌均有效的广谱抗生素,亚急性者选用针对大多数链球菌(包括肠球菌)的抗生素。外科治疗主要用于抗生素治疗无效或有严重心脏并发症(如再发栓塞或瓣膜功能障碍所致的心力衰竭)的患者。

【护理诊断/问题】

1. 体温过高　与感染有关。

2. 营养失调:低于机体需要量　与食欲下降、长期发热导致机体消耗过多有关。

3. 潜在并发症:栓塞。

【护理措施】

(一)一般护理

1. 休息与活动　超声心动图见巨大赘生物的患者,应绝对卧床休息,防止赘生物脱落。高热患者应卧床休息,调节适宜的病室温度和湿度,防止受凉。

2. 饮食护理　给予清淡、高蛋白、高热量、高维生素、易消化的半流质或软食,以补充发热引起的机体消耗。鼓励患者适量饮水,加强口腔护理。

3. 正确采集血培养标本　未经治疗的患者,应在入院后立即采集血培养标本,每隔 1 小时采血 1 次共 3 次,每次采血 10~20ml,同时做需氧和厌氧培养,再进行抗生素治疗;已用过抗生素者停药 2~7 天后采血,本病的菌血症为持续性,无须在体温升高时采血。

(二)病情观察

1. 观察体温及皮肤黏膜变化　每 4~6 小时测量体温一次并准确绘制体温曲

线,判断病情进展及治疗效果;评估患者有无皮肤瘀点、指(趾)甲下线状出血、O-sier 结节和 Janeway 损害等及消退情况。

2.观察有无栓塞 重点观察瞳孔、神志、肢体活动及皮肤温度等。患者突然出现胸痛、气急、发绀和咯血等症状,要考虑肺栓塞的可能;出现腰痛、血尿等考虑肾栓塞的可能;出现神志和精神改变、失语、吞咽困难、肢体功能障碍、瞳孔大小不对称,甚至抽搐或昏迷征象时,警惕脑血管栓塞的可能。一旦出现可疑征象,应及时报告医生并协助抢救。

(三)用药护理

抗生素的应用是治疗本病的关键,病原菌隐藏在赘生物内和内皮下,需要足量长疗程的抗生素治疗才能杀灭。遵医嘱按时按量给药,维持抗生素有效的血药浓度。注意观察药物疗效、可能产生的变态反应和胃肠道不良反应。合并瓣膜病出现心功能不全时既要控制输液速度及输液量,又要确保抗生素的有效血药浓度。

(四)健康指导

1.疾病相关知识指导 向患者和家属讲解本病的病因与发病机制、致病菌侵入途径,指导患者坚持完成足够剂量和足够疗程的抗生素治疗。在施行口腔手术(如拔牙、扁桃体摘除术)、上呼吸道手术或操作以及泌尿、生殖、消化道等侵入性诊治或其他外科手术前,应说明自己有心内膜炎的病史,以预防性使用抗生素,防止 IE 的发生。保持皮肤清洁,勿挤压痤疮、疖、痈等感染灶,减少病原体入侵的机会。

2.生活指导 嘱患者合理休息,加强营养,增强机体抵抗力。注意防寒保暖,少去公共场所,避免感冒。养成良好的口腔卫生,保持口腔清洁,定期行牙科检查。

3.病情自我监测指导 教会患者自我监测体温变化及有无血栓栓塞的表现,定期门诊随访。

# 第八节 心肌炎

心肌炎(myocarditis)是指心肌的炎症性病变。心肌炎的病因包括感染性与非感染性两类,感染性心肌炎以病毒感染最常见,病毒感染引起的非特异性间质性炎症为主要病变的病毒性心肌炎,占 30%~50%;细菌、真菌、原虫、立克次体等感染也可引起心肌的炎症,但相对少见。非感染性心肌炎的病因包括药物、毒物、血管炎等。起病急缓不定,少数呈暴发性导致急性泵衰竭或猝死。病程多为自限性,但也可进展为扩张性心肌病。本节重点阐述病毒性心肌炎。

**【病因与发病机制】**

病毒性心肌炎可由多种病毒感染引起,常见病毒包括柯萨奇 B 病毒、脊髓灰质炎病毒,尤其以柯萨奇 B 组病毒最为常见。细菌感染、营养不良、劳累、寒冷、缺氧等引起机体抵抗力下降,容易导致病毒感染而发病。

病毒性心肌炎的发病机制包括:①病毒直接侵犯心肌造成直接损害;②病毒与机体的免疫反应共同作用。

**【临床表现】**

病毒性心肌炎的临床表现取决于病变的部位与程度,轻者可无异常表现,重者可出现急性泵衰竭或猝死。

1. 症状　发病前 1~3 周,有发热、全身倦怠感等"感冒"样症状或呕吐、腹泻等消化道症状。心脏受累后出现心悸、胸闷、呼吸困难、心前区隐痛、乏力等表现。严重者甚至出现阿-斯综合征、心源性休克。

2. 体征　可见与发热程度不平行的心动过速,各种心律失常(房性与室性期前。收缩最多见),心尖部第一心音减弱,可闻及第三、第四心音或奔马律,心衰患者可有颈静脉怒张、水肿、肝大及心脏扩大等体征。

**【实验室及其他检查】**

1. 实验室检查　红细胞沉降率增快,C 反应蛋白水平增加,心肌炎急性期心肌损害标记物肌酸激酶(CK)、肌钙蛋白(T 或 I)、乳酸脱氢酶(LDH)水平增高。

2. 胸部 X 线检查　心影扩大或正常,有心包积液时心影可见烧瓶样改变。

3. 心电图　多有 ST-T 改变,R 波降低,少数可出现病理性 Q 波以及各种心律失常,特别是房室传导阻滞、期前收缩较为常见。

4. 超声心动图　可正常,也可显示左心室增大,室壁运动减低,附壁血栓等。

**【诊断要点】**

目前主要采用综合诊断,依据典型的前驱感染史、相应的临床表现、心电图、心肌酶检查或超声心动图,应考虑此疾病。

**【处理原则】**

病毒性心肌炎尚无特效治疗方法,以休息与对症处理为主。急性期卧床休息,以减轻心脏负荷;有心律失常则予以抗心律失常药物,出现晕厥或明显低血压考虑使用临时起搏技术等对症处理;必要时应用抗病毒及免疫调节制剂。

**【护理诊断/问题】**

1. 活动无耐力　与心肌炎症损伤致心律失常、心功能不全有关。

2. 体温过高 与病毒感染有关。

3. 潜在并发症:心律失常、心力衰竭。

【护理措施】

1. 一般护理

(1)环境 保持病室环境清洁,安静,空气流通、阳光充足。

(2)休息与活动 急性期卧床休息1~3个月,直到症状消失,血清心肌酶、心电图等恢复正常,方可逐渐增加活动量。限制探视,减少不必要的干扰,保证患者充分的休息和睡眠时间。

(3)饮食护理 给予高蛋白、高维生素、易消化的低盐饮食。嘱患者少量多餐,避免刺激性食物。

2. 病情观察 注意患者心率、心律、心电图波形变化,密切观察生命体征、尿量、意识、皮肤黏膜颜色,有无呼吸困难、咳嗽、颈静脉怒张、水肿、奔马律、肺部湿啰音等表现。

3. 用药护理 遵医嘱准确、及时地用药,观察药物的疗效及不良反应。

4. 心理护理 因病毒性心肌炎青少年和儿童发病率较高,担心学习受影响,易焦虑,向患者说明本病的演变过程及预后,使患者安心休养。

5. 健康指导

(1)疾病知识指导 告诉患者进食高蛋白、高维生素、易消化的饮食,尤其是补充富含维生素 C 的新鲜蔬菜和水果。出院后继续休息,避免劳累,3~6个月后可适当恢复部分或全部轻体力工作或学习,6个月至1年内避免剧烈运动或重体力劳动、妊娠等。教会患者及家属自测心率,发现异常随时就诊。坚持药物治疗,定期随访。

(2)预防指导 加强锻炼,注意防寒保暖,减少到人多拥挤的公共场所,预防感染,避免诱发心力衰竭和心律失常。出现异常及时复诊。

# 第九节 心肌病

心肌病(cardiomyopathy)是由遗传、感染等不同病因引起的以心肌结构及功能异常为主的一组心肌疾病,常表现为心室肥厚或扩张。由其他心血管疾病(如心脏瓣膜病、冠心病、高血压性心脏病、先天性心脏病等)继发的心肌病理性改变不属于心肌病范畴。

根据心脏结构和功能表现把心肌病分为 5 型:扩张型心肌病、肥厚型心肌病、限制型心肌病、致心律失常型右室心肌病、未定型心肌病。本节重点阐述扩张型心肌病和肥厚型心肌病。

## 一、扩张型心肌病

扩张型心肌病(dilated cardiomyopathy,DCM)指多种原因导致以左心室或双心室扩大伴心肌收缩功能减退为主要病理特征的心肌病,常并发心力衰竭和心律失常,是临床心肌病中最常见的一种类型。扩张型心肌病好发于青中年男性,病死率较高。

### 【病因与发病机制】

病因不明,可能的病因包括感染、非感染的炎症、中毒(包括酒精等)、内分泌和代谢紊乱、遗传、精神创伤等。肉眼可见心室扩张,室壁多变薄,纤维瘢痕形成,且常伴有附壁血栓。病变的心肌收缩力减弱,将触发神经-体液机制产生水钠潴留、加快心率、收缩血管以维持有效循环,但这一代偿机制造成更多心肌损害,最终进入失代偿。

### 【临床表现】

1. 症状　本病起病隐匿,早期可无症状,或活动时心悸、呼吸困难和活动耐量下降,当患者出现气急甚至端坐呼吸、水

肿等心力衰竭的表现时始被诊断,常出现各种心律失常,部分患者发生栓塞或猝死。

2. 体征　心界扩大,心率快时呈奔马律,随着心力衰竭加重出现肺循环和体循环淤血的表现。

### 【实验室及其他检查】

1. X 线检查　心影常明显增大,心胸比>50%,肺淤血征。

2. 心电图　可见多种心律失常如室性心律失常、心房颤动、房室传导阻滞等,此外尚有 ST-T 改变、低电压、R 波减低,少数患者可见病理性 Q 波。

3. 超声心动图　是诊断和评估 DCM 最常用的重要手段,心脏各腔均增大而以左心室扩大为显著,室壁多变薄,心肌收缩功能下降,左心室射血分数显著降低,可有二尖瓣、三尖瓣反流。

### 【诊断要点】

本病缺乏特异性诊断指标,患者有心脏增大、心力衰竭和心律失常的临床表现,如超声心动图证实有心腔扩大与心脏搏动减弱,即应考虑有本病的可能,但须除外各种病因明确的器质性心脏病后方可确立诊断。

**【处理原则】**

目前治疗原则是防治基础病因介导的心肌损害,控制心力衰竭和心律失常,预防栓塞和猝死,提高患者的生活质量。

1. 病因治疗　如控制感染,治疗相应的内分泌疾病或自身免疫病,纠正电解质紊乱,改善营养失衡等。

2. 控制心力衰竭　使用β受体阻滞剂、血管紧张素转化酶抑制剂,减少心肌损伤和延缓病情,有适应证者可植入起搏器行心脏再同步化治疗。

3. 抗凝　心脏明显扩大、有房颤或深静脉血栓形成等发生栓塞风险且没有禁忌证者,长期口服华法林抗凝。

4. 防治心律失常和预防猝死　包括控制诱发室性心律失常的可逆因素,如纠正低钾低镁、选用β受体阻滞剂和血管紧张素转化酶抑制剂以改善神经激素、功能紊乱选用辅酶 $Q_{10}$ 改善心肌代谢,针对性地选择抗心律失常药物如胺碘酮。

5. 手术治疗　对长期严重心力衰竭、内科治疗无效者,可考虑心脏移植。

## 二、肥厚型心肌病

肥厚型心肌病(hypertrophic cardiomyopathy,HCM)是一类由常染色体显性遗传造成的原发性心肌病,以心室壁非对称性肥厚、心室腔缩小、左心室血液充盈受阻为主要病理特征,需排除高血压等疾病和运动员心脏肥厚。临床上根据有无左心室流出道梗阻分为梗阻型与非梗阻型。肥厚型心肌病是青少年和运动猝死的最主要原因之一。

**【病因与发病机制】**

肥厚型心肌病主要由基因突变所致,病理改变是室间隔肥厚,组织学改变有 3 大特点:心肌细胞排列紊乱、小血管病变、瘢痕形成。梗阻型肥厚型心肌病因左心室流出道梗阻,左心室舒张期充盈不足,心排血量减低,易造成心肌缺血。

**【临床表现】**

非梗阻型患者可无症状或体征,临床上以梗阻型患者的表现较为突出。

1. 症状　主要表现为劳力性呼吸困难和乏力,部分患者可有劳力性胸痛和晕厥,甚至发生猝死。

2. 体征　非梗阻型肥厚型心肌病的体征不明显,梗阻型肥厚型心肌患者心脏轻度增大,胸骨左缘第 3~4 肋间可闻及较粗糙的喷射性收缩期杂音,心尖部常闻及吹风样收缩期杂音。心脏杂音的特点:增加心肌收缩力或减轻心脏后负荷的措施(如作 Valsalva 动作、含服硝酸甘油、应用正性肌力药、取站立位等)均可使杂音增强,减弱心肌收缩力或增加心脏后负荷因素(如取蹲位、使用 β 受体阻滞剂)可使杂音减弱。

**【实验室及其他检查】**

1. X 线检查　早期心影增大多不明显,后期出现心力衰竭时心影明显增大。

2. 心电图　最常见的表现为左心室肥大,可有 ST-T 改变、深而不宽的病理性 Q 波。此外,室内传导阻滞和室性心律失常亦常见。

3. 超声心动图　是临床最主要的诊断手段,可显示室间隔的非对称性肥厚,舒张期室间隔的厚度达 15mm 或与左心室后壁厚度之比≥1.3,间隔运动低下。彩色多普勒血流显像可测定左室流出道与主动脉压差,判断肥厚型心肌病是否伴有梗阻,若静息或运动负荷时流出道压差≥30mmHg 为梗阻型肥厚性心肌病。

**【诊断要点】**

超声心动图示舒张期室间隔的厚度达 15mm 或与左心室后壁厚度之比≥1.3,如有阳性家族史(猝死、心肌肥厚等)更有助于诊断。

**【处理原则】**

减轻流出道梗阻、改善心室顺应性、防治血栓栓塞事件。

1. 药物治疗　β 受体拮抗剂或非二氢吡啶类钙通道阻滞剂降低左心室流出道压差和改善左心室顺应性;合并心力衰竭时,常用 β 受体拮抗剂、血管紧张素转化酶抑制剂、利尿剂及血管紧张素 Ⅱ 受体抑制剂,避免使用增加心肌收缩力的药物(如洋地黄类)及减轻心脏负荷的药物(如硝酸甘油);合并房颤时,应用 β 受体拮抗剂控制心室率,选用胺碘酮减少房颤的发作,无禁忌证者口服华法林抗凝。

2. 非药物治疗　室间隔切除术切除最肥厚部分的心肌,对年龄过大、手术耐受差、合并症多的患者行酒精室间隔消融术,药物治疗效果差而又不太适合手术或消融的患者行起搏器治疗。

### 三、心肌病患者的护理

**【护理诊断/问题】**

1. 潜在并发症:心力衰竭、心律失常、猝死。
2. 胸痛　与劳力负荷下肥厚的心肌需氧增加和供血供氧下降有关。
3. 有受伤的危险　与梗阻型肥厚型心肌病所致头晕及晕厥有关。

**【护理措施】**

(一)一般护理

1. 休息与活动　卧床休息,避免突然屏气或站立、饱餐、寒冷刺激等,防止诱发心绞痛。

2.饮食护理　给予高蛋白、高维生素、富含纤维素的清淡饮食,以促进心肌代谢,增强机体抵抗力;戒烟戒酒、少食多餐、避免过饱;心力衰竭时进低盐饮食,限制含钠高的食物。

(二)病情观察

1.扩张型心肌病合并心律失常患者,注意观察患者的心率、心律、血压和心电图变化,必要时进行心电监护;注意观察患者的意识、皮肤温度及颜色,出现胸痛、四肢疼痛、有肢体活动障碍时,应高度怀疑栓塞的可能。

2.梗阻型肥厚型心肌病患者易发心绞痛,注意观察疼痛的部位、性质、持续时间、诱因及缓解方法,一旦发作心绞痛,立即卧床休息,予氧气吸入,氧流量 3～4L/min,稳定患者情绪,做好心电血压监测。

(三)用药护理

1.扩张型心肌病患者对洋地黄耐受性差,使用时应监测血清药物浓度,警惕洋地黄中毒;应用利尿剂期间注意观察尿量,监测血清电解质;静脉用药时须严格控制输液量与速度,以免发生急性肺水肿。

2.肥厚型心肌病患者出现心绞痛时不宜用硝酸酯类药物,遵医嘱用 β 受体拮抗剂或二氢吡啶类该通道阻滞剂,并注意观察有无心动过缓等不良反应。

(四)心理护理

患者对病程、疾病预后、治疗费用及严重程度有足够的认识和思想准备时,往往有焦虑、恐惧甚至绝望的感觉。护士要充分关爱及安慰患者,增强患者治疗的信心。

(五)健康指导

1.疾病相关知识指导　女性心肌病患者不宜妊娠;肥厚型心肌病患者应避免情绪激动、持重或屏气用力、激烈运动如球类比赛等,以减少晕厥和猝死的危险。有晕厥史或猝死家族史者应避免独自外出活动。

2.生活指导　症状轻的扩张型心肌病患者可参加轻体力工作,但要避免劳累。保持室内空气流通,阳光充足,防寒保暖,预防上呼吸道感染。

3.用药指导与病情监测　说明所用药物的名称、剂量、用法,教会患者及家属观察药物疗效及不良反应。嘱患者定期门诊随访,及时调整药物剂量,一旦症状加重立即就诊。

# 第十节　心包炎

心包炎是由于感染、肿瘤、代谢性疾病、自身免疫性疾病、尿毒症、外伤等引起的心包炎症性改变。临床按病程分为急性、亚急性及慢性；按病因分为感染性、非感染性、过敏性或免疫性。临床上以急性心包炎和慢性缩窄性心包炎最为常见。本节重点介绍以上两种。

## 一、急性心包炎

急性心包炎(acute pericarditis)为心包脏层和壁层的急性炎症性疾病，可单独存在，也可因某种全身疾病累及心包，常被原发疾病所掩盖。

**【病因与发病机制】**

1. 病因　过去常见的病因为风湿热、结核及细菌性感染。近年来，病毒感染、肿瘤、尿毒症及心肌梗死引起的心包炎明显增多。

(1)感染性　最常见为病毒感染，也可由细菌、真菌、寄生虫、立克次体等感染引起。

(2)非感染性　常见的有急性非特异性心包炎、自身免疫疾病(风湿热、系统性红斑狼疮、结节性多动脉炎、类风湿关节炎等)、肿瘤侵犯心包、尿毒症、代谢性疾病(如痛风等)等。

2. 发病机制　正常心包腔内有少量浆液。急性炎症反应时，心包脏层和壁层出现纤维蛋白、白细胞和少量内皮细胞组成的炎性渗出，此时尚无明显液体积聚，为纤维蛋白性心包炎。随着病程进展，心包腔渗出液增多，则转变为渗出性心包炎，常为浆液纤维蛋白性，液体量由 100ml 至 2000～3000ml 不等，亦可呈血性或脓性。当渗出液短时间内大量增多时，心包腔内压力迅速上升，导致心室舒张期充盈受限，并使外周静脉压升高，最终导致心排血量降低，血压下降，出现急性心脏压塞的临床表现。

**【临床表现】**

1. 纤维蛋白性心包炎

(1)症状　胸痛为主要症状。疼痛可位于胸骨后、心前区，性质尖锐，呈压榨性，并可向颈部、左肩、左臂放射，与呼吸运动有关，常因咳嗽、深呼吸、变换体位或吞咽动作而加重。多见于急性非特异性心包炎和感染性心包炎，缓慢进展的结核性或肿瘤性心包炎疼痛症状可能不明显。感染性心包炎可伴发热。部分患者可因心脏压塞出现呼吸困难、水肿等症状。

（2）体征 心包摩擦音是纤维蛋白性心包炎的典型体征，因炎症而变得粗糙的壁层与脏层心包在心脏活动时相互摩擦而发生，呈抓刮样粗糙的高频音，与心音的发生无关。多位于心前区，以胸骨左缘第3、4肋间最为明显，坐位时身体前倾、深吸气或将听诊器胸件加压更易听到，可持续数小时、数天甚至数周。当积液增多将两层心包分开时，摩擦音即可消失。

2. 渗出性心包炎 临床表现取决于积液对心脏的压塞程度，轻者尚能维持正常的血流动力学，重者可造成心排血量和回心血量明显下降而出现循环障碍或衰竭。心脏压塞的临床特征为 Beck 三联征：低血压、心音低弱、颈静脉怒张。

（1）症状 呼吸困难是最突出的症状，可能与支气管、肺、大血管受压及肺淤血有关。严重时可有端坐呼吸，伴身体前倾、呼吸浅速、面色苍白、发绀等。也可因压迫气管、喉返神经、食管而产生干咳、声音嘶哑及吞咽困难。还可出现发冷、发热、乏力、烦躁、上腹部疼痛、肝大、全身水肿、胸腔积液或腹腔积液等全身症状，重症患者可出现休克。

（2）体征 心尖搏动减弱或消失，心音低而遥远，心脏浊音界向两侧扩大，皆为绝对浊音区。大量积液时可在左肩胛骨下出现浊音及左肺受压迫所引起的支气管呼吸音，称心包积液征（Ewart 征）。大量心包积液可使收缩压下降，而舒张压变化不大，故脉压变小。根据心脏压塞程度，脉搏可减弱或出现奇脉。大量心包积液可影响静脉回流，出现体循环淤血表现，如颈静脉怒张、肝大、肝颈静脉回流征、腹腔积液及下肢水肿等。

3. 心脏压塞 急性心脏压塞表现为窦性心动过速、血压下降、脉压变小和静脉压明显上升，如心排血量显著下降可引起急性循环衰竭和休克。如果液体积聚较慢，则出现亚急性或慢性心脏压塞，产生体循环静脉淤血，表现为颈静脉怒张、库斯莫尔征（吸气时颈静脉充盈更明显）、静脉压升高、奇脉等。

【实验室及其他检查】

1. 实验室检查 取决于原发病，感染引起者常有外周血白细胞计数增加、红细胞沉降率增快等。

2. 超声心动图 对诊断心包积液简单易行，迅速可靠。心脏压塞时的特征：舒张末期右心房塌陷及舒张早期右心室游离壁塌陷，吸气时右心室内径增大，左心室内径减少，室间隔左移。

3. 心电图 常规导联（除 aVR 外）ST 段抬高呈弓背向下型，一至数天后，ST 段回到基线，出现 T 波低平及倒置，持续数周至数月后 T 波逐渐恢复正常。渗出性心包炎可有 QRS 波低电压及电交替,无病理性 Q 波,常伴窦性心动过速。

4. X 线检查　渗出性心包炎可见心影向两侧增大呈烧瓶状,而肺部无明显充血现象。

5. 心包穿刺　心包穿刺的主要适应证是心脏压塞、超声心动图下舒张期积液厚度超过 20mm、怀疑化脓性或结核性心包积液。抽液常规涂片、细菌培养和寻找肿瘤细胞等。

**【诊断要点】**

一般根据临床表现、X 线检查、心电图、超声心动图可诊断心包炎,再结合心包穿刺、心包活检等病因诊断。

**【处理原则】**

1. 病因治疗　针对病因,应用抗生素、抗结核药物、化疗药物等。

2. 对症治疗　呼吸困难者给予半卧位、吸氧;疼痛者应用镇痛剂,首选非甾体类抗炎药物;伴休克者,需扩容治疗。

3. 心包穿刺　解除心脏压塞和减轻大量渗液引起的压迫症状,对所有血流动力学不稳定的急性心脏压塞均应紧急行心包穿刺或心包切开引流,必要时可经穿刺在心包腔内注入抗菌药物或化疗药物等。

4. 心包切开引流及心包切除术等。

## 二、缩窄性心包炎

缩窄性心包炎(constrictive pericarditis)指心脏被致密增厚的纤维化或钙化的心包所包围,使心室舒张期充盈受限而产生的一系列循环障碍的疾病,大多为慢性。

**【病因与发病机制】**

1. 病因　缩窄性心包炎继发于急性心包炎。我国以结核性心包炎最为常见,其次为急性非特异性心包炎、化脓性或创伤性演变而来。近年来放射性心包炎和心脏手术后引起者逐渐增多,少数与恶性肿瘤、自身免疫性疾病、药物等有关。

2. 发病机制　急性心包炎后,随着渗出液逐渐吸收可有纤维组织增生,心包增厚粘连、钙化,最终形成坚厚的瘢痕,使心包失去伸缩性,致使心室舒张期扩张受阻、充盈减少,心搏量下降而产生血液循环障碍。长期缩窄,心肌可萎缩。

**【临床表现】**

心包缩窄多于急性心包炎后 1 年内形成,少数可长达数年。主要症状表现为劳力性呼吸困难、活动耐量下降、疲乏等,与每搏量降低有关;静脉回流受阻可出现畏食、上腹胀满、颈静脉怒张、肝大、胸腔积液、腹腔积液、下肢水肿等体循环淤血的表现。常见心尖搏动减弱或消失,心浊音界正常或稍大,心音轻而遥远,可闻及心包叩击音体征。

【实验室及其他检查】

X 线检查心影偏小、正常或轻度增大。心电图可见 QRS 波低电压、T 波低平或倒置。超声心动图对其诊断价值较心包积液低,可见心包增厚、室壁活动减弱、室间隔异常运动等。CT 对缩窄性心包炎的诊断价值优于超声心动图。

【诊断要点】

典型缩窄性心包炎根据临床表现、实验室及其他检查可明确诊断。

【处理原则】

心包切除术是缩窄性心包炎的唯一治疗措施,应早期施行,避免出现心源性恶病质、严重肝功能不全、心肌萎缩等并发症。

【护理诊断/问题】

1. 气体交换受损　与肺淤血、肺或支气管受压有关。

2. 疼痛:胸痛　与心包炎症有关。

3. 体温过高　与心包炎症有关。

4. 体液过多　与渗出性、缩窄性心包炎有关。

【护理措施】

(一)一般护理

1. 休息与活动　根据患者的病情合理安排休息与活动,症状严重者应卧床休息。限制探视,协助患者取舒适体位,如半坐卧位或坐位,心脏压塞的患者被迫采取前倾坐位,注意病室的温度和湿度,避免受凉,以免发生呼吸道感染而加重呼吸困难。帮助患者及家属共同制定个体化的运动方案。

2. 饮食护理　进食高热量、高蛋白、高维生素的易消化饮食,少量多餐,避免过饱,限制钠盐摄入。

(二)病情观察

观察患者呼吸困难的程度,有无呼吸浅快、发绀,监测血氧饱和度及血气分析结果。行心包穿刺术后患者应密切观察生命体征、症状改善及心包液引流情况。

(三)症状体征的护理

1. 疼痛　指导患者勿用力咳嗽、深吸或突然改变体位,以免加重疼痛。疼痛明显者给予镇痛剂,以减轻疼痛对呼吸功能的影响。

2. 体温过高　高热者遵医嘱给予物理降温,做好皮肤护理,并记录降温后的体温变化。

3. 心脏压塞　立即配合医师行心包穿刺术或切开引流术,以达到缓解压迫症状或向心包腔内注射药物的治疗目的。

(1)术前护理　术前常规行心脏超声检查,以确定积液量和穿刺部位。备齐物品,向患者说明手术的意义和必要性,解除思想顾虑,必要时使用少量镇静剂。询问患者有无咳嗽,必要时给予可待因镇咳治疗。开放静脉通路,准备好急救药物和抢救设备,给予心电、血压监测。

(2)术中配合　嘱患者勿用力咳嗽或深呼吸,穿刺过程中有任何不适要立即告知医护人员。严格无菌操作,抽液过程中随时夹闭引流管,防止空气进入心包腔;抽液要缓慢,每次抽液量不超过300ml,以防急性右心室扩张。一般第1次抽液量不宜超过100ml,若抽出新鲜血液,应立即停止抽吸,密切观察患者的反应和主诉,如面色、呼吸、血压、脉搏、心电等变化,如有异常,及时协助医师处理。

(3)术后护理　拔除穿刺针后,穿刺部位用无菌纱布覆盖,妥善固定。穿刺后2小时内继续心电、血压监测,嘱患者休息,并密切观察生命体征变化。心包引流者需做好引流管的护理,保持引流通畅,每天心包抽液量<25ml时考虑拔除导管。

(四)用药护理

严格控制输液速度,应用非留体类抗炎药物者注意观察有无胃肠道反应、出血等不良反应。遵医嘱应用抗生素或解热镇痛剂治疗时,观察药物疗效,发现异常及时报告医师。

(五)心理护理

患者出现呼吸困难、疼痛等症状,严重影响其生活质量,由于担心疾病及预后等可出现焦虑、恐惧等心理反应,医护人员应做好与患者的沟通和交流,根据情况选择恰当的方式鼓励患者积极面对疾病,保持情绪乐观,提高战胜疾病的信心。

(六)健康教育

1. 疾病相关知识指导　嘱患者注意休息,防寒保暖,防止呼吸道感染。合理进食。对缩窄性心包炎患者讲明行心包切除术的重要性,解除思想顾虑,尽早接受手术治疗,以利于心功能的恢复。结核性心包炎患者应告诉患者坚持足够疗程药物治疗(如抗结核治疗)的重要性,不可擅自停药,防止复发。注意药物不良反应,定期检查肝肾功能。

2. 嘱患者定期复查,定期随访。

# 第三章　消化系统疾病患者的护理

消化系统的疾病包括食管、胃、肠、肝、胆、胰等脏器的疾病,是临床常见病和多发病。病变可局限于消化系统或累及其他系统,其他系统的疾病也会引起消化系统的症状或疾病。在我国,发病率位于前 10 位的慢性疾病中,消化系统的疾病包括胃肠炎、胆结石、胆囊炎及消化性溃疡;肝癌和胃癌的死亡率分别位于恶性肿瘤的第二位和第三位。近年来,随着社会环境和生活方式的变化,我国消化系统的疾病谱也发生了改变。以往较少见的疾病的发病率有逐年增高的趋势,如胃食管反流病、功能性胃肠病、脂肪性肝病、炎性肠病等,恶性肿瘤中的结肠癌、胰腺癌的发病率也有明显的上升趋势。在诊疗手段方面,消化内镜技术的发展为消化系统疾病的诊断和治疗带来了革命性改变。目前的消化内镜几乎能到达消化系统的所有脏器,不仅能直接观察病变的外观、采集组织标本进行病理学检查及分子生物学诊断,还可在内镜下进行胃肠道止血、胆道取石、十二指肠乳头切开术等治疗,具有微创、有效、可重复性的特点,减少了对普通外科手术的需求。幽门螺杆菌的发现和肝移植的广泛开展,使不断复发的消化性溃疡和肝硬化成为可治愈的疾病。

## 第一节　概　述

### 一、消化系统的结构与生理功能

消化系统由消化道和消化腺组成。消化道包括口腔、咽、食管、胃、小肠和大肠,临床上将口腔至十二指肠之间的消化道称上消化道,空肠以下的消化道称下消化道。消化腺包括唾液腺、肝、胰及消化管壁内的小消化腺。消化系统的主要功能是摄取、消化食物,吸收营养和排泄废物。

（一）食管

食管(esophagus)是连接咽和胃的肌性管道,全长约 25cm。食管壁由黏膜、黏膜下层和肌层组成,没有浆膜层,故食管病变容易扩散至纵隔。食管有上、中、下三处狭窄,是异物、憩室、肿瘤、瘢痕性狭窄的好发部位。食管下括约肌是食管下端 3~4cm 长的环形肌束,静息状态下的压力为 10~30mmHg,可阻止胃内容物逆流入食管,其功能失调可引起胃食管反流病和贲门失弛缓症等病变。门静脉高压症时,食管下段静脉曲张,破裂可引起大出血。

（二）胃

胃(stomach)分为贲门部、胃底、胃体和幽门部。胃壁由黏膜层、黏膜下层、肌层和浆膜层组成。黏膜层腺体丰富,外分泌腺主要包括贲门腺、泌酸腺和幽门腺,其中泌酸腺分布在胃底和胃体部,主要由壁细胞、主细胞和黏液细胞组成。

1. 壁细胞　分泌盐酸和内因子。盐酸能激活胃蛋白酶原使其转变为具有活性的胃蛋白酶,并为其生物活性提供必要的酸性环境,同时胃酸还能杀灭随食物进入胃内的细菌。盐酸分泌过多会引起胃肠黏膜损伤,是消化性溃疡发病的重要因素。内因子与食物中的维生素 $B_{12}$ 结合,促进维生素 $B_{12}$ 在回肠末端吸收。慢性萎缩性胃炎患者可有内因子缺乏,最终导致恶性贫血,需要终身应用维生素 $B_{12}$ 治疗。

2. 主细胞　分泌胃蛋白酶原。胃蛋白酶原被盐酸或已活化的胃蛋白酶激活,参与蛋白质的消化。

3. 黏液细胞　分泌碱性黏液,中和胃酸以保护胃肠黏膜。

胃的主要功能为暂时储存食物和对食物进行初步消化;幽门括约肌可控制胃内容物进入十二指肠的速度,并阻止十二指肠内容物反流入胃;一餐含有糖、脂肪和蛋白质的混合性食物从胃排空需 4~6 小时。

（三）小肠

小肠(small intestine)由十二指肠、空肠和回肠构成。十二指肠始于胃的幽门,止于十二指肠空肠曲与空肠相连,全长 25cm,呈"C"形包绕胰头。十二指肠分球部、降部、横部和升部 4 段,球部是消化性溃疡好发部位。胆总管与胰管分别或汇合开口于十二指肠乳头。小肠内有十二指肠腺和肠腺两种腺体,分泌的液体构成小肠液的主要成分。小肠液呈弱碱性,含多种消化酶,成人每天分泌约 1~3 升,使消化产物得到稀释,渗透压降低,有利于营养物质的吸收。

小肠的主要功能是消化和吸收食物。小肠具有巨大的吸收面积,食物在其中停留时间长(3~8 小时),且食物已被消化成小分子物质,这些均为小肠的吸收创造了条件。另外,胰液、胆汁和小肠液的化学性消化及小肠的机械性消化使食物得以分解,营养物质被小肠吸收后进入门静脉,经过肝脏的处理被机体利用。小肠先天性或后天性酶缺乏、炎症、肿瘤、肠段切除所致的短肠综合征等,是造成消化和吸收障碍的主要原因。

（四）大肠

大肠(large intestine)包括盲肠、阑尾、结肠、直肠和肛管。回肠末端与盲肠交界处形成回盲括约肌,可使回肠中的食物残渣间歇进入结肠,并且阻止结肠内容物反流到回肠。大肠腺分泌富含黏液和碳酸氢盐的碱性液体,其主要作用是保护肠黏膜和润滑粪便。肛管内的肛柱与肛瓣连成的锯齿状环行线,称齿状线,是直肠和肛管的交界线。肠腔内存在的正常菌群是人体的生物学屏障,大量应用广谱抗生素、免疫力低下、长期肠外营养等可导致菌群失调,引起腹泻、肠道功能障碍等疾病。

大肠的主要功能是吸收水分和无机盐,为食物残渣提供暂时的储存场所。肠内细菌利用肠内物质合成维生素 B 复合物和维生素 K 供机体利用。食物残猹在结肠内经过肠内细菌的发酵和腐败作用,形成粪便,排出体外。各种原因引起肠道对水分的吸收障碍可导致腹挥;肠道对水分吸收过多、肠内容物在肠道停留时间过长、肠运动功能障碍等可引起便秘。

（五）肝胆

肝脏(liver)是人体最大的腺体器官,由门静脉和肝动脉双重供血,血流量约占心排血量的1/4。其中,75%的血供来自门静脉,25%来自肝动脉。门静脉收集腹腔脏器的血液,血液中含有从胃肠道吸收的各种营养物质和有害物质,经过肝脏的处理供机体利用或排出体外。肝动脉中的血液含氧丰富,是肝脏耗氧的主要来源。

肝脏的主要功能包括:①参与物质代谢:肠道消化、吸收的各种营养成分,通过肝脏的生物转化,才能被机体吸收和利用。肝脏参与糖、蛋白质、脂肪、维生素等几乎所有的物质代谢。白蛋白、大部分凝血因子全部由肝脏合成,肝功能异常会导致低蛋白血症、出血等表现。②解毒:肝脏是人体内主要的解毒器官,外来的或体内产生的有毒物质,如细菌、毒素、血氨等均要经过肝脏去毒后随胆汁或尿液排出体外,多种激素如:雌激素、醛固酮和抗利尿激素在肝脏灭活。肝功能损伤引起的血氨、激素等的代谢异常,会导致肝性脑病、腹水、肝掌、蜘蛛痣等表现。③生成胆汁:胆汁由肝细胞产生,经胆道系统运输。消化期进入十二指肠,促进脂肪的消化和吸收;非消化期则流入胆囊储存。各种原因导致的胆汁合成、分泌、转运、排泄障碍,可引起胆道结石、胆汁淤积性肝病和脂溶性维生素缺乏等。

胆道(biliary)开始于肝细胞间的毛细胆管,毛细胆管集合成小叶间胆管,然后汇合成左、右肝管。左、右肝管出肝后汇合成肝总管,并与胆囊管汇合成胆总管,开口于十二指肠乳头。胆道运输和排泄胆汁至十二指肠,胆囊具有浓缩胆汁和调节胆流的作用。

（六）胰腺

胰腺(pancreas)的输出管为胰管,自胰尾至胰头纵贯胰腺的全长,穿出胰头后与胆总管合并或分别开口于十二指肠乳头。胰腺具有外分泌和内分泌两种功能。外分泌结构为腺泡细胞和小的导管管壁细胞,分泌胰液。胰液含有较高浓度的碳酸氢盐,可中和进入肠道的胃酸,并为各种消化酶提供最适宜的环境(pH7~8)。胰液中的消化酶主要包括胰淀粉酶、胰脂肪酶、胰蛋白酶及糜蛋白酶,分别对淀粉、脂肪、蛋白质进行消化。胰液分泌不足,影响食物的消化和吸收;胰液分泌受阻或分泌过多,使各种消化酶溢出胰管,则会发生胰腺炎。内分泌结构为散在于胰腺组织中的胰岛,其中 A 细胞分泌胰高血糖素,促进糖原分解和葡萄糖异生,使血糖升高;B 细胞分泌胰岛素,促进全身各种组织加速摄取、贮存和利用葡萄糖,使血糖降低。以上激素分泌紊乱,导致糖代谢紊乱,最常见的是糖尿病。

(七)消化系统功能的调节

1. 神经系统调节　　胃肠道的运动、腺体的分泌受自主神经系统-肠神经系统(enteric nervou system,ENS)支配,自主神经系统的皮层下中枢位于下丘脑,而下丘脑是中枢神经系统和低位神经系统之间的中间环节。精神因素可影响胃肠道黏膜的血液供应、消化腺的分泌及胃肠道的运动功能。因此,胃肠功能直接或间接受中枢神经系统的调节,并且与精神因素密切相关。

2. 内分泌调节　　从食管到直肠整个消化道以及胰腺分布着大量的内分泌细胞。消化道内的内分泌细胞和 ENS 的神经细胞分泌的各种生物活性物质统称胃肠激素。其中,一部分肽类激素既存在于胃肠道也存在于神经系统,这种双重分布的肽类激素称为脑-肠肽。以上激素的主要作用是调节消化器官的运动和分泌功能,如胃体和胃窦部的 D 细胞释放生长抑素,胃窦部的 G 细胞分泌促胃液素,在调节胃酸、胃蛋白酶的分泌和胃肠运动中起着重要的作用。促胃液素分泌过多可导致佐林格-埃利森综合征(Zollinger-Ellison syndrome)。

## 二、消化系统疾病患者常见症状体征及护理

### 【常见症状体征】

1. 恶心(nausea)与呕吐(vomiting)　　恶心是上腹部不适、紧迫欲吐的感觉;呕吐是胃强烈收缩迫使胃或部分小肠内容物经食管、口腔排出体外的过程。恶心、呕吐多同时发生,并伴有流涎、出汗、血压下降、心动过缓等迷走神经兴奋的表现,两者也可单独发生。不同疾病恶心、呕吐的特点不同。消化性溃疡并发幽门梗阻,呕吐常在数餐后发生,呕吐量大,呕吐物含酸性发酵宿食;急性胰腺炎患者可出现频繁、剧烈的呕吐,呕吐物甚至含有胆汁,呕吐后腹痛不减轻;上消化道出血时呕吐物呈咖啡色甚至鲜红色;低位肠梗阻时呕吐物带粪臭味,呕吐频繁且量大者可引起水

电解质紊乱、代谢性碱中毒；长期呕吐伴畏食者可致营养不良；昏迷患者呕吐易发生误吸，引起肺部感染、窒息等。

2. 腹痛（abdominal pain）　腹痛多由腹腔脏器的炎症、肿瘤、梗阻、扭转、破裂及腹腔内血管阻塞等引起。全身性疾病及其他系统的疾病也可引起腹痛。腹痛可表现为钝痛、灼痛、胀痛、绞痛、刀割样痛、钻顶样痛等，可为持续性或阵发性疼痛，疼痛部位一般为病变所在部位。胃、十二指肠疾病引起的腹痛为中上腹部隐痛、灼痛或不适感，伴厌食、恶心、呕吐、嗳气、反酸等。急性胰腺炎常出现上腹部剧烈疼痛，并向腰背部呈带状放射，弯腰抱膝位可减轻疼痛，但一般胃肠解痉药物无效。小肠疾病多为脐周疼痛，并有腹泻、腹胀等表现。大肠病变所致的腹痛为腹部一侧或双侧疼痛。急性腹膜炎时疼痛弥漫全腹，并有腹肌紧张，压痛、反跳痛的腹膜刺激征。

3. 腹泻（diarrhea）　是指排便次数多于平日，粪质稀薄或含有黏液、脓血或不消化的食物。腹泻多由肠道疾病引起，全身性疾病、过敏、某些药物、理化因素也可引起腹泻。急性腹泻起病急骤，病程较短，每日排便可达 10 次以上，严重者可导致脱水和电解质紊乱，甚至低血容量性休克；慢性腹泻起病缓慢，病程较长，可致营养障碍、体重下降，甚至水肿。小肠病变引起的腹泻，粪便呈糊状或水样，可含有未完全消化的食物成分；结肠病变引起的腹泻，粪便可含黏液和脓血，病变累及直肠时可出现里急后重。频繁的排便及粪便的刺激，可引起肛周皮肤红肿、糜烂等，长期腹泻可影响患者的日常生活和工作。

4. 黄疸（jatmdke）　是指由于血清中胆红素升高，致使皮肤、黏膜和巩膜发黄的体征。黄疸的发生与血液中红细胞的破坏、肝脏的功能及胆道通畅状况有关，三者中任一环节出现病变均可引起黄疸。根据发病机制分为溶血性黄疸、肝细胞性黄疸和胆汁淤积性黄疸。溶血性黄疸由血液中的红细胞破坏增多所致，血清中以非结合性胆红素升高为主。患者表现为轻度黄疸，皮肤呈柠檬色，不伴皮肤瘙痒；肝细胞性黄疸主要由于肝脏处理胆红素的能力下降所致，血清中结合性和非结合性胆红素均有不同程度的升高，患者黄疸的程度与病情有关，皮肤浅黄至深黄，可有轻度瘙痒；胆汁淤积性黄疸主要由胆道梗阻所致，血清中以结合性胆红素升高为主，患者黄疸较重，皮肤呈暗黄色或黄绿色，常伴有瘙痒；胆道完全性梗阻者，尿液呈浓茶色，粪便呈白陶土色。

5. 呕血（hematemesis）与便血（bloody）　呕血是指上消化道出血，血液从口腔呕出的现象；便血是指消化道出血，血液自肛门排出；黑便是指消化道出血时，肠道排出的黏稠、漆黑、发亮的粪便，又称柏油便。呕血和黑便是上消化道出血的特征性表现。幽门以上的出血,一般表现为呕血和黑便;幽门以下的出血,一般只有黑便。但是,如果出血速度快,出血量大,幽门以下的出血也可出现呕血。由于出血的部位、出血的量、出血的速度不同,患者呕血的颜色可为鲜红色、暗红色、咖啡渣样等表现。常见的上消化道出血性疾病有消化性溃疡、食管与胃底静脉曲张破裂、急性胃黏膜病变等。下消化道出血可引起便血,往往呈暗红色,出血量大、速度快可有鲜血便;出血量少,粪便外观无明显改变,只有通过粪便潜血试验才能确定的出血为隐血便。下段肠道溃疡、炎症、肿瘤可引起脓血便,阿米巴痢疾、肠套叠的粪便呈果酱色,直肠息肉、痔疮一般引起鲜血便。

**【护理评估】**

(一)健康史

1. 患病及诊疗过程

(1)患病经过及特点 评估患者发病缓、急,持续时间。消化系统疾病一般发病缓慢,但消化道大出血、胃肠穿孔、肠梗阻等病情进展迅速,甚至危及患者生命,需要积极抢救。评估患者是否存在恶心、呕吐、腹痛、腹泻等症状及其特点;发病是否存在明确的病因或诱因,对机体造成了哪些影响,如脱水、电解质酸碱平衡失调、周围循环衰竭、睡眠障碍等。

(2)诊断和治疗经过 评估患者患病以后是否进行了幽门螺杆菌(HP)检测、胃镜、结肠镜、影像学、粪便等相关检查及结果,幽门螺杆菌感染是胃炎、胃癌及消化性溃疡发病的主要病因,内镜检查是消化道疾病确诊最主要的手段。评估患者是否进行补液、止血、抑酸、保护胃黏膜等药物治疗,药物的用法及用量;是否采取胃肠减压、三腔二囊管压迫止血、硬化剂注射等特殊治疗措施;有无特殊体位、特殊饮食等要求及从医情况,上消化道大出血患者应中凹体位、急性胰腺炎腹痛患者应屈曲体位,肝硬化腹水患者需限制水、钠摄入;肝性脑病应给予高热量饮食并限制蛋白质的摄入。评估患者采取上述措施后病情是否好转。

(3)目前状况 评估患者生命体征是否平稳,是否需要采取进一步的抢救措施;患者目前主要的不适及病情变化;疾病对患者日常生活及自理能力的影响,消化性溃疡引起的疼痛可导致患者饮食不规律、睡眠障碍,消化道出血引起的组织缺氧可导致患者活动无耐力,频繁腹泻患者可出现肛周皮肤损伤,慢性腹泻、消化道肿瘤患者会出现消瘦、营养不良等表现。

2. 既往史 评估患者既往健康状况,是否患过胃炎、肝炎、消化性溃疡、胆道疾病、消化道出血等疾病,是否有外伤史、手术史、食物及药物过敏史,是否接种甲肝、乙肝疫苗等。重点评估与本次发病相关的病史,急性胃炎与服用非留体类抗炎药、糖皮质激素、氯化钾等药物有关,肝硬化的发生与肝炎、酒精中毒、脂肪性肝病、血吸虫病等有关;急性胰腺炎发病与胆道疾病密切相关,肝性脑病的常见诱因为消化道出血、高蛋白饮食、大量排钾利尿药等。

3.生活史　评估患者年龄、性别、出生地和生活地、职业与工作环境、经济状况,有无疫水接触史和疫源地逗留史等。肝癌的发生与水源污染、进食霉变的食物有关,血吸虫肝硬化患者有疫水接触史等。评估患者的生活方式及饮食、睡眠习惯,询问患者生活是否规律、有无烟酒嗜好、暴饮暴食,对食物有无特殊喜好和禁忌,有无失眠、嗜睡、昏睡等睡眠障碍等。暴饮暴食可诱发急性胰腺炎,慢性酒精中毒可发展为酒精性肝硬化等。饮酒患者应准确计算饮酒量,计算公式:酒精摄入量=饮酒的毫升数×0.79×酒精度数。

4.家族史　评估患者直系亲属身体健康状况,有无与其患相同的疾病和传染病,如消化性溃疡、病毒性肝炎、肝癌、胃癌等。

(二)身体状况

1.一般状态　评估患者的生命体征、精神、意识、营养状况等。消化道大出血的患者可出现周围循环衰竭,表现为脉搏加快、血压下降、呼吸急促,甚至休克。肝性脑病患者可有行为改变,精神症状和意识障碍。慢性胃炎、消化性溃疡、消化道肿瘤患者常因消化吸收障碍和慢性失血,出现贫血、营养不良的表现。营养状态可根据患者的体重、体质指数、皮肤、毛发、肌肉、皮下脂肪状态进行评估。

2.皮肤、黏膜　评估患者有无黄疸、出血、肝掌、蜘蛛痣等肝胆疾病的表现;有无皮肤干燥、弹性减退等失水的表现,甚至四肢湿冷等循环衰竭的表现。

3.腹部　视诊腹部外形,有无膨隆或凹陷,有无胃、肠型及蠕动波,有无腹壁静脉曲张及曲张静脉分布与血流方向。腹腔积液、肠胀气、肠麻痹等引起腹部膨隆;胃幽门梗阻可见胃型及蠕动波,小肠梗阻在脐周可见多层梯形肠型,结肠梗阻腹部周边可见宽大的肠型,肝硬化可见腹部静脉曲张等。触诊腹壁紧张度及有无压痛、反跳痛等,触诊肝脏、脾脏,判断其大小、硬度和表面情况。胃、肠穿孔可引起腹肌紧张、压痛、反跳痛的腹膜刺激征,肝炎、肝硬化可有肝肿大、脾大等。叩诊肝上界、肝下界、肝区叩击痛、肾区叩击痛及移动性浊音。肝、肾病变会引起相应脏器的叩击痛,腹水在1000ml以上移动性浊音阳性。听诊肠鸣音,腹泻患者可出现肠鸣音亢进,肠麻痹患者肠鸣音减弱或消失。

(三)心理-社会状况

1.疾病知识　评估患者对疾病的性质、过程、预后及防治知识的了解程度。对疾病的正确理解可提高患者治疗的依从性。

2. 心理状况　评估患者的性格、心理状态及疾病对日常生活、工作的影响。食欲不振、恶心、呕吐、腹痛、腹胀、腹泻等会给患者带来不适和痛苦,特别是当症状反复出现或持续存在时,易使患者产生不良的心理反应。不良的心理反应会影响消化性溃疡、溃疡性结肠炎、胃肠道功能紊乱等疾病的康复;肝硬化失代偿期、消化系统肿瘤疗效不佳、预后不良,给患者带来较大的精神压力。故应注意观察患者有无焦虑、抑郁、悲观等不良的心理反应及其严重程度,以便有针对性的给予心理疏导和支持。

3. 社会支持系统　评估患者的家庭成员组成、家庭经济、文化、教育背景,及其对患者所患疾病的认识,对患者的关怀和支持程度。询问医疗费用来源或支付方式,慢性病患者出院后的继续就医条件,居住地的初级卫生保健设施等资源。

(四) 实验室及其他检查

1. 粪便检查　包括粪便外观、显微镜、细菌学、寄生虫和潜血试验等,对腹泻、肠道出血、肿瘤等疾病的诊断具有重要价值。如:黏液脓血便主要见于痢疾、溃疡性结肠炎等结肠病变;柏油样便主要见于上消化道出血;持续的便潜血阳性多见于消化道肿瘤,间断便潜血阳性见于消化性溃疡、急性糜烂性胃炎等。

2. 血液、尿液检查　蛋白质代谢、血清酶学、胆红素代谢等检查用于肝胆疾病的诊断;血、尿胆红素检查有助于鉴别黄疸的性质;红细胞沉降率增快提示炎症性肠病、肠结核和结核性腹膜炎处于活动期;血、尿液淀粉酶测定有助于急性胰腺炎的诊断;各型肝炎病毒标志物的测定用于确定病毒性肝炎的类型;甲胎蛋白用于原发性肝癌的诊断和疗效判断。

3. 内镜检查

(1) 胃肠镜　胃镜是食管、胃、十二指肠疾病诊断最常用和最准确的检查方法,结肠镜则主要用于观察从肛门到回盲瓣所有结肠直肠的病变。内镜检查不仅可直接观察消化道黏膜病变,还可取活组织进行病理检查。胃肠镜直视下,可取出胃内异物、对出血性疾病进行止血、切除较小良性肿瘤和早期癌等。内镜治疗减少了开腹手术,使疾病治疗更为精准和微创,有利于减少并发症和减轻患者的痛苦。

(2) 胶囊内镜　由胶囊、信号接收系统及工作站三部分组成。胶囊是一种一次性使用的"数码相机",让患者吞服后,胶囊随着消化道蠕动进入体内并拍摄图像,获得的图像同时被传送到信号接收系统。全程检查时间 6～9 小时,可拍摄近 6 万张图片,检查结束后,进行图像分析,并作出诊断。胶囊一般于检查后 72 小时内随粪便排出体外。检查期间,患者可正常日常活动,但避免剧烈运动、屈体、弯腰,切勿撞击腰带上的数据记录仪,远离任何强力电磁波区域。患者吞服胶囊2小时内禁水,4小时内禁食,4小时后可以进食少量干性食品,尽量少喝水。护士对患者优质的人性化服务及患者有效的肠道准备是保证检查安全、顺利进行的关键。胶囊内镜能动态、清晰的显示小肠腔内的病变,突破了原有小肠检查的盲区,具有操作简单、安全、无痛苦、无交叉感染等优点。

(3)内镜逆行胰胆管造影(endoscopic retrograde cholangiopancreatography,ER-CP)是将内镜插入十二指肠降部,寻找胰胆管开口的乳头,再经活检孔道插入造影导管,注入造影剂,在X线下显示胆系和胰管形态的诊断方法。除了用于诊断,ERCP主要用于胆胰管疾病的治疗。治疗性ERCP包括内镜下乳头切开术、胆总管取石、狭窄扩张、置入支架、鼻胆管引流术等,具有微创、有效及可重复性,并减少了传统外科手术的需求。

4.影像学检查

(1)X线检查　腹部平片可观察腹腔内游离气体,肝、脾、胃等脏器的轮廓,以及肠曲内气体和液体。

(2)胃肠钡餐造影、钡剂灌肠造影　可发现食管、胃、小肠或结肠的炎症、溃疡、肿瘤、食管胃底静脉曲张等。

(3)腹部B超　用于检查肝、胆、脾、胰等脏器的病变,以及腹腔内肿块、腹水。彩色多普勒超声可显示门静脉和下腔静脉的形态,协助门静脉高压的诊断。

(4)胆囊、胆道碘剂造影　可显示结石、肿瘤、胆囊浓缩和排空功能。

(5)计算机X线体层显像(CT)和磁共振显像(MRI)　敏感度和分辨率高,可显示轻微的密度改变而发现病变。

【护理诊断/问题】

1.疼痛:腹痛　与腹腔脏器炎症、缺血、梗阻、溃疡、肿瘤等有关。

2.腹泻　与肠道疾病或全身性疾病有关。

3.活动无耐力　与频繁呕吐、腹泻、不能进食有关。

【护理目标】

1.腹痛减轻或消失。

2.腹泻减轻或消失,不发生水、电解质紊乱。

3.活动耐力恢复或有所改善。

【护理措施】

(一)一般护理

1.环境　病室环境应安静、舒适、整洁、空气清新。注意定时通风、消毒,减少探视,保持合适的温度(18~20℃)和湿度(50%~60%)。

2.休息与活动　疾病急性期一般应卧床休息,缓解期可适当活动,但应量力而行,避免过度劳累。协助患者采取合适的体位以减轻不适或疼痛。如胃食管反流病患者餐后不宜立即卧床和剧烈运动以减轻反流,大量腹水患者一般采取半卧位以减轻腹胀和呼吸困难,急性胰腺炎患者应取抱膝屈曲卧位以减轻疼痛等。

3.饮食　饮食原则为高蛋白、高维生素、高热量的易消化饮食,并根据不同疾病和病情进行调整。如胃食管反流病患者避免进食使食管下括约肌(LES)压力降低的食物,消化性溃疡避免刺激胃酸分泌增加的食物,肝硬化腹水患者应控制水、钠的摄入,肝性脑病患者应限制蛋白质摄入等。

(二)病情观察

1.生命体征　患者频繁的呕吐、腹泻、消化道出血、急性胰腺炎、胃肠穿孔等会引起有效循环血量减少,血压下降,甚至休克。对上述患者应密切观察生命体征变化,准确记录24小时出入量,出现病情变化及时报告医生并积极配合治疗及抢救。

2.症状体征　不同的疾病具有不同的症状体征,并随着病情变化而变化。动态观察患者的症状体征,对了解患者病情进展、制定护理措施及判断治疗效果具有重要意义。如消化道出血患者呕血、黑便次数增多,说明有继续出血;消化性溃疡患者腹痛规律发生改变,并有压痛、反跳痛及肌紧张的腹膜刺激征,提示有穿孔发生;肝硬化患者出现性格、行为改变,警惕肝性脑病的发生等。

3.治疗及护理效果　对患者采取治疗及护理措施后应密切观察效果。如镇痛药物的镇痛效果,利尿剂的利尿效果及对电解质的影响,皮肤、口腔护理的效果及饮食指导后患者的依从性等。

(三)症状体征的护理

1.腹痛

(1)监测疼痛　①观察并记录患者腹痛的部位、性质及程度,发作的时间、频率,持续时间等;②疼痛加重或减轻的因素;③疼痛对睡眠、进食、活动等日常生活的影响;④观察非药物性和药物镇痛治疗的效果,如疼痛突然加重、性质改变,且经一般对症处理疼痛不能减轻,需警惕某些并发症的出现。

(2)非药物性缓解疼痛　①行为疗法:深呼吸、冥想、音乐疗法、生物反馈等。②局部热疗法:除急腹症外,对疼痛局部可用热水袋进行热敷、微波等。③针灸疗法。

(3)药物镇痛　应根据病情、疼痛性质和程度选择镇痛药物,急腹症诊断未明时,不可随意使用镇痛药物,以免掩盖症状,延误病情。癌性镇痛应遵循世界卫生组织推荐的三阶梯疗法。即镇痛药物应依次选择非麻醉性镇痛药、弱麻醉镇痛药、强麻醉镇痛药,并与辅助性镇痛药联合应用。

(4)自控镇痛　晚期患者疼痛严重而持续,应用常规药物不能有效控制疼痛时,可使用自控镇痛。指导患者观察疼痛规律和使用微量注射泵,根据疼痛规律调节药量和控制入药速度。

(5)生活护理　急性剧烈腹痛患者应卧床休息,加强巡视,协助患者取舒适体位,烦躁不安者应加用床档等防护措施,以防意外发生。

2.腹泻

(1)观察病情　包括排便的次数、量及性状,是否伴随腹痛、发热等症状;腹泻对机体的影响,是否有食欲减退、睡眠障碍、水电解质酸碱平衡紊乱等表现。

(2)饮食护理　以少渣、易消化食物为主,避免生冷、多纤维、味道浓烈的刺激性食物。急性腹泻应根据病情和医嘱,给予禁食、流质、半流质或软食。

(3)活动与休息　急性起病全身症状明显的患者应卧床休息,注意腹部保暖;慢性腹泻可适当活动,但注意劳逸结合。

(4)用药护理　腹泻的治疗以病因治疗为主。应用止泻药时注意观察患者排便情况,腹泻得到控制应及时停药。

(5)肛周皮肤护理　排便频繁,因粪便的刺激可使肛周皮肤损伤,引起糜烂及感染。排便后应用温水清洗肛周,并保持肛周皮肤干燥。必要时,在肛周皮肤涂无菌凡士林或抗生素软膏。

(四)用药护理

1.合理用药　根据患者病情实际情况,遵医嘱、及时、准确用药。如利尿剂尽量日间应用,以免夜间排尿影响睡眠;熟练掌握药物浓度及剂量的计算方法,确保用药及时准确;备好止血、抗休克、抗过敏等急救药品,保证危重患者的抢救。

2.观察药物的疗效及不良反应　患者用药后注意观察药物的疗效及不良反应,并及时与医生沟通,以便能及时调整用药方案。如解痉、镇痛、止血、利尿等药物的治疗效果;糖皮质激素、免疫抑制剂、胃肠黏膜刺激性等药物的不良反应。

3.指导患者遵医嘱用药　向患者说明药物的作用、用法、用量及影响用药效果的相关因素,以提高患者服药的依从性和治疗效果。如保护胃黏膜的药物应餐前半小时服用;氯化钾、甲硝唑等刺激性药物应饭后服用;按疗程服用糖皮质激素,不得随意减量或停药。同时,教会患者观察用药的作用及副作用,出现问题及时同医护人员联系。

（五）心理护理

1. 引导患者配合治疗和护理　根据患者对疾病的了解程度，介绍疾病发生、发展规律，说明治疗和护理的目的及作用，解释病情变化状况及各项检查结果，使患者积极主动的配合治疗和护理。

2. 急性病变患者的护理　急性腹痛、腹泻、出血、穿孔的患者容易出现恐惧、焦虑等不良心理反应，护理中应做到：态度从容、镇静，技术熟练、轻巧，迅速、准确评估患者病情，积极配合医生的治疗和抢救工作；工作中与患者进行简洁、有效的沟通，及时了解患者的心理感受，并给予有效回应；病情平稳后，详细了解患者的心理状态，并采取对症处理。

3. 慢性病变患者的护理　慢性胃炎、消化性溃疡、溃疡性结肠炎、肝硬化等疾病反复发作，使者生活和工作受到不同程度的影响，给家庭带来精神和经济的压力。患者可出现烦躁、抑郁、焦虑、自卑等不良心理反应。护士应在全面评估的基础上对患者进行个体化的心理疏导。向患者介绍所患疾病相关的知识、疾病发展状况、各项检查的结果及意义，消除患者对疾病不正确的认识，安心接受治疗和护理；耐心倾听患者的心理感受及诉求，根据实际情况尽量满足患者的需求；鼓励并协助患者尽量生活自理、参与疾病治疗和护理，以增强患者的自信心；肯定患者配合治疗、护理及取得的成绩，介绍同种疾病有效治疗的例子，增强其战胜疾病的信心。随时观察患者的心理变化，一旦出现上述不良心理反应，积极采取相应的措施，引导患者以积极的心态面对疾病。

4. 恶性肿瘤患者的护理　护士应重视心理护理对肿瘤患者的影响，将其渗透到日常护理工作中。根据患者的具体情况决定是否采取保护性医疗制度和心理护理的方法。恶性肿瘤患者一般会出现否认、愤怒、忧伤、接受4种心理反应阶段，针对不同阶段给予相应的护理措施。否认和愤怒期，为患者创造发泄情绪、表达内心感受的环境和机会，护士运用倾听、解释、安慰等技巧与患者沟通，表示关心、理解和同情，使患者有归属感；对处于愤怒和忧伤期的患者，要加强监控，并取得家属的配合，避免意外发生；对接受期的患者，介绍疾病治疗的进展，鼓励患者参与治疗和护理措施的制定，引导其保持平和心态，积极应对疾病。协助患者建立家庭和社会支持系统，鼓励家属陪伴患者，指导同事、朋友与患者进行良好交流，协助患者参加抗癌联盟等组织。

（六）健康教育

1. 预防疾病　向人民群众宣传预防消化系统疾病发生的知识。如注射甲肝、乙肝疫苗预防甲型、乙型病毒性肝炎;避免高盐、霉变、烟熏、腌制食品及注意饮水卫生,预防胃癌、肝癌的发生;防治胆道系统疾病、避免暴饮暴食,预防急性胰腺炎的发生。

2.认识疾病　向患者介绍疾病的发生、发展和预后,治疗和护理措施的目的和意义,提高患者治疗的依从性。

3.合理用药　介绍药物的作用及副作用,说明遵医嘱用药的重要性,避免随意停药、减量、错误用药等导致药效降低、病情加重或复发等。

4.合理饮食　向患者说明合理饮食对疾病康复的影响,介绍不同疾病的饮食要求,避免因饮食不当诱发或加重疾病。

5.适当休息与活动　适当休息与活动可恢复体力,促进疾病康复。疾病活动期的患者应增加卧床休息的时间,缓解期的患者可进行适当活动。注意劳逸结合,避免过劳。

6.随访　遵医嘱按时到医院就诊,病情变化随时就诊。

【护理评价】

1.患者腹痛是否减轻或消失。

2.患者腹泻是否减轻或消失,是否发生水、电解质紊乱。

3.患者活动耐力是否恢复或有所改善。

# 第二节　胃食管反流病

胃食管反流病(gastro-esophageal reflux disease,GERD)是由胃十二指肠内容物反流入食管引起胃灼热、反酸等症状的一种疾病。依据是否导致食管黏膜糜烂、溃疡,GERD 可分为反流性食管炎(reflux esophagitis,RE)和非糜烂性反流病(non-erosive reflux disease,NERD),其中 NERD 约占 70%。GERD 是一种常见病,世界各国发病率不同,西欧及北美较为常见,发病率为 10%~20%。亚洲地区发病率 5%~10%,我国广东省广州市发病率约为 6.2%,北京、上海反流症状的发生率为 5.77%,RE 为 1.92%。GRED 随着年龄增加发病增多,40 岁以上多见,男女比例接近,但反流性食管炎男女发病的比例为 2∶1~3∶1。

【病因与发病机制】

GERD 属于动力障碍性疾病,是抗反流防御机制降低和反流物对食管黏膜攻击共同作用的结果。

(一)抗反流防御机能降低

抗反流防御机制包括抗反流屏障、食管对反流物的清除作用和食管黏膜的屏障功能。

1. 抗反流屏障结构和功能异常　食管下段括约肌(lower esophageal sphincter, LES)是功能性括约肌,位于食管下端和胃的连接处。静息状态时此处的压力略高于胃内压,并且维持张力性收缩,起到防止胃内容物逆流进入食管的高压屏障作用。激素(胆囊收缩素、胰高血糖素)、食物(巧克力、高脂肪食物)、药物(钙拮抗剂、地西泮)、腹内压增高(妊娠、腹腔积液、呕吐、负重劳动等)及胃内压增高(如胃扩张、胃排空延迟)等因素均可引起 LES 压降低而导致胃食管反流。

一过性食管下括约肌松弛(Transient lower esophageal sphincter relaxation, TLESR)是近年确定的可诱发胃内食物逆流入食管从而造成 RE 的一个重要因素。正常吞咽时 LES 处于松弛状态以便于食物进入胃内,TLESR 则是指非吞咽情况下 LES 一过性、自发性松弛,并且持续时间明显长于正常吞咽时 LES 松弛的时间。TLESR 既是生理性胃食管反流的主要原因,也是 LES 静息压力正常的 GERD 患者的主要发病机制。

2. 食管清除功能下降　食管清除功能主要依靠食管的蠕动和唾液的中和作用来完成。正常情况下,一旦发生胃食管反流,通过食管自发和继发性蠕动性收缩可以清除大约 90% 的反流物,这是食管清除反流物的主要方式,称为容量清除。剩余的反流物则由唾液缓慢中和。所以,食管蠕动异常和唾液分泌减少参与了 GERD 的发病。

3. 食管黏膜屏障功能降低　食管黏膜屏障包括食管上皮前屏障、上皮防御机制和上皮后防御机制。上皮前屏障包括上皮表面的黏液层、不移动水层和黏膜表面的 $HCO_3^-$,其作用为防止反流胃酸中的 $H^+$ 与上皮表面直接接触。上皮防御机制是指上皮固有层,是一种有分泌能力的复层鳞状上皮,在结构及功能上均有防御胃酸损害的作用。上皮后防御机制包括黏膜下丰富的血液供应及相应的血液缓冲系统的作用。血液能调节组织的酸碱平衡,为细胞修复提供氧及营养物质,排出二氧化碳及有毒的代谢产物,并能给细胞间质提供 $HCO_3^-$ 以缓冲 $H^+$。各种导致食管黏膜屏障功能下降的因素,均使食管黏膜抗反流能力下降,引起黏膜损伤。

(二)反流物对食管黏膜的攻击作用

反流物中具有大量损伤因子,如胆汁酸、胃酸、胃蛋白酶、胰淀粉酶等,这些物质均可以对食管黏膜造成不同程度的损伤。其中,胃酸和胃蛋白酶是反流物中损害食管黏膜的主要成分。此外,发生胆汁反流时,胆汁中的非结合胆盐和胰酶对食管黏膜也产生损害作用。

（三）其他因素

胃潴留扩张、食物排空延时、高胃酸状态及十二指肠胃反流等因素也可引起反流性食管炎。约半数 GERD 患者有胃排空障碍，导致胃潴留引起胃内高压，减退食管平滑肌收缩功能，进而诱发 TLESR，最终出现反流现象。不少 GERD 患者伴有裂孔疝，但两者之间的病因关系尚不明确。

【临床表现】

（一）胃灼热或胸痛

胃灼热是 GERD 最常见的典型症状之一。胃灼热是指胸骨后烧灼感，多在进餐后 1 小时左右出现，半卧位、前屈位或剧烈运动可诱发，过热、过酸食物可导致此症状加重，口服抑酸剂后症状多可消失。但胃酸缺乏者，胃灼热症状主要由胆汁反流所致，故服用抑酸剂效果不明显。需要注意的是，胃灼热的严重程度与病变的轻重程度往往不平行。部分 GERD 患者并无胃灼热感，可表现为胸痛、上腹痛、上腹烧灼感、暖气等不典型的症状，甚至可引起类似心肌缺血性胸痛的表现，而不伴典型的胃灼热症状。因此，在进行胃食管反流的评估前需先排除心脏因素。

（二）反流

反流是指胃内容物向咽部或口腔方向流动的感觉，常于餐后、躯体前屈或夜间卧床睡眠时出现，多在胃灼热或胸痛发生前出现。

（三）吞咽困难

GERD 初期常因食管炎引起继发性食管痉挛而出现间歇性吞咽困难，后期则由于食管瘢痕形成导致狭窄，此时胃灼热或胸痛可有所减轻，但出现永久性吞咽困难，进食固体食物时可在剑突处引起堵塞感或疼痛感。

（四）消化道外症状

GERD 可伴随食管外症状，包括咳嗽、咽喉症状、哮喘和牙釉质腐蚀等。反流的胃液侵蚀咽部、声带和气管可引起慢性咽炎、慢性声带炎和慢性气管炎，称为 Delahunty 综合征。胃液反流及胃内容物吸入呼吸道可引起吸入性肺炎。

（五）并发症

1.上消化道出血　食管黏膜糜烂及溃疡可导致呕血和（或）黑便，伴有不同程度的缺铁性贫血。

2.食管狭窄　反流性食管炎长期、反复发作可导致纤维组织增生，最终导致瘢痕狭窄。

3. 巴雷特(Barrett)食管　食管下段的扁平上皮被柱状上皮覆盖,称巴雷特食管,其腺癌的发生率较正常人高 10~20 倍。

**【实验室及其他检查】**

1. X 线检查　食管钡剂造影可显示有无黏膜病变、狭窄、食管裂孔疝等,并可显示有无钡剂从胃反流至食管,因而对诊断有互补作用,但敏感度较低。

2. 内镜检查　内镜及病理检查对于诊断 GERD 及评估其严重程度具有重要的价值。所以对于具有反流症状的初诊患者,特别是症状发作频繁、程度严重、伴有消瘦、黑便或有肿瘤家族史的患者,应建议其首先行内镜检查。内镜检查未发现食管黏膜损伤时,一般不行活组织检查。

3. 质子泵抑制剂(PPI)试验　质子泵抑制剂试验简便有效,可作为 GERD 酸反流的诊断试验。PPI 试验原理是因为质子泵抑制剂可以抑制酸分泌,当反流物 pH>4.0 时,胃灼热/反酸的症状会减轻或消失,提示症状与酸反流相关。对于出现胃灼热/反流症状,内镜阴性的患者,怀疑是 NERD,使用标准剂量 PPI,每日 2 次,连续使用 1~2 周,若症状减轻 50% 以上,则认为 PPI 试验阳性,可以确诊为 NERD。PPI 试验的敏感性虽然高,但是特异性较低。

4. 食管 pH 监测　内镜检查和 PPI 试验后仍不能明确诊断时,应采用 24 小时食管 pH 监测,这是目前鉴定反流的"金标准"。24 小时食管 pH 监测能详细显示酸反流、昼夜酸反流规律、酸反流与症状的关系以及患者对治疗的反应,主要检测指标有:①总酸暴露时间 24 小时内食管 pH<4 的总时间、立卧位时 pH<4 的时间及其占总时间的百分比;②酸暴露频率 pH<4 的次数;③酸暴露的持续时间反流持续时间≥5 分钟的次数及最长反流持续时间。根据 pH 监测指标有计算机测算酸反流积分,>15 分为阳性。

5. 食管胆红素监测　部分 GERD 患者的发病有非酸反流因素参与,特别是与胆汁反流相关。可通过监测食管胆红素水平以反映是否存在胆汁反流并评价其程度。

**【诊断要点】**

GERD 的诊断要点包括:①反流的症状;②胃镜下发现 RE;③食管过度酸反流的客观证据。如果患者有典型的胃灼热和反酸症状,可初步临床诊断为 GERD。如内镜检查发现 RE 并排除其他原因引起的食管病变即可诊断成立。如有典型症状而内镜检查阴性者可行 24 小时食管 pH 监测,如证实有食管过度酸反流,诊断亦成立。因 24 小时食管 pH 需要特定仪器且为侵入性检查,不适宜常规临床应用。对于疑诊 GERD、内镜检查阴性者常用质子泵抑制剂进行试验性治疗(PPI 试验),

如效果明显 GERD 诊断成立。

【处理原则】

GERD 的治疗目标是缓解症状、治愈食管炎、提高生活质量、预防复发和并发症。

（一）改变生活方式

改变生活方式是 GERD 治疗的一部分，包括减轻体重、抬高床头、戒烟、戒酒、避免睡前进食、避免食用可能诱发反流症状的食物，如咖啡、巧克力、辛辣或酸性食物、高脂饮食。改变生活方式是 GERD 的基础治疗，但仅对部分患者有效。

（二）抑制胃酸分泌

反流至食管的胃酸是 GERD 的主要致病因素。抑制胃酸分泌是治疗 GERD 的主要措施，常用药物包括 $H_2$ 受体拮抗剂（$H_2$RA）和质子泵抑制剂 PPI，包括初始与维持治疗两个阶段。

1. 初始治疗　目的是尽快缓解症状，治愈食管炎。

（1）$H_2$RA 常用药物包括西咪替丁、雷尼替丁、法莫替丁，治疗 GERD 的食管炎愈合率为 50%～60%，胃灼热症状缓解率为 50%，但不能有效抑制进食刺激引起的胃酸分泌，且症状缓解时间短，4～6 周后大部分患者出现药物耐受，长期疗效不佳，故适用于轻至中度 GERD 的治疗。

（2）PPI 是 GERD 治疗中最常用的药物，抑酸作臟，适用于症状重，有严重食管炎的患者，一般按照治疗消化性溃疡的常用剂量使用 8 周，糜烂性食管炎的内镜下愈合率约 90%。单剂量 PPI 治疗无效可改用双倍剂量，一种 PPI 无效可尝试换用另一种 PPI。PPI 亦适用于 NERD，但疗效不如糜烂性食管炎，疗程也不确定。目前国内共有五种 PPI（奥美拉唑、兰索拉唑、泮托拉唑、雷贝拉唑、埃索美拉唑）可供选用。

2. 维持治疗　目的是巩固疗效、预防复发，用最小的剂量达到长期治愈的目的。PPI 是主要药物，$H_2$RA 长期使用会产生耐受性，一般不适合长期维持治疗。目前维持治疗的方法有 3 种：维持原剂量、减量或间歇用药和按需治疗。

（三）促进胃肠动力

适用于轻症患者。常用药物包括多潘立酮、莫沙必利、依托必利等。此类药物可能通过增加 LES 压力、改善食管蠕动功能、促进胃排空从而达到减少胃内容物反流及减少其在食管的暴露时间。当抑酸药物治疗效果不佳时，应考虑联合使用促动力药物，特别是对于伴有胃排空延迟的患者。

（四）手术与内镜治疗

GERD 手术与内镜治疗的目的是增强 LES 抗反流作用,缓解症状,减少抑酸剂的使用,提高患者的生活质量。抗反流手术也是维持治疗的一种选择,但对症状不典型、抑酸治疗效果差的患者,手术疗效通常不能达到预期目标。相对于外科或腔镜手术,内镜治疗创伤小、安全性较好,但疗效需进一步评估。目前 GERD 内镜治疗方法有内镜缝合（胃腔内折叠术）、射频消融术、内镜下注射治疗和(或)植入治疗等。

（五）并发症的处理

对于 Barrett 食管患者应长期维持 PPI 治疗,并定期进行内镜复查。GERD 相关食管狭窄的主要治疗方法是气囊扩张,但术后复发率较高,扩张后需 PPI 维持治疗,以改善吞咽困难的症状及减少再次扩张的需要。

【护理诊断/问题】

1.疼痛　与胃酸反流刺激食管黏膜有关。

2.吞咽障碍　与反流引起食管狭窄有关。

3.焦虑　与病程、症状持续、生活质量受影响有关。

4.知识缺乏:缺乏有关疾病的病因及防治知识。

【护理措施】

（一）一般护理

1.避免应用引起胃排空延迟的药物和食物,如钙拮抗剂、茶碱、地西泮、浓茶、咖啡、巧克力,以高蛋白、低脂肪、无刺激、易消化食物为宜,少食多餐,戒烟禁酒。

2.避免饭后剧烈运动,避免睡前 2 小时进食,白天进餐后不宜立即卧床,睡眠时将床头抬高 15~20cm,以改善平卧位食管的排空功能。

3.注意减少一切引起腹压增高的因素,如肥胖、便秘、紧束腰带等。

（二）病情观察

观察胃灼热、吞咽困难的程度、持续时间及伴随症状;观察疼痛部位、性质、程度、持续时间及伴随症状,及时发现和处理异常情况。向患者及家属讲解疼痛的原因,消除患者的紧张心理。

（三）症状及体征护理

1.保持环境安静,减少对患者的不良刺激和心理压力。

2.疼痛时深呼吸,以腹式呼吸为主,减少胸部压力刺激。

3. 舒适体位患侧卧位及半卧位,可减轻腹壁紧张,减轻疼痛。

4. 保持情绪稳定焦虑的情绪易引起疼痛加重。

5. 指导患者放松和转移注意力的技巧如听轻音乐、嚼口香糖、看小说、漫画等分散注意力。

(四)用药护理

遵医嘱使用促进胃肠动力、减少胃酸分泌和保护食管黏膜的药物。向患者及家属说明药物的作用、机制及注意事项。详见本章第四节"消化性溃疡"。

(五)心理护理

胃食管反流病为消化系统常见疾病和多发疾病,不少患者有许多叙述不清的身体不适,同时对自己健康有过度的担忧。应使患者认识到纠正和消除来自社会、环境的不良刺激,使不正常的心理状态恢复正常,再配合药物治疗,GERD 的治疗才能收到满意疗效。另外,病程较长、病情反复者存在焦虑、抑郁和恐惧等负性情绪,甚至失去治疗的信心。应关注这部分患者的心理状态,鼓励这部分患者保持乐观情绪,设法减少和转移患者对疾病的过分担忧和注意,减轻心理压力和不良情绪。

(六)健康指导

1. 疾病知识指导 嘱患者保持良好心理状态,劳逸结合,积极配合治疗。嘱患者着宽松衣物以减少由于衣物过紧而造成的腹压增高。鼓励患者适当控制体重,减少由于腹部脂肪过多引起的腹压增高。睡眠时抬高床头 10~15cm,利用重力作用改善平卧位食管的排空功能;某一角度的体位如身体屈曲、鞠躬、头低位等姿势时,可能诱发或加剧胃食管反流患者的症状,比如入睡后出现或加重的烧心胸痛就与睡眠时的体位有关。睡前 3 小时避免进食以减少睡眠期间的胃酸分泌和 LES 短暂松弛。

2. 饮食指导 多吃蔬菜水果,保持排便通畅,防止便秘,避免腹压增加诱发反流。戒烟戒酒,少量多餐,避免饱餐及摄入刺激胃酸分泌的食物,如高脂食物、巧克力、薄荷、浓茶、碳酸饮料等;饮食过饱会引起胃压力增加,胃排空延缓导致反流。胃食管反流患者多在进食 1 小时后出现症状,或反流症状加剧;高脂、辛辣、酸甜等刺激性食物会降低 LES 的张力,使其抗反流的防御机制下降,过热、烤炙、油炸加工的食品可直接刺激甚至损伤食管黏膜,导致反流的发生。

3. 用药指导 根据病因、具体情况进行指导。尽量避免促进反流或黏膜损伤的药物,如抗胆碱能药物,地西泮、麻醉药及肾上腺能激动剂等。

# 第三节　胃　炎

胃炎是最常见的消化系统疾病之一,是多种不同病因引起的胃黏膜急性和慢性炎症,是胃黏膜对各种损伤的反应过程,包括上皮损伤、黏膜炎症反应和上皮再生。如仅有上皮损伤和上皮再生而无黏膜炎症反应则称为胃病。按照临床发病的缓急和病程的长短可分为急性胃炎和慢性胃炎。

## 一、急性胃炎

急性胃炎系由不同病因引起的急性胃黏膜非特异性炎症,病变严重者可累及黏膜下层与肌层,甚至深达浆膜层。临床上按病因及病理变化的不同,分为急性单纯性胃炎、急性糜烂性胃炎、急性腐蚀性胃炎、急性化脓性胃炎和急性胃黏膜病变,其中临床上以急性单纯性胃炎最为常见,而由于抗生素广泛应用,急性化脓性胃炎已罕见。急性胃黏膜病变的特征为胃黏膜多发不同程度糜烂、浅溃疡和出血。

### 【病因与发病机制】

(一)理化因素

过冷、过热的食物和饮料,浓茶、咖啡、烈酒、刺激性调味品、过于粗糙的食物、药物(特别是非甾体抗炎药如阿司匹林、吲哚美辛等),均可刺激胃黏膜,破坏黏膜屏障,造成胃黏膜损伤和炎症。

非甾体类抗炎药(Nonsteroidal anti-inflammatory drugs,NSAIDs)是一类具有抗炎、镇痛、解热等作用的药物。NSAIDs 主要是通过抑制环氧化酶(cyclooxygenase,COX)、阻断前列腺素和血栓素 A2(thromboxaneA2,TXA2)的产生而起到抗炎、镇痛、退热、抗血小板聚集等作用。NSAIDs 抑制 COX 的产生,使内源性的前列腺素特别是 PGE1、PGE2 和 PGEI2 的合成减少,继而影响胃黏膜细胞分泌黏蛋白和表面磷脂,削弱了胃黏膜屏障,同时抑制了胃和十二指肠上皮中碳酸盐的分泌,削弱了上皮的修复和更新。NSAIDs 还可以干扰生长因子,减少溃疡边缘的内皮细胞增生,减少溃疡创面的血管生成,减少肉芽组织的生长,使溃疡愈合延期。NSAIDs 引起的胃炎以黏膜弥漫的出血点、出血斑以及表浅糜烂为主要的内镜下表现。特别是要注意有高危因素的患者,如溃疡病史、吸烟、高龄(>60 岁)、幽门螺杆菌感染、饮酒、服用两种以上 NSAIDs 以及长时间、大剂量服用 NSAIDs 等更易出现上消化道黏膜损伤、溃疡,甚至消化道出血。

（二）生物因素

包括细菌及其毒素。常见致病菌为沙门菌、嗜盐菌、致病性大肠杆菌等,常见毒素为金黄色葡萄球菌或毒素杆菌毒素,尤其是前者较为常见。进食污染细菌或毒素的食物数小时后即可发生胃炎或同时合并肠炎,此即急性胃肠炎。葡萄球菌及其毒素摄入后发病更快。近年因病毒感染而引起本病者也不在少数。

（三）精神、神经因素

精神、神经功能失调,各种急重症的危急状态,以及机体的变态（过敏）反应均可引起胃黏膜的急性炎症损害。全身感染、严重创伤、颅内高压、大手术、休克、过度紧张劳累等均可导致应激状态。在应激状态下,交感神经及迷走神经均处于兴奋状态,前者使胃黏膜血管收缩,血流量减少,后者则使得黏膜下动静脉短路开放,黏膜缺血缺氧加重,导致胃黏膜上皮损害,发生糜烂和出血。严重休克可导致5-羟色胺及组胺释放,前者刺激胃壁细胞释放溶酶体,直接损伤胃黏膜;后者则增加胃蛋白酶及胃酸的分泌而损害胃黏膜屏障。

（四）其他

胃内异物或胃石、胃区放射治疗均可作为外源性刺激,导致本病。情绪波动、应激状态及体内各种因素引起的变态反应可作为内源性刺激而致病。

【病理】

急性胃炎的组织学检查可见胃黏膜充血、水肿或糜烂,黏膜表面有片状灰黄色渗出物和黏液,呈点状、片状或者相互融合,受累部位可局限于胃窦、胃体和胃底,也可全胃受累。大多数患者病变局限在黏膜层,不侵及黏膜肌层。表层上皮细胞坏死脱落而产生浅表糜烂,固有膜血管损害则引起出血和血浆外渗。但是,严重者深度糜烂可累及黏膜下层甚至全层,发生穿孔,此种情况多出现在腐蚀性胃炎、化脓性胃炎、缺血性胃炎和放射性胃炎。急性胃炎在显微镜下还可看到固有膜组织中有大量中性多核粒细胞、浆细胞、单核细胞和少量的淋巴细胞、嗜酸性粒细胞浸润,并有水肿,表层上皮细胞变低平,特别是腺体细胞有不同程度的变性坏死。脱落的上皮细胞和中性粒细胞可充斥腺体的管腔,黏膜血管充血。偶见组织间质出血,严重者黏膜下层亦有水肿和充血。

【临床表现】

多数急性起病,症状轻重不一。急性单纯性胃炎患者主要临床表现包括上腹饱胀、隐痛、食欲缺乏、暖气、恶心、呕吐等。腹痛位于腹部正中偏左或脐周压痛,呈阵发性加重或持续性钝痛,伴腹部饱胀、不适。少数患者会出现剧痛。由沙门菌或金黄色葡萄球菌及其毒素致病者,常于进食不洁食物数小时或 24 小时内发病,多伴有腹泻、发热,严重者有脱水、酸中毒或休克等。糜烂出血性胃炎可无症状或为原发疾病症状所掩盖,也可以表现为腹痛、腹胀、恶心等非特异性消化不良症状。严重者发病急骤,在原发病的病程中突发上消化道出血,表现为呕血及黑便。

【实验室及其他检查】

（一）胃镜检查

胃镜是最有价值、最可靠的诊断手段。可直接观察胃黏膜病变及其程度,可见黏膜广泛充血、水肿、糜烂、出血,表面附有黏液和炎性渗出物。幽门螺杆菌(Hp)感染时还可见到胃黏膜微小结节形成(又称胃窦小结节增生),可同时取病变部位组织进行 HP 和病理学检查。

（二）X 线钡餐造影

多数胃炎病变在黏膜表层,钡餐造影难有阳性发现。胃窦部位有浅表炎症者可呈现胃窦部激惹征,黏膜纹理增粗、迂曲、锯齿状,幽门前区呈半收缩状态,可见不规则痉挛收缩,气、钡双重造影效果较好。

（三）幽门螺杆菌检测

1. 胃黏膜组织切片染色与培养　Hp 培养需在微氧环境下用特殊培养基进行,3~5 天可出结果,是最精确的诊断方法。

2. 尿素酶试验　此法快速、简单、特异性和敏感性可达 90% 以上。

3. 血清 Hp 抗体检测　即使是 IgM 抗体也可在 Hp 清除几个月后仍保持阳性,故限制了其诊断意义。

4. 核素标记尿素呼吸试验　患者口服一定量放射性核素($^{13}$C 或 $^{14}$C)标记的尿素,如果患者消化道内含有 Hp,则 Hp 产生的尿素酶可将尿素分解产生 $CO_2$,由肺呼出,通过测定呼出气体中 $^{13}$C 或 $^{14}$C 含量即可判断胃内 Hp 感染程度,其特异性和敏感性均达 90% 以上。$^{13}$C 标记的尿素没有放射性,对人体无损害,诊断的特异性和敏感性更高,可用于各类人群。$^{14}$C 标记的尿素具有一定的放射性,对人体有一定的损害,所以不宜用于孕妇、儿童及哺乳妇女,其诊断的敏感性和特异性相对略低。

【诊断要点】

具有上述临床表现及相关危险因素者应考虑急性胃炎的诊断。依据病史、临床表现及胃镜检查发现糜烂及出血病灶诊断并不困难。糜烂出血性胃炎确诊依靠早期胃镜检查,超过 48 小时病变可能因胃黏膜快速修复而不复存在。

【处理原则】

1. 急性单纯性胃炎 首先应去除病因,适当休息,清淡流质饮食,酌情短期禁食1~2餐。呕吐、腹泻剧烈者应注意维持水、电解质及酸碱平衡;对症处理,并可给予黏膜保护剂;细菌感染所致者应给予抗生素治疗;腹痛剧烈者可给予阿托品或山莨菪碱(654-2)。

2. 急性糜烂出血性胃炎 首先应积极治疗原发病,去除致病因素。除应用黏膜保护剂外,如疼痛明显、胃镜下糜烂、出血病灶广泛者应给予抑制胃酸分泌的药物 $H_2$ 受体拮抗剂或 PPI。

3. 急性胃黏膜病变 对于存在应激状态,可能引起急性胃黏膜病变的患者应预防性应用抑酸药物;长期服用非留体类抗炎药物患者应首选肠溶片,选择性 COX-2 抑制剂,饭后服用或加用 PPI。已经发生急性胃黏膜病变的患者应予以黏膜保护剂及抑酸药物,首选 PPI。

【护理诊断/问题】

1. 舒适的改变 与胃黏膜受损、上腹痛有关。

2. 知识缺乏 缺乏有关疾病的病因及防治知识。

3. 潜在并发症:上消化道出血。

【护理措施】

目的在于去除致病因素,使患者疼痛缓解。减少相关并发症的发生,或并发症发生后能得到及时治疗与处理。

(一)一般护理

1. 休息 患者应适当休息,减少活动。对急性应激所致或伴有消化道出血者应卧床休息,同时做好患者的心理疏导,减轻或解除其精神紧张,保证身心得以充分的休息。

2. 饮食 饮食应定时、有规律,少量多餐,避免辛辣、生硬刺激食物,忌暴饮暴食、饮酒等。一般进食营养丰富的温凉半流质饮食。若有少量出血者可给牛奶、米汤等流质以中和胃酸并且有利于黏膜的修复。急性大出血或呕吐频繁时应暂禁食。

3. 环境 为患者创造整洁、舒适、安静的环境,定时开窗通风,保证空气新鲜及温湿度适宜,使其心情舒畅。

(二)病情观察

观察患者呕吐的次数及呕吐物的性质和量的情况。一般呕吐物为消化液和食物且时有酸臭味。混有大量胆汁时呈绿色,混有血液呈鲜红色或棕色残渣。及时为患者清理呕吐物、更换衣物,协助患者采取舒适休位。观察患者呕血与黑粪的颜色性状和量的情况,必要时遵医嘱给予输血、补液、补充血容量治疗。

（三）症状及体征的护理

1. 腹痛　急性发作时应卧床休息,并可用转移注意力,做深呼吸等方法来减轻焦虑,缓解疼痛。用热水袋热敷胃部,以解除胃痉挛,减轻腹痛。遵医嘱给患者以黏膜保护剂及 PPI 时,注意观察药物的疗效及不良反应。

2. 呕吐　呕吐时应给予身体支持和心理安抚。扶住患者的前额或给予身体支撑,防止因头晕、乏力、虚弱等发生跌倒。观察呕吐物颜色、性状和量,必要时采集标本送检。患者呕吐后,及时帮助其漱口,保持口腔清洁和舒适。更换因呕吐污染的衣服、被褥,整理周围环境,避免不良刺激。轻度呕吐者进食清淡食物,鼓励口服补液;呕吐剧烈者应禁食,并卧床休息,并遵医嘱使用止吐药物。避免食用刺激性大的食物,如咖啡、浓茶、过冷、过热、油炸、辛辣等食物。

（四）用药护理

指导患者正确服用阿司匹林、吲哚美辛等对胃黏膜有刺激的药物,必要时应用抑酸剂、胃黏膜保护剂预防本病的发生。详见本章第四节"消化性溃疡"的用药护理。

（五）心理护理

耐心解答患者及家属提出的相关问题,以消除其紧张情绪。紧张、焦虑还可影响食欲及消化能力,及对治疗的信心,情绪稳定则有利于减轻患者症状。

（六）健康指导

1. 休息与活动　生活要有规律,应保持轻松愉快的心情,避免过度劳累。

2. 饮食指导　注意饮食卫生,进食应有规律,避免过热、过冷、辛辣食物及咖啡、浓茶等刺激性饮料;嗜酒者应戒酒,以防止酒精损伤胃黏膜。

3. 用药指导　合理使用对胃黏膜有刺激的药物,使用时应同时服用抑酸剂。

4. 随访指导　若患者出现呕血、黑便等消化道出血征象时,及时就诊。

## 二、慢性胃炎

慢性胃炎(chronic gastritis)是由多种病因引起的胃黏膜慢性炎症,病理上以淋巴细胞浸润为主要特点,部分患者后期可出现胃黏膜固有腺体萎缩和化生,继而出现上皮内瘤变,与胃癌的发生密切相关。

【分类】

根据病理组织学改变和病变在胃的分布部位,结合可能病因,慢性胃炎可分为慢性非萎缩性胃炎(non-atrophic chronic gastritis)、慢性萎缩性胃炎(atrophic chronic gastritis)和特殊类型胃炎三大类。

(一)慢性非萎缩性胃炎

慢性非萎缩性胃炎既往称为慢性浅表性胃炎,是指病变不伴有胃黏膜萎缩性改变,胃黏膜层可见以淋巴细胞和浆细胞为主的慢性炎症细胞浸润。根据炎症分布的部位,可再分为胃窦胃炎、胃体胃炎和全胃炎。幽门螺杆菌感染首先发生胃窦胃炎,然后逐渐向胃近端扩展为全胃炎,全胃炎发展与否及发展快慢存在明显的个体差异和地区差异;自身免疫引起的慢性胃炎主要表现为胃体胃炎。

(二)慢性萎缩性胃炎

慢性萎缩性胃炎是指胃黏膜已发生了萎缩性改变的慢性胃炎。慢性萎缩性胃炎又可再分为多灶萎缩性(multifocal atrophic)和自身免疫性(autoimmune)两大类。前者萎缩性改变在胃内呈多灶性分布,以胃窦为主,多由幽门螺杆菌感染引起的慢性非萎缩性胃炎发展而来;后者萎缩改变主要位于胃体部,多由自身免疫引起的胃体胃炎发展而来。

(三)特殊类型胃炎

特殊类型胃炎种类很多,由不同病因所致,临床上较少见。

【病因与发病机制】

(一)幽门螺杆菌感染

幽门螺杆菌(Hp)是慢性胃炎最主要的病因。其机制为:幽门螺杆菌具有鞭毛,能在胃内穿过黏液层移向胃黏膜,其所分泌的黏附素能使其贴紧上皮细胞,直接侵袭胃黏膜;幽门螺杆菌释放尿素酶分解尿素产生 $NH_3$,从而保持细菌周围中性环境,有利于其在胃黏膜表面定植,损伤上皮细胞;幽门螺杆菌分泌空泡毒素引起细胞损害和炎症;幽门螺杆菌菌体胞壁可作为抗原诱导免疫反应。这些因素的长期存在导致胃黏膜的慢性炎症。

幽门螺杆菌感染作为慢性胃炎病因的临床证据包括:①绝大多数慢性活动性胃炎患者胃黏膜中可检出幽门螺杆菌;②幽门螺杆菌在胃内的分布与胃内炎症分布一致;③根除幽门螺杆菌可使胃黏膜炎症消退;④从志愿者和动物模型中可复制幽门螺杆菌感染引起的慢性胃炎。

（二）饮食和环境因素

长期幽门螺杆菌感染,在部分患者可发生胃黏膜萎缩和肠化生,即发展为慢性多灶萎缩性胃炎。但幽门螺杆菌感染者胃黏膜萎缩和肠化生的发生率存在很大的地区差异,如印度、非洲、东南亚等地人群幽门螺杆菌感染率与日本、韩国、哥伦比亚等国相当甚至更高,但前者胃黏膜萎缩和肠化生发生率却远低于后者。这提示慢性萎缩性胃炎的发生和发展还涉及幽门螺杆菌感染之外的其他因素。流行病学研究显示,饮食中高盐和缺乏新鲜蔬菜水果与胃黏膜萎缩、肠化生以及胃癌的发生密切相关。

（三）自身免疫

自身免疫性胃炎以富含壁细胞的胃体黏膜萎缩为主;患者血液中存在自身抗体如壁细胞抗体(parietal cell antibody,PCA),伴恶性贫血者还可查到内因子抗体(intrinsic factor antibody,IFA);本病可伴有其他自身免疫病如桥本甲状腺炎、白癜风等。上述表现提示本病属自身免疫病。自身抗体攻击壁细胞,使壁细胞总数减少,导致胃酸分泌减少或丧失;内因子抗体与内因子结合,引起维生素 $B_{12}$ 吸收不良从而导致恶性贫血。

（四）其他因素

幽门括约肌功能不全时含胆汁和胰液的十二指肠液反流入胃,可削弱胃黏膜屏障功能。其他外源因素,如酗酒、服用 NSAIDs 等药物、某些刺激性食物等均可反复损伤胃黏膜。理论上这些因素均可各自或与幽门螺杆菌感染协同作用而引起或加重胃黏膜慢性炎症,但目前尚缺乏系统研究的证据。

【病理】

（一）慢性非萎缩性胃炎

以胃小凹之间的固有膜内有炎性细胞浸润为特征,炎症细胞主要是浆细胞、淋巴细胞,偶有嗜酸细胞。固有膜常见水肿、充血,甚至灶性出血。胃腺体正常。没有破坏或腺体减少,有时可见糜烂,即固有膜坏死(病变不涉及黏膜肌)。表层上皮细胞变扁平,其排列常不规则。按炎症程度,浅表性胃炎可分为轻度、中度和重度。炎性细胞浸润仅限于胃黏膜的上 1/3 者为轻度,炎性细胞超过黏膜的 1/3,但不超过全层的 2/3 者为中度;炎症细胞浸润达全层者为重度。

（二）慢性萎缩性胃炎

除慢性浅表性胃炎的病变外,病损还累及腺体,腺体萎缩,数目减少,使胃黏膜有不同程度的变薄。胃体部和胃底部黏膜的腺体含有壁细胞和主细胞,一旦此类细胞消失,腺体成为黏液腺而与幽门腺相似,则称为幽门腺化生。在慢性胃炎中,肠腺化生也十分常见。肠上皮化生常始自胃小凹颈部,向上发展可延及表层上皮,向下移行可达腺体的深部,起初可为灶性,随着病变进展,肠腺化生可联结成片。肠上皮化生的胃黏膜易诱发胃癌。

【临床表现】

慢性胃炎缺乏特异性症状,并且症状的轻重与胃黏膜的病变程度往往不平行。大多数患者常无症状或有程度不等的消化不良,表现为上腹隐痛、食欲缺乏、餐后饱胀、反酸、恶心等。严重慢性萎缩性胃炎可有贫血、消瘦、腹泻等。

1. 上腹痛　疼痛多无规律性与饮食无关。一般为弥漫性上腹部灼痛、隐痛、胀痛等,极少数患者可出现明显的上腹部绞痛并向背部放射,甚至可误诊为心绞痛。

2. 嗳气　由于唾液和空气不断被吞入胃内,以及胃酸缺乏和胃内发酵产气等因素使胃内气体积存,导致嗳气发生。

3. 腹胀　由于消化不良、食物滞留和排空延迟而产生腹胀,特别是在进食不易消化的食物后,约50%以上的患者会出现定位不明的腹胀不适感。

4. 食欲不振　慢性胃炎患者多有食欲不振或食欲时好时坏的表现,部分患者会日渐消瘦,有时易被误诊为胃癌。

5. 恶心与呕吐　胃黏膜受到理化或生物因素的刺激及胃动力学障碍、胃逆蠕动等,而常发生恶心与呕吐。

6. 便秘　慢性浅表性胃炎大多有便秘症状,腹泻相对较少。

7. 腹泻　慢性萎缩性胃炎出现腹泻症状较多,约占50%。

8. 黑便与呕血　较严重病例可出现黑便,但呕血较少见。

9. 贫血　由于食欲减退,摄入量不足,再加胃腺体萎缩使盐酸、内因子等分泌减少,因而慢性萎缩性胃炎常发生缺铁性贫血或恶性贫血。

10. 其他　慢性萎缩性胃炎患者常伴有萎缩性舌炎,病程长的患者指甲脆性增加或出现反甲。

【实验室及其他检查】

1. 胃镜及活组织检查　胃镜检查并同时取活组织作病理组织学检查是诊断慢性胃炎的最可靠方法,包括内镜诊断和病理诊断两部分。内镜下非萎缩性胃炎可见黏膜粗糙不平、出血点、水肿、渗出等基本表现。萎缩性胃炎则有两种类型,即单纯萎缩性胃炎和萎缩性胃炎伴增生。前者主要表现为黏膜红白相间、血管显露、色泽灰暗、皱襞变平甚至消失;后者主要表现为黏膜呈颗粒状或结节状。内镜下非萎缩性胃炎和萎缩性胃炎皆可见伴有糜烂、出血、胆汁反流。由于内镜所见与活组织检查的病理表现不尽一致，因此诊断时应两者结合，在充分活检基础上以组织病理学诊断为准。胃窦小弯、大弯、胃角及胃体下部小弯是常用的活检取材部位。

2. 幽门螺杆菌检测　　活组织病理学检查时可同时检测幽门螺杆菌，并可在内镜检查时再多取 1 块活组织作快速尿素酶检查以增加诊断的可靠性。根除幽门螺杆菌治疗后，可在胃镜复查时重复上述检查。亦可采用非侵入性检查，包括血清抗体检测、$^{13}C$ 或 $^{14}C$ 呼吸试验、粪幽门螺杆菌抗原检查等。

3. 自身免疫性胃炎的相关检查　　疑为自身免疫性胃炎者应检测血 FCA 和 IFA，如为该病 PCA 多呈阳性，伴恶性贫血时 IFA 多呈阳性。血清维生素 $B_{12}$ 浓度测定及维生素 $B_{12}$ 吸收试验有助恶性贫血诊断。

4. 血清胃泌素 G17、胃蛋白酶原 I 和 II 测定　　属于无创性检查，有助判断萎缩是否存在及其分布部位和程度。胃体萎缩者血清胃泌素 G17 水平显著升高、胃蛋白酶原 I 和/或胃蛋白酶原 I／II 比值下降；胃窦萎缩者血清胃泌素 G17 水平下降、胃蛋白酶原 I 和胃蛋白酶原 I／II 比值正常；全胃萎缩者则两者均低。

5. 胃液分析　　测定基础胃酸分泌量(BAO)及注射组胺或五肽胃泌素后测定最大分泌量(MAO)和高峰泌酸量(PAO)以判断胃酸功能。自身免疫性胃炎时胃酸缺乏；多灶萎缩性胃炎时胃酸分泌正常或偏低。

【诊断要点】

确诊必须依靠胃镜检查及胃黏膜活组织病理学检查。幽门螺杆菌检测有助于病因诊断。怀疑自身免疫性胃炎应检测相关自身抗体及血清胃泌素。

【处理原则】

需根据临床表现和内镜及病理改变确定不同的治疗方案。

1. 饮食　　选择易消化、无刺激的食物，少吃酸性、过甜的食物及饮料，忌烟酒、浓茶、咖啡，进食应细嚼慢咽。

2. 去除病因　　避免服用损伤胃黏膜的药物，如阿司匹林、吲哚美辛等。

3. 根除幽门螺杆菌治疗　　慢性萎缩性胃炎、慢性胃炎伴消化不良、计划长期使用非甾体类抗炎药物及有胃癌家族史者应接受根除幽门螺杆菌治疗。目前国内外均将含质子泵抑制剂(PPI)的三联疗法作为一线幽门螺杆菌根除方案推荐使用，然而随着抗菌药物的大量使用，幽门螺杆菌的耐药性逐渐增强，三联疗法的幽门螺杆菌根除率也逐渐下降，有研究结果表明，标准三联疗法的幽门螺杆菌根除率已经下降到80%以下，因此在获得同等疗效的前提下，四联疗法花费的成本最低，是一种高效、安全、经济的治疗方案，可在临床推广应用作为一线方案。

4. 对症治疗　　无症状的慢性非萎缩性胃炎可不做任何处理。有胃黏膜糜烂和(或)以反酸、上腹痛等症状为主者,可根据病情或症状严重程度选用抗酸剂、$H_2$ 受体拮抗剂或质子泵抑制剂(PPI)。胃酸和胃蛋白酶在胃黏膜糜烂(尤其是平坦糜烂)、反酸和上腹痛等症状的发生中起重要作用,抗酸或抑酸治疗对愈合糜烂和消除上述症状有效。包括奥美拉唑、埃索美拉唑、兰索拉唑、雷贝拉唑和泮托拉唑等在内的 PPI 抑酸作用强而持久,可根据病情或症状严重程度选用,某些患者选择适度抑酸治疗可能更经济,且不良反应较少。萎缩性胃炎伴恶性贫血可给予维生素 $B_{12}$ 和叶酸。

以上腹饱胀、恶心或呕吐等为主要症状者可用促胃肠动力药,如莫沙必利、依托必利、多潘立酮等均可改善上述症状,并可防止或减少胆汁反流;而伴胆汁反流者则可应用促动力药和(或)有结合胆酸作用的胃黏膜保护剂。胃黏膜保护剂常用硫糖铝、替普瑞酮等药物,可改善胃黏膜屏障,促进胃黏膜糜烂愈合,但对症状改善作用尚有争议;铝碳酸镁制剂可增强胃黏膜屏障并可结合胆酸,从而减轻或消除胆汁反流所致的胃黏膜损伤。在排除了胃排空迟缓引起的饱胀、胃出口梗阻、胃黏膜屏障减弱或胃酸过多导致的胃黏膜损伤情况下,可针对进食相关的腹胀、食欲差等消化不良症状应用各种消化酶制剂。

5. 癌前病变的干预　　大多数胃癌都来自慢性胃炎患者。目前一致认为不能根据症状来鉴别胃癌。通过胃镜检查和幽门螺杆菌的检查不但可以发现胃癌,而且可以发现有发生胃癌倾向的慢性胃炎。根治幽门螺杆菌可以减少胃癌发生及胃癌相关的死亡率。目前一致认为大于 45 岁的有消化不良症状的患者和小于 45 岁但有警告症状(如消瘦、黑便等)的患者应首先进行胃镜检查和幽门螺杆菌检查,然后根据检查结果进行治疗。中、重度慢性萎缩性胃炎有一定的癌变率。因此,内镜活检有中至重度萎缩并伴有肠化的慢性萎缩性胃炎 1 年左右随访 1 次,不伴有肠化或上皮内瘤变的慢性萎缩性胃炎可酌情内镜和病理随访。伴有低级别上皮内瘤变者,根据内镜和临床情况缩短至 6 个月左右随访 1 次;而高级别上皮内瘤变须立即确认,证实后采取内镜下治疗或手术治疗。

【护理诊断/问题】

1. 疼痛:腹痛　　与胃黏膜受损有关。

2. 营养失调:低于机体需要量　　与消化吸收不良等有关。

3. 焦虑　　与病情反复、病程迁延有关。

4. 活动无耐力　　与自身免疫性胃炎致恶性贫血有关。

5. 知识缺乏:缺乏对慢性胃炎病因和预防知识的了解。

**【护理措施】**

目的在于去除致病因素,缓解胃部不适,指导摄取合理营养,改善患者的营养状况并维持,减轻患者的焦虑程度,使其积极配合治疗及护理。

(一)一般护理

1.休息与活动 指导患者急性发作时卧床休息,并注意腹部保暖。病情缓解时,进行适当锻炼,以增强机体抗病能力。嘱患者生活要有规律,避免过度劳累,注意劳逸结合。

2.饮食护理

(1)饮食治疗原则 急性发作时可予半流食,恢复期患者指导其食用富含营养、易消化的食物,避免食用辛辣、生冷等刺激性食物及浓茶、咖啡等饮料。嗜酒患者嘱其戒酒。指导患者加强饮食卫生并养成良好的饮食习惯,向患者说明摄取足够营养素的重要性,鼓励患者少量多餐,以进食高热量、高蛋白、高维生素、易消化的饮食为原则。避免摄入生硬、过甜过咸、过辣的刺激性食物。

(2)制定饮食计划 与患者及家庭共同制定饮食计划,指导他们改进烹饪技巧,增加食物的色、香、味,以刺激患者食欲。胃酸低者食物应在完全煮熟后食用,以利于消化吸收,同时可给刺激胃酸分泌的食物,如肉汤、鸡汤等;高胃酸者应避免进食酸性及多脂肪食物。

(二)病情观察

观察并记录腹痛的部位、性质及程度,发作的时间、发作频率、持续时间、缓解方式以及伴随的其他临床表现。

(三)腹痛的护理

1.休息与活动 急性发作期应指导患者卧床休息,并可用转移注意力、做深呼吸等方法来减轻焦虑,缓解疼痛。病情缓解期可适当锻炼以增强机体抵抗力。

2.热敷 用热水袋热敷胃部,以解除胃痉挛,减轻腹痛。

3.用药护理 遵医嘱给药以根除幽门螺杆菌感染治疗时,注意观察药物的疗效和不良反应。

(1)胶体铋剂 枸橼酸铋钾在酸性环境中方起作用,故宜在餐前半小时服用,服枸橼酸铋钾过程中可使牙齿、舌变黑,可用吸管吸入。部分患者服药后出现便秘、粪便变黑,停药后可自行消失。少数患者可有恶心、一过性血清转氨酶水平升高等,极少出现急性肾衰竭。

(2)抗菌药物 服用阿莫西林前应询问患者有无青霉素过敏史,使用过程中注意有无迟发性过敏反应,如皮疹,甲硝唑可引起恶心呕吐等胃肠道反应,应在餐后半小时服用并可遵医嘱使用甲氧氯普胺、维生素 $B_{12}$ 等拮抗。

（四）心理护理

1.减轻焦虑　提供安全舒适的环境,减少患者的不良刺激。避免患者与其他有焦虑情绪的患者或亲属接触。指导其散步、听音乐等转移注意力的方法。

2.心理疏导　首先帮助患者分析这次产生焦虑的原因,了解患者内心的期待和要求;然后共同商讨这些要求是否能够实现,以及错误的应对机制所产生的后果。指导患者采取正确的应对机制。

3.树立信心　向患者讲解疾病的病因及防治知识,指导患者如何保持合理的生活方式和去除对疾病的不利因素。并可以请有过类似疾病的患者讲解采取正确应对机制所取得的良好效果。

（五）健康指导

1.休息与活动　生活应有规律,合理安排工作和休息,注意劳逸结合,积极配合治疗。教育患者保持良好的心理状态。介绍本病的病因,指导患者避免诱发因素。

2.饮食指导　指导患者注意饮食卫生和饮食营养,养成规律的饮食习惯;避免过热过冷、辛辣饮食及浓茶、咖啡等刺激性饮料;嗜酒者应戒酒,防止酒精损伤胃黏膜。

3.用药指导　根据患者的病因、具体情况进行相关指导,如尽量避免使用对胃黏膜有刺激的药物,必须使用时应同时服用抑酸剂或胃黏膜保护剂;介绍药物的不良反应。

4.随访指导　定期门诊复查,如有异常及时就诊。

# 第四节　消化性溃疡

消化性溃疡(pepticulcer,PU)是指在各种致病因子的作用下,胃肠道黏膜发生的炎性反应与坏死性病变,病变可深达黏膜肌层。虽然近年来消化性溃疡病发病率有下降趋势,但目前仍然是常见的消化系疾病之一。本病在全世界均常见,不同国家、不同地区,其发病率有较大差异。消化性溃疡病在我国人群中的发病率尚无确切的流行病学调查资料,本病可见于任何年龄,以 20~50 岁居多,男性多于女性 [(2~5)∶1]。胃溃疡(gastriculcer,GU)和十二指肠溃疡(duodenalulcer,DU)是最常见的消化性溃疡,十二指肠溃疡多于胃溃疡,两者之比约为 3∶1,DU 好发于青壮年,GU 则多见于中老年人群。

**【病因与发病机制】**

消化性溃疡病的发病机制主要与胃十二指肠黏膜的损害因素和黏膜自身防御-修复因素之间失平衡有关。其中,胃酸分泌异常、幽门螺杆菌(Hp)感染、非留体类抗炎药物特别是阿司匹林广泛应用是引起消化性溃疡病的最常见病因。

**(一)胃酸分泌异常**

胃酸及胃蛋白酶的自身消化作用在消化性溃疡的发病中起重要作用。"无酸,无溃疡"的观点得到普遍公认。胃酸对消化道黏膜的损害作用只在正常黏膜防御和修复功能遭受破坏时才发生。许多十二指肠溃疡患者都存在基础酸排量(basal acid output,BAO)、夜间酸分泌、最大酸排量(maximal acid output,MAO)、十二指肠酸负荷等增高的情况。胃溃疡除幽门前区溃疡者外胃酸分泌量大多正常甚至低于正常。一些神经内分泌肿瘤如胃泌素瘤大量分泌胃泌素,导致高胃酸分泌状态,过多的胃酸成为溃疡形成的起始因素。

**(二)幽门螺杆菌**

幽门螺杆菌(Hp)感染为消化性溃疡病重要发病原因和复发因素之一。消化性溃疡患者的 Hp 检出率显著高于普通人群,而根除 Hp 后溃疡复发率明显下降,由此认为 Hp 感染是导致消化性溃疡的主要病因之一。不同部位的 Hp 感染引起溃疡的机制有所不同。胃窦部感染为主的患者中,Hp 通过导致高胃泌素血症引起胃酸分泌增加。同时,Hp 也可直接作用于肠嗜铬样细胞,后者释放组胺引起壁细胞泌酸增加。这种胃窦部的高胃酸分泌状态易诱发十二指肠溃疡。胃体部感染为主的患者中,Hp 直接作用于壁细胞,引起胃酸分泌减少,及胃黏膜防御能力下降而致溃疡。此外,Hp 感染者中仅 5% 发生消化性溃疡病,说明除了细菌毒力,遗传易感性也发挥一定的作用。

**(三)非甾体类抗炎药物**

NSAIDs 尤其是阿司匹林应用日趋广泛,常用于抗炎镇痛、风湿性疾病、骨关节炎、心脑血管等疾病,然而它具有多种不良反应,NSAIDs 相关溃疡出血、穿孔等并发症发生的危险性增加 4~6 倍,而老年人中消化性溃疡及并发症发生率和病死率约 25% 与 NSAIDs 有关。NSAIDs 对胃肠道黏膜损害的机制包括局部和系统两方面作用。局部作用为 NSAIDs 对胃肠道黏膜的直接毒性作用导致黏膜细胞间连接完整性破坏,上皮细胞膜通透性增加,激活中性粒细胞介导的炎性反应,促进上皮糜烂、溃疡形成;系统作用主要是 NSAIDs 抑制环氧合酶(cyclooxygenase,COX-1),减少对胃黏膜具有保护作用的前列腺素(prostaglandin,PG)合成,进而引起胃黏膜血供减少及上皮细胞屏障功能减弱,$H^+$ 反向弥散增多,进一步损伤黏膜上皮,致糜烂、溃疡形成。NSAIDs 所致溃疡的发生危险与服用 NSAIDs 的种类、剂量、疗程长短、患者年龄(>60 岁)及抗凝药物和肾上腺皮质激素的使用有关。女性、Hp 感染、吸烟、饮酒、心血管疾病都是可能的危险因素。

(四)其他因素

除 NSAIDs 的其他药物,如糖皮质激素、抗肿瘤药物和抗凝药的广泛使用也可诱发消化性溃疡,亦是上消化道出血不可忽视的原因之一。尤其应重视目前已广泛使用的抗血小板药物能增加消化道出血的风险,如噻吩吡啶类药物氯吡格雷等。长期吸烟使消化性溃疡发病率显著增高,不利于溃疡的愈合且易导致复发,其原因为烟草刺激胃酸分泌增加,导致胃黏膜血管收缩、抑制胰液和胆汁分泌及降低幽门括约肌张力,导致十二指肠持续酸化、胆汁反流,破坏胃黏膜屏障。高盐饮食可损伤胃黏膜,增加 GU 发生的危险。饮食因素、遗传、胃十二指肠运动异常、应激与心理因素等在消化性溃疡病的发生中也起一定作用。

【临床表现】

反复发作的节律性中上腹痛是消化性溃疡病的典型症状,少数患者无症状,特别是老年人溃疡、维持治疗中复发性溃疡和 NSAIDs 相关性溃疡。疼痛的发生与胃酸有关。部分患者以出血、穿孔等并发症为首次症状。

(一)疼痛

1. 部位　DU 疼痛多位于中上腹或脐上方偏右处;GU 疼痛多位于中上腹稍偏高处或在剑突下偏左处,胃或十二指肠后壁溃疡特别是穿透性溃疡可放射至背部。

2. 程度和性质　多为隐痛、钝痛、灼痛或饥饿样痛。持续性剧痛提示溃疡穿孔。

3. 节律性　疼痛与饮食之间可有明显的相关性和节律性。DU 疼痛好发于两餐之间,持续不减直至下餐进食或服用 PPI 后缓解;部分 DU 患者由于夜间胃酸分泌过多可发生夜间痛。GU 疼痛则多为餐后痛,发生较不规律,常在餐后 1 小时内发生,1~2 小时后逐渐缓解,直至下餐进食后再次出现。

4. 周期性　反复周期性发作是消化性溃疡的特征之一,尤以 DU 更为突出。上腹痛发作可持续几天、几周或更长,继以较长时间的缓解。以秋末至春初较冷的季节更为常见。疼痛反复发作进入慢性病程后或者 GU 发展为胃癌后可失去疼痛的节律性和周期性。

5. 影响因素 疼痛常因精神刺激、过度疲劳、饮食不慎、药物和气候变化等因素诱发或加重。可因休息、进食、服抑酸药、以手按压疼痛部位、呕吐等方法而减轻或缓解。

(二)其他症状

包括唾液分泌增多、胃灼热、反酸、嗳气、恶心、呕吐等其他胃肠道症状,但均缺乏特异性。

(三)特殊类型的消化性溃疡

1. 无症状型溃疡 部分患者无任何症状,仅在胃镜或 X 线钡餐检查时偶然发现;或当发生出血或穿孔等并发症时,甚至尸体解剖时才被发现。此类型可见于任何年龄,但老年人多见。

2. 老年人消化性溃疡 GU 更多见,临床表现可不典型,多发生于高位胃体的后壁或小弯侧,应与胃癌鉴别诊断。

3. 幽门管溃疡 幽门管位于胃远端,与十二指肠相连。与 DU 相似,幽门管溃疡常伴胃酸分泌过高,餐后可立即出现中上腹疼痛,程度较剧烈而无节律性,抑酸疗效差。由于幽门管痉挛和瘢痕形成,引起梗阻,可导致呕吐、穿孔或出血。

4. 球后溃疡 位于十二指肠乳头近端,约占消化性溃疡的 5%,常为慢性。夜间腹痛和背部放射性疼痛多见,常并发大量出血,穿孔时易穿透至浆膜腔而进入胰腺及周围脏器,内科治疗效果差。

5. 复合性溃疡 GU 与 DU 同时存在,多数 DU 发生在先。

6. 难治性溃疡 通常指正规治疗(DU8 周,GU12 周)后仍有腹痛、呕吐和体重减轻等症状的消化性溃疡。可能为穿透性溃疡或特殊部位的溃疡如球后溃疡和幽门管溃疡,应与胃泌素瘤、克罗恩病、消化道淀粉样变等疾病相鉴别。

7. 应激性溃疡 指在严重烧伤、颅脑外伤、脑肿瘤、严重外伤和大手术、严重的急性或慢性内科疾病等应激情况下在胃或十二指肠、食管产生的急性黏膜糜烂和溃疡。发病可能与应激时胃酸分泌过多、交感神经兴奋等因素有关。主要临床表现为大出血且较难控制。多发生于高位胃体,呈多发性浅表性不规则的溃疡,周围水肿不明显,没有明显纤维化,愈合后一般不留瘢痕。

8. Dieulafoy 溃疡 多发生于距贲门 6cm 以内的胃底贲门部,此处黏膜下有易破裂出血的管径较粗的小动脉(恒径动脉),是引起上消化道出血的少见原因之一,病情凶险,病死率高。

（四）并发症

1.上消化道出血 是本病最常见的并发症,DU 多于 GU,出血容易复发。约 10%的患者以上消化道出血为消化性溃疡的首发症状。上消化道出血的临床表现取决于出血的部位、速度和出血量。出血部位在幽门以上者常有呕血和黑便,在幽门以下者可仅表现为黑便。但是出血量少而速度慢的幽门以上病变可仅见黑便,而出血量大、速度快的幽门以下的病变可因血液反流入胃,引起呕血。十二指肠后壁溃疡常因损伤毗邻的胰十二指肠动脉而致异常迅猛的大出血。发生上消化道出血前因溃疡局部充血致上腹疼痛加重,出血后则因出血缓解以及胃酸被血液稀释而使得腹痛不同程度的缓解。

2.穿孔 指溃疡穿透浆膜层达游离腹腔导致急性穿孔,多为十二指肠前壁或胃前壁,表现为突发剧烈腹痛,常起于右上腹或中上腹,持续而较快蔓延至全腹,也可放射至肩部,多为右侧。患者因剧烈腹痛而卧床,两腿蜷曲而不愿移动。十二指肠后壁和胃后壁溃疡穿透至浆膜层,与邻近器官、组织粘连,胃肠内容物不流入腹腔而在局部形成包裹性积液,称为穿透性溃疡或溃疡慢性穿孔。

3.幽门梗阻 多由 DU 和幽门管溃疡所致。由溃疡周围组织的炎性充血、水肿所致的梗阻称功能性幽门梗阻;由溃疡愈合后瘢痕收缩或与周围组织粘连所致梗阻,需内镜下或外科手术治疗,称为器质性幽门梗阻。

4.癌变 GU 癌变发生率1%～3%,DU 不会引起癌变。对中年以上、长期 GU 病史且近来疼痛节律性消失、食欲缺乏、体重明显减轻和粪便潜血持续阳性者应考虑癌变可能。

**【实验室及其他检查】**

1.内镜检查 内镜检查是诊断消化性溃疡病最主要的方法。检查过程中应注意溃疡的部位、形态、大小、深度、病期以及溃疡周围黏膜的情况。内镜下将溃疡分为活动期（A 期）、愈合期（H 期）和瘢痕期（S 期）。内镜检查对鉴别良恶性溃疡具有重要价值,但是内镜下溃疡的各种形态改变对病变的良恶性鉴别都没有绝对的界限。因此,对胃溃疡应常规做活组织检查,治疗后应复查胃镜直至溃疡愈合。此外,并发上消化道出血后24～48 小时内急诊内镜检查可以提高消化性溃疡的确诊率,还可以进行内镜下止血治疗。

2.X 线钡餐检查 钡剂填充溃疡的凹陷部分所造成的龛影是诊断溃疡的直接征象。切面观,壁龛突出胃壁轮廓之外;正面观,龛影呈圆形或椭圆形的密度增深影,周围可见炎性水肿所致的透亮带。溃疡纤维组织收缩使周围黏膜皱襞呈放射状向壁龛集中。

3. 幽门螺杆菌(Hp)感染检测　消化性溃疡患者应常规做尿素酶试验、组织学检测或核素标记$^{13}$C 或$^{14}$C 呼气等试验,以明确是否存在幽门螺杆菌感染。细菌培养可用于药物敏感试验和细菌学研究。血清抗体检测只应用于人群普查,不能反映是否现症感染和治疗后复查是否根除。目前认为粪便抗原检测方法的准确性与呼气试验相似。

**【诊断要点】**

病史是诊断消化性溃疡的初步依据,中上腹痛、反酸是消化性溃疡病的典型症状。根据慢性病程、周期性发作和节律性上腹疼痛等特点,可做出初步诊断。腹痛发生与进餐时间的关系是鉴别胃与十二指肠溃疡的重要临床依据。内镜检查是确诊消化性溃疡最主要的手段。对消化性溃疡病建议常规做尿素酶试验、组织学检测或核素标记$^{13}$C 或$^{14}$C 呼气等试验,以明确是否存在幽门螺杆菌感染。细菌培养可用于药物敏感试验和细菌学研究。血清抗体检测只应用于人群普查,不能反映是否现症感染和治疗后复查是否根除。国际共识认为粪便抗原检测方法的准确性与呼气试验相似。

**【处理原则】**

(一)一般治疗

消化性溃疡在针对可能的病因治疗同时,要注意饮食、休息等一般治疗。在消化性溃疡活动期,要注意休息,避免剧烈运动,避免刺激性饮食,戒烟戒酒。

(二)抑酸治疗

抑酸治疗是缓解消化性溃疡病症状、愈合溃疡的最主要措施。胃内酸度降低与溃疡愈合存在直接的关系。

1. 质子泵抑制剂　质子泵抑制剂(PPI)是首选的抑酸药物。常用药物包括奥美拉唑,雷贝拉唑,泮托拉唑,埃索美拉唑和兰索拉唑。消化性溃疡病治疗通常采用标准剂量的 PPI,每日 1 次,早餐前半小时服药。治疗十二指肠溃疡疗程 4 周,胃溃疡为 6~8 周,通常胃镜下溃疡愈合率均在 90% 以上。对于存在高危因素及巨大溃疡的患者建议适当延长疗程。PPI 的应用可减少上消化道出血等并发症的发生率。对于幽门螺杆菌阳性的消化性溃疡应常规行根除治疗,在抗幽门螺杆菌治疗结束后,仍应继续使用至疗程结束。对胃泌素瘤的治疗,通常应用双倍标准剂量的 PPI,分为每日 2 次用药。若 BAO>10mmol/h,则还需增加剂量,以达到理想的抑酸效果为止。对胃泌素瘤根治性手术的患者,由于术前患者长期处于高胃泌素血症状态,术后仍需继续采用抑酸治疗,维持一段时期。

2.H₂ 受体拮抗剂　常用药物包括西咪替丁、雷尼替丁和法莫替丁。其抑酸效果略逊于 PPI,常规采用标准剂量,每日 2 次,对十二指肠溃疡需要 8 周,用于治疗胃溃疡时应当更长。H₂ 受体拮抗剂在非酸溃疡中应与胃黏膜保护药联用。

3.碱性制酸剂　碱性制酸剂如碳酸氢钠,氢氧化铝等具有中和胃酸作用,目前常作为止痛的辅助用药。在用于治疗消化性溃疡病时建议与抑酸药联合应用。

4.黏膜保护剂

(1)胶体铋剂　酸性环境下与溃疡面的黏蛋白形成螯合剂并覆盖于胃黏膜上,抑制胃蛋白酶活性,保护胃黏膜。且具有干扰幽门螺杆菌代谢的作用,可用于根除幽门螺杆菌的联合治疗。因过量聚集可引起脑病不宜长期应用。

(2)硫糖铝　酸性环境下凝聚成黏稠的糊状物覆盖于黏膜表面起到保护作用。

(3)米索前列醇　可抑制胃酸分泌,增加黏膜黏液、碳酸氢盐分泌,增加黏膜血流量,加速黏膜修复,主要用于非甾体类抗炎药所致溃疡的预防。

(4)其他　如铝碳酸镁、替普瑞酮等。

(三)根除幽门螺杆菌

根除幽门螺杆菌是消化性溃疡的基本治疗,它是溃疡愈合及预防复发的有效防治措施。既往标准三联疗法(PPI+克拉霉素+阿莫西林及 PPI+克拉霉素+甲硝唑)根除率已低于或远低于 80%。因此推荐胶体铋剂+PPI+2 种抗菌药物组成的四联疗法。其中抗生素的组成方案:①阿莫西林+克拉霉素;②阿莫西林+左氧氟沙星;③阿莫西林+呋喃唑酮;④四环素+甲硝唑或呋喃唑酮。青霉素过敏者推荐的抗菌药物组成方案为:①克拉霉素+左氧氟沙星;②克拉霉素+呋喃唑酮;③四环素+甲硝唑或呋喃唑酮;④克拉霉素+甲硝唑。疗程为 10 日或 14 日,可选择其中的 1 种方案作为初次治疗,如初次治疗失败,可在剩余的方案中再选择 1 种方案进行补救治疗。应用抗菌药物和胶体铋剂治疗的患者,应在停药至少 4 周后进行幽门螺杆菌感染检测以评价疗效;应用抑酸剂者应在停药至少 2 周后进行检测。

(四)非甾体类抗炎药相关溃疡的防治

非甾体类抗炎药相关溃疡首选 PPI,能高效抑制胃酸分泌,显著改善患者的胃肠道症状,预防消化道出血,并能促进溃疡愈合。胃黏膜保护剂可增加 PG 合成、清除并抑制自由基、增加胃黏膜血流等作用,对非甾体类抗炎药相关溃疡有一定的治疗作用。

【护理诊断/问题】

1.疼痛　与胃酸刺激溃疡面,引起化学性炎症反应有关。

2. 营养失调：低于机体需要量　与机体消化吸收障碍有关。

3. 焦虑　与疾病反复发作、病程迁延有关。

4. 知识缺乏：缺乏有关消化性溃疡病因、防治知识等。

5. 潜在并发症：上消化道大量出血、穿孔、幽门梗阻。

**【护理措施】**

目的在于去除致病因素，促进溃疡的愈合，使得疼痛缓解或消除，促进患者改善饮食习惯，合理摄取营养以改善营养状况并维持。减轻患者的焦虑程度，能够积极配合治疗及护理。

（一）一般护理

1. 休息与活动　溃疡活动期且症状较重或者有并发症时，嘱其卧床休息，可使疼痛等症状缓解。病情较轻者则应鼓励其适当活动，以分散注意力。生活有规律，注意劳逸结合，避免过度劳累。

2. 饮食护理　合理有效的饮食能促进溃疡愈合。

（1）食物选择　选择易消化、营养丰富的食物。若并发急性大出血伴恶心、呕吐者应禁食。少量出血无呕吐者，可进温凉、清淡流质。症状较重的患者以面食为主，因面食柔软易消化，呈弱碱性可中和胃酸。不习惯面食者可用米粥或软米饭替代。蛋白质类食物如脱脂牛奶，具有中和胃酸作用，宜安排在两餐之间饮用，但牛奶中的钙质吸收有刺激胃酸分泌的作用，故不宜多饮，只可适量摄取。脂肪到达十二指肠时能刺激小肠分泌抑胃肽，抑制胃酸分泌，但同时又可引起胃排空减慢、胃窦扩张，致胃酸分泌增多，故脂肪摄取亦应适量。避免食用机械性或化学性刺激强的食物。机械性刺激强的食物包括硬、生、冷及含粗纤维多的蔬菜、水果，如韭菜、洋葱、芹菜等；化学性刺激强的食物如浓肉汤、咖啡、浓茶和辣椒、酸醋等。食物的温度应适宜。

（2）进餐方式　指导患者规律进食，使胃酸分泌有规律，以维持正常消化活动的节律。在溃疡活动期，宜少量多餐，避免睡前进食。饮食不宜过饱，以免因胃窦部过度扩张而增加促胃液素的分泌。进餐时避免急食，注意细嚼慢咽，咀嚼可增加唾液分泌，唾液具有稀释和中和胃酸的作用。

（二）腹痛的护理

1. 病情观察　注意观察患者疼痛的诱发因素、部位、性质、程度、范围、持续时间、伴随症状及缓解方式，及时发现和处理异常情况。

2. 指导缓解疼痛　按照患者疼痛的特点指导缓解疼痛的方法。比如 DU 多表现为饥饿痛或夜间痛,指导患者在疼痛前或疼痛时进食碱性食物或服用抑酸剂,也可采用局部热敷或针灸的方法止痛。

（三）用药护理

根据医嘱给予相应药物治疗,并注意观察药效及不良反应。

1. 碱性制酸剂　如氢氧化铝凝胶,应在饭后 1 小时或睡前服用。服用片剂时应嚼服或碾碎后服,服用乳剂前应充分摇匀。酸性食物及饮料不宜与抗酸药同服。抗酸药应避免与奶制品同时服用,因二者相互作用可形成络合物。服用镁制剂则易引起腹泻。氢氧化铝凝胶能阻碍磷的吸收,引起磷缺乏症,临床表现为食欲不振、软弱无力等,甚至可引起骨质疏松,长期大量服用还可引起严重便秘、代谢性碱中毒与钠潴留,甚至造成肾损害。

2. $H_2$ 受体拮抗剂　应在餐中或餐后即刻服用,也可在睡前服用。若需同时服用制酸剂,则两药间隔时间应在 1 小时以上。若静脉给药应控制给药速度,给药过快可引起低血压和心律失常,西咪替丁对雄性激素受体有亲和力,导致男性乳腺发育、阳痿、性功能紊乱。西咪替丁主要经肾排泄,所以用药期间需监测肾功能。此外,少数患者还可出现一过性肝功能损害和粒细胞缺乏,亦可出现头痛、头晕、疲倦、皮疹、腹泻等症状,如出现上述反应需及时协助医生进行处理。西咪替丁可随母乳排出,哺乳期应停止用药。

3. 质子泵抑制剂　奥美拉唑可引起头晕,尤其是用药初期,故应嘱患者用药期间避免开车或做其他必须高度集中注意力的工作。泮托拉唑的不良反应相对较少,偶可引起头痛、腹泻。

4. 胶体铋剂　此药可使舌、牙齿染黑,可用吸管吸入。部分患者服药后出现便秘和粪便变黑,停药后可自行消失。慢性肾功能不全的患者服药期间应监测肾功能。铋剂可导致铋在体内过量聚集从而引起脑病,故长期使用的患者应注意神志和意识。

（四）健康指导

1. 休息与活动　保持乐观情绪。指导患者规律生活,避免过度紧张、劳累,选择适当的锻炼方式,提高机体抵抗力。向患者及家属讲解引起及加重溃疡病的相关因素。

2. 饮食指导　指导患者建立合理的饮食习惯与结构,避免摄入刺激性食物,戒除烟酒。饮食宜少量多餐、营养丰富、定时定量。少食盐腌及烟熏食品,避免过冷、过热、过辣、油煎及油炸食品。

3. 用药指导　教育患者按医嘱正确服药,学会观察药物疗效及不良反应。不随便停药、减量,防止溃疡复发。指导患者慎用或勿用可以引起或加重溃疡药物,如阿司匹林、咖啡因、泼尼松等。若出现呕血、黑便时,应立即就医。

4. 随访指导　定期复诊。若出现上腹疼痛节律发生变化或加剧等症状应及时就诊。

消化性溃疡主要指发生在胃和十二指肠的慢性溃疡,与胃酸和胃蛋白酶的消化作用有关,是胃、十二指肠黏膜有损害作用的侵袭因素和黏膜自身防御、修复因素之间失衡的综合结果。中上腹痛、反酸是消化性溃疡的典型症状。胃镜和上消化道钡餐检查是诊断消化性溃疡的主要方法。治疗要点包括根除幽门螺杆菌、抑制胃酸分泌、保护胃黏膜、内镜下治疗和手术治疗。护理要点包括指导患者建立正确的饮食习惯,重点观察腹痛并指导如何缓解腹痛,指导用药并观察疗效及不良反应。

# 第五节　胃　癌

胃癌(carcinoma of stomach)是起源于胃上皮的恶性肿瘤,为最常见的恶性肿瘤之一,位居全球癌症死亡原因的前列,在男性中居第 4 位,在女性中居第 6 位。胃癌在我国各种恶性肿瘤中居首位,胃癌发病有明显的地域性差别,我国的西北与东部沿海地区胃癌发病率明显高于南方地区。好发年龄在 50 岁以上,男女发病率之比为 2∶1。

【病因与发病机制】

(一)地域环境及饮食生活因素

长期食用熏烤、盐腌食品的人群中胃癌发病率高,与食品中亚硝酸盐、真菌毒素、多环芳烃化合物等致癌物或前致癌物含量高有关。高盐、低蛋白饮食、新鲜蔬菜水果摄入少增加胃癌的罹患风险。吸烟者的胃癌发病危险较不吸烟者高 1.5~3 倍,近端胃癌特别是胃食管连接处的肿瘤可能与吸烟有关。饮酒与胃癌之间无明显相关性。

(二)幽门螺杆菌感染

我国胃癌高发区成人幽门螺杆菌感染率在 60% 以上。幽门螺杆菌能促使硝酸盐转化成亚硝酸盐及亚硝胺而致癌;幽门螺杆菌感染引起胃黏膜慢性炎症,加上环境致病因素加速黏膜上皮细胞的过度增殖,导致畸变致癌;幽门螺杆菌的毒性产物可能也具有促癌作用。

（三）癌前病变

癌前病变系指容易发生癌变的胃黏膜病理组织学改变，是从良性上皮组织转变成癌过程中的交界性病理变化。胃癌前病变包括胃息肉、慢性萎缩性胃炎及胃部分切除后的残胃，这些病变都可能伴有不同程度的慢性炎症过程、胃黏膜肠上皮化生或非典型增生，有可能转变为癌。胃黏膜上皮的异型增生也属于癌前病变，根据细胞的异型程度，可分为轻、中、重三度，重度异型增生与分化较好的早期胃癌有时很难区分。

（四）遗传和基因

遗传与分子生物学研究表明，胃癌患者有血缘关系的亲属其胃癌发病率较对照组高4倍。胃癌的癌变是一个多因素、多步骤、多阶段发展过程，涉及癌基因、抑癌基因、凋亡相关基因与转移相关基因等的改变，而基因改变的形式也是多种多样的。

【病理】

（一）部位

胃癌可发生于胃的任何部位，半数以上胃窦部，大弯、小弯及前后壁均可受累，其次为贲门部，胃体部及累及全胃者相对较少。

（二）大体形态

1.早期胃癌　指病变仅限于黏膜及黏膜下层，无论范围大小和有无淋巴结转移。原位癌是指未突破固有膜的癌肿，也属于早期胃癌。可分为隆起型、平坦型和溃疡型。

2.中晚期胃癌　胃癌一旦突破黏膜下层即为中晚期胃癌，也称进展型胃癌。包括息肉样癌、溃疡型癌、溃疡浸润型癌和弥漫浸润型癌。

3.组织病理学　90%以上为腺癌，极少数为腺鳞癌、鳞癌、类癌等。

4.转移途径

（1）直接浸润　贲门胃底癌易侵及食管下端，胃窦癌可向十二指肠浸润。分化差浸润性生长的胃癌突破浆膜后，易扩散至网膜、结肠、肝、胰腺等邻近器官。

（2）血行转移　发生在晚期，癌细胞进入门静脉或体循环向身体其他部位播散，形成转移灶。常见转移的器官有肝、肺、胰、骨骼等处，以肝转移为多。

（3）腹膜种植　转移当胃癌组织浸润至浆膜外后，肿瘤细胞脱落并种植在腹膜和脏器浆膜上,形成转移结节。直肠前凹的转移癌,直肠指检可以发现。女性患者胃癌可发生卵巢转移性肿瘤,称为 Krukenberg 瘤。

(4)淋巴转移　是胃癌的主要转移途径,进展期胃癌的淋巴转移率高达 70% 左右,早期胃癌也可有淋巴转移。胃癌的淋巴结转移率和癌灶的浸润深度呈正相关。胃癌的淋巴结转移通常是循序逐步渐进,但也可发生跳跃式淋巴转移,即第一站无转移而第二站有转移。终末期胃癌可经胸导管向左锁骨上淋巴结转移,或经肝圆韧带转移至脐部。

【临床表现】

早期胃癌多数患者无明显症状,少数人有恶心、呕吐或是类似消化道溃疡的上消化道症状。疼痛与体重减轻是进展期胃癌最常见的临床症状。患者常有较为明确的上消化道症状,如上腹不适、进食后饱胀,随着病情进展上腹疼痛加重,食欲下降、乏力。根据肿瘤的部位不同,也有其特殊表现。贲门胃底癌可有胸骨后疼痛和进行性吞咽困难;幽门附近的胃癌有幽门梗阻表现;肿瘤破坏血管后可有呕血、黑便等消化道出血症状。腹部持续疼痛常提示肿瘤扩展超出胃壁,如锁骨上淋巴结肿大、腹水、黄疸、腹部包块、直肠前凹扪及肿块等。晚期胃癌患者常可出现贫血、消瘦、营养不良甚至恶病质等表现。

【实验室及其他检查】

1. 肿瘤标记物　癌胚抗原(CEA)在 40%~50% 的胃癌病例中升高,在随访而非普查和诊断中有一定意义。其他标记物如 CA19-9,CA125 等均有可能在部分胃癌病例中出现不同程度的升高,但均无筛查或诊断价值。

2. X 线钡餐检查　数字化 X 线胃肠造影技术的应用,目前仍为诊断胃癌的常用方法。常采用气钡双重造影,通过黏膜相和充盈相的观察确定诊断。早期胃癌的主要改变为黏膜相异常,进展期胃癌的形态与胃癌大体分型基本一致。

3. 纤维胃镜检查　直接观察胃黏膜病变的部位和范围,并可获取病变组织作病理学检查,是诊断胃癌的最有效方法。采用带超声探头的纤维胃镜,对病变区域进行超声探测成像,有助于了解肿瘤浸润深度以及周围脏器和淋巴结有无侵犯和转移。

4. 腹部超声　在胃癌诊断中,腹部超声主要用于观察胃的邻近脏器(特别是肝、胰)受浸润及淋巴结转移的情况。

5. 螺旋 CT 与正电子发射成像检查　螺旋 CT 扫描结合三维立体重建和模拟内腔镜技术,是一种新型无创检查手段,有助于胃癌的诊断和术前临床分期。利用胃癌组织对于氟和脱氧-D-葡萄糖(FDG)的亲和性,采用正电子发射成像技术

(PET)可以判断淋巴结与远处转移病灶情况,准确性较高。

【诊断要点】

主要依靠胃镜检查和病理活检。早期诊断是根治胃癌的前提,因此对有中上腹痛、消化不良、呕血或黑便者应及时行胃镜检查。对以下高危患者应定期复查胃镜。

1.慢性萎缩性胃炎伴肠化或异型增生者。

2.良性溃疡经正规治疗 2 个月无效。

3.胃切除术后 10 年以上者。

【处理原则】

(一)内镜治疗

早期胃癌特别是黏膜内癌可打内镜下黏膜切除术(endoscopic mucosal resection,EMR)或黏膜下剥离术(endoscopic submucosal dissection,ESD)。适用于高或中分化、无溃疡、直径小于 2cm 且无淋巴结转移者。如病理检查发现切除组织边缘癌变或侵袭到黏膜下层应追加手术治疗。

(二)手术治疗

早期胃癌可采取胃部分切除术。进展期胃癌如无远处转移则尽可能行根治性切除;伴远处转移或梗阻者可行姑息性手术以保持消化道通畅。外科手术切除加区域淋巴结清扫是目前进展期胃癌的主要治疗手段。

(三)化学治疗

用于根治性手术的术前、术中和术后,延长生存期。晚期胃癌患者采用适量化疗,能减缓肿瘤的发展速度,改善症状,有一定的近期效果。早期胃癌根治术后原则上不必辅助化疗,有下列情况者应行辅助化疗:病理类型恶性程度高;肿瘤直径>5cm;多发癌灶;年龄低于 40 岁。进展期胃癌根治术后、姑息手术后、根治术后复发者需要化疗。

胃癌化疗给药途径有口服、静脉、腹膜腔给药及动脉插管区域灌注给药等。常用的化疗药物有替加氟、氟尿嘧啶、丝裂霉素、顺铂、阿霉、依托泊苷等。近年来紫杉醇、草酸铂、拓扑酶抑制剂、希罗达等新的化疗药物开始用于胃癌。

(四)其他治疗

包括放疗、热疗、免疫治疗、中医中药治疗等。胃癌的免疫治疗包括非特异生物反应调节剂如卡介苗、香菇多糖等;细胞因子如白介素、干扰素、肿瘤坏死因子等。抗血管形成基因是研究较多的基因治疗方法,可能在胃癌的治疗中发挥作用。

**【护理诊断/问题】**

1. 焦虑、恐惧　与对疾病的发展缺乏了解,担忧癌症预后有关。

2. 疼痛　与胃黏膜受损、癌细胞浸润有关。

3. 营养失调:低于机体需要量　与摄入不足及消耗增加有关。

4. 潜在并发症:出血、感染、吻合口瘘、消化道梗阻、倾倒综合征和低血糖综合征等。

5. 知识缺乏:缺乏与胃癌综合治疗相关的知识。

**【护理措施】**

(一)一般护理

1. 休息与活动　保持安静、整洁和舒适的环境,有利于睡眠和休息。早期胃癌患者经过治疗后可从事一些轻工作和锻炼,应注意劳逸结合。中晚期胃癌患者需卧床休息,以减少体力消耗。恶病质患者做好皮肤护理,定时翻身并按摩受压部位。做好生活护理和基础护理,使患者能心情舒畅地休息治疗。禁食或进行胃肠减压患者,予以静脉输液以维持营养需要。恶心、呕吐的患者,进行口腔护理。

2. 饮食　饮食应以合乎患者口味,又能达到身体基本热量的需求为主要目标。给予高热量、高蛋白、丰富维生素与易消化的食物,禁食霉变、腌制、熏制食品。宜少量多餐,选择患者喜欢的烹调方式来增加其食欲。化疗患者往往食欲减退,应多鼓励进食。

(二)病情观察

观察患者生命体征的变化,观察腹痛、腹胀及呕血、黑便的情况,观察化疗前后症状及体征改善情况。晚期胃癌患者抵抗力下降,身体各部分易发生感染,应加强护理与观察,保持口腔、皮肤的清洁。长期卧床患者,要定期翻身、按摩,指导并协助进行肢体活动,以预防压疮及血栓性静脉炎的发生。

(三)疼痛的评估及护理

1. 疼痛评估的内容

(1)评估疼痛的一般情况　包括疼痛部位及范围、疼痛性质、持续时间、疼痛程度,疼痛发作的相关因素,疼痛对生活质量的影响,疼痛治疗情况。

(2)评估疼痛对患者功能活动的影响　包括对自理能力、休息、睡眠、娱乐、社会交往、性生活、家庭角色等方面的影响。

(3)评估疼痛对患者心理情绪的影响　目的是及时提供相应的支持和辅导,对于改变患者的负面情绪,避免意外发生是有必要的。

(4)评估患者对疼痛治疗的态度和治疗依从性 护士可根据评估结果制定相应的教育计划,消除患者的顾虑,提高其在疼痛治疗中的依从性,保证疼痛治疗的顺利进行。

(5)评估社会家庭支持系统在疼痛控制中的作用 通过疼痛教育消除对患者的负面影响,充分发挥其在疼痛控制中的积极作用。

2.疼痛评估的方法

(1)视觉模拟评分法(VAS) 该方法是应用最广泛的单维测量工具。具体做法:在纸上面画一条10cm的横线或垂直线标尺,在标尺或横线的一端标0,表示无痛;另一端标10,表示剧痛;中间部分则表示不同程度的疼痛。使用时让患者根据自我感觉在横线上划一记号,评估患者疼痛的程度。此方法不适合于文化程度较低或认知损害者。

(2)六点行为评分法(BRS6) 该方法将疼痛分为6级。①无疼痛(1分);②有疼痛但常被忽视(2分);③有疼痛,无法忽视,不干扰日常生活(3分);④有疼痛,无法忽视,干扰注意力(4分);⑤有疼痛,无法忽视,所有日常活动都受影响,但能完成基本生理需求,如进食和排便等(5分);⑥存在剧烈疼痛,无法忽视,所有日常活动都受影响,需休息或卧床休息(6分)。此方法用疼痛对行为的影响来表达疼痛强度,贴近患者的生活,有一定的客观性,便于理解,多用于头痛的定量测定,也用于对疼痛患者的对比研究,也适合于出院后随访。

(3)其他方法 数字评定量表和面部表情疼痛量表也是评估疼痛常用的方法。数字评定量表是指在标尺的两端,标有从0~10的数字,数字越大,表示疼痛强度越大。该方法可使疼痛量化,能较为准确掌握患者疼痛的程度和疼痛控制效果。面部表情疼痛量表用图画的形式将面部表情由高兴到极其痛苦分成6个等级,这种评估方法简单、直观、形象,适用于儿童和有认知障碍的患者。

3.药物镇痛的护理

(1)三阶梯镇痛原则 根据患者疼痛的不同程度分别选择不同阶梯的镇痛药物。第一阶梯是以阿司匹林为代表的非阿片类药物;第二阶梯是以可待因为代表的弱阿片类药物;第三阶梯是以吗啡为代表的强阿片的药物;非阿片类药物可以增强阿片类药物的镇痛效果;针对疼痛不同性质均可以加辅助用药。

(2)镇痛药应用要点 ①给药途径:首选口服给药。②给药时间:对于持续性疼痛的控制,应按时给予控/缓释制剂,辅以必要的增加剂量。出现突发疼痛时给予即释制剂镇痛药。

(3)使用透皮贴剂患者的护理 用于疼痛相对稳定患者的维持用药,一次用药维持作用时间可达 72 小时,便秘的发生率低。初次用药后 6~12 小时内达血浆峰浓度,12~24 小时到达稳定血药浓度,前 24 小时可能需要按需给药。护理中需注意的方面:选择合适的粘贴部位,多选择躯干平坦、干燥、体毛少的部位,如前胸、后背、上臂、股外侧;粘贴前清水清洁皮肤,不要用肥皂或酒精擦拭。待皮肤干燥后打开密封袋,取出贴剂,先撕下保护膜,手不要接触粘贴层,将贴剂平整的贴于皮肤上,并用手掌按压 30 秒,保证边缘贴紧皮肤。体温增高 3℃,血药浓度峰值可增高 25%,局部不能加温,如热水袋、电热毯或暖气等;72 小时及时更换,不宜拖延,以免出现爆发痛;更换时重新选择部位。

4. 非药物性镇痛的护理

(1)心理治疗 心理治疗是癌性疼痛治疗的一个重要组成部分。一系列心理因素均影响癌性疼痛的经历和感受。疼痛对心理抑郁有复杂的影响,而抑郁、焦虑等心理因素又加重了疼痛的强度。已经提倡多种心理干预措施用于治疗癌性疼痛。最佳方案是药物、心理、认知行为的多方位综合治疗。

短期心理治疗的目的是给患者提供感情支持,帮助患者适应紧急情况。交谈技巧,特别是关于疼痛和镇痛问题的交谈技巧对于患者及其家属来说至关重要。对癌性疼痛患者进行心理治疗主要的不是进行分析,而是集中在当前的问题上。应了解患者对癌症的反应和癌症引起的其他生命问题的想法。群体交流也有积极作用。

(2)认知行为治疗 作为特殊的治疗方法主要用于疼痛导致的心理紊乱。其主要目的是增强个体控制及自身效能的感觉。认知行为治疗的方法有多种。为便于讨论,可主观上将其分为两类:行为方法和认知方法。这些治疗方法均以满足患者的需要为目的。

行为方法是矫正患者对生理性疼痛反应的技术。医护人员在治疗疼痛及癌症时均可使用放松疗法,包括降低肌肉张力,提供给患者一种自我控制增强的感觉,平静地转移注意力打破疼痛-焦虑-紧张的循环模式。

认知方法主要用于矫正紊乱的思维方式和教导患者适应性应对策略。认知应对和认知矫正是评价精力分散、注意力集中、疼痛定义和解释的方法。

(四)化疗药物的护理

无论是对术后或未手术的患者,化疗中均应严密观察药物引起的局部及全身反应,如恶心、呕吐、白细胞减少及肝、肾功能异常等,并应及时与医生联系,及早采取处理措施。化疗期间还应保护好血管,避免药液外漏引起的血管及局部皮肤损害。一旦发生静脉炎,立即予以 2% 利多卡因局部封闭或 50% 硫酸镁湿敷,局部还可行热敷、理疗等。如有脱发,可让患者戴帽或用假发,以满足其对自我形象的要求。

### (五)心理护理

当患者及家属得知疾病诊断后,往往无法很坦然地面对。患者情绪上常表现出否认、悲伤、退缩和愤怒,甚至拒绝接受治疗,而家属也常出现焦虑、无助,有的甚至挑剔医护活动。护理人员应给予患者及家属心理上的支持。根据患者的性格、人生观及心理承受能力来决定是否告知事实真相。耐心做好解释工作,了解患者各方面的要求并予以满足,调动患者的主观能动性,使之能积极配合治疗。对晚期患者,应予以临终关怀,使患者能愉快地度过最后时光。

### (六)健康指导

1. 养成良好的饮食习惯　饮食不定时定量、暴饮暴食、进食过快过烫等不良饮食习惯与胃癌的发生有一定关系。少吃或不吃盐腌、烟熏、油炸和烘烤食物如咸鱼、火腿、腊肉等盐腌食品均含有较多的盐,有损胃黏膜的完整性,同时这些食物在制作过程中可使致癌物质含量增加而促进胃癌发生。多吃新鲜蔬菜和水果,多饮牛奶。

2. 戒烟限酒　吸烟与胃癌也有一定的关系,烟雾中含有多种致癌或促癌物质,是食管癌和胃癌的病因之一。酒精本身虽不是致癌物质,但烈性酒会刺激胃黏膜,损伤黏膜组织,促进致癌物质的吸收,如果饮酒同时吸烟,其危害性更大。因为酒精可增强细胞膜的通透性,从而加强对烟雾中致癌物质的吸收。

3. 其他　保持心情舒畅。避免过度劳累。需服药者,请严格按照说明书或遵医嘱,注意用药时间、方式、剂量及副作用。避免服用对胃黏膜有损害性的药物,如阿司匹林、吲哚美辛、皮质类固醇等。定期复查,不适就诊。

# 第六节　炎性肠病

炎性肠病(inflammatory bowel disease,IBD)是一种病因尚不十分清楚的慢性非特异性肠道炎性疾病,包括溃疡性结肠炎(ulcerative colitis,UC)和克罗恩病(Crohn′s disease,CD)。IBD 是北美和欧洲的常见病,白种人和犹太人发病率较高,好发于青壮年期。近 30 年来日本 IBD 发病率亦呈逐步增高趋势。我国虽尚无普通人群的流行病学资料,但近 10 多年来本病就诊人数呈逐步增加趋势则非常明显,IBD 在我国已成为消化系统常见病。

**【病因与发病机制】**

病因和发病机制尚未完全明确,已知肠道黏膜免疫系统异常反应所导致的炎症反应在 IBD 发病中起重要作用,认为是由多因素相互作用所致,主要包括环境、遗传、感染和免疫因素。

(一)环境因素

近年来发达国家 IBD 发病率持续增高,环境因素与之密切有关。吸烟对 UC 患者起保护作用,但促进 CD 恶化。快餐、奶油、油炸食品、咖啡、低纤维饮食等因素可能与 IBD 的发病有关,但尚未形成统一意见。另有学者认为,随着环境条件的改善,人们接触致病菌的机会减少,儿童期肠黏膜缺乏足够微生物刺激,针对病原菌不能产生有效的"免疫耐受",以致其后对肠道抗原刺激产生异常免疫调节。

(二)遗传因素

遗传因素与 IBD 发病有关主要来源于以下证据。

1. 流行病学研究显示 IBD 具有家族聚集现象　IBD 患者一级亲属发病率是普通人群的 30~100 倍。但 IBD 的家族聚集性现象并不符合孟德尔遗传规律,而是多基因遗传。目前发现的与 IBD 发病有关的基因包括 IBD1(NOD2/CARD15)、DLG5、SLC22A4/5 和 HLA 基因等。

2. IBD 的发病存在种族差异　白种人发病较高,黑人、拉丁美洲及亚洲人群发病率相对较低。而在同一地区中,犹太人 IBD 发病风险高于其他种族。目前认为 IBD 不仅是多基因疾病,也是一种遗传异质性疾病,患者在一定环境因素作用下由于遗传易感性而发病。

(三)感染和免疫因素

目前未发现直接特异性微生物感染与 IBD 的发病存在直接关系。但肠道感染可能是 IBD 的诱发因素,尤其是肠道菌群的改变可能通过抗原刺激、肠上皮细胞受损、黏膜通透性增加引起肠黏膜持续性炎症。

正常情况下肠道黏膜固有层对肠腔内大量抗原物质处于适应性反应,即低度慢性炎症。IBD 患者由于免疫耐受的丢失,导致异常的免疫反应,而肠道黏膜免疫反应异常激活是导致 IBD 肠道炎症持续存在、发展和转归的直接因素。

**一、溃疡性结肠炎**

溃疡性结肠炎是一种局限于结肠黏膜及黏膜下层的慢性非特异性炎症。病变多位于乙状结肠和直肠,也可延伸至降结肠,甚至整个结肠。病程漫长,常反复发作。本病见于任何年龄,但20~30岁最多见。

【病理】

溃疡性结肠炎是一个局限在结肠黏膜和黏膜下层的疾病。与克罗恩病的肠壁内炎症性变化有鲜明区别,后者在肉芽肿样炎性过程中肠壁各层均受累。但溃疡性结肠炎时所见的病理变化是非特异性的,也可在细菌性痢疾、阿米巴痢疾和淋菌性结肠炎中见到。

病变活动期,黏膜呈弥漫性炎症反应,可见水肿、充血与灶性出血。由于黏膜和黏膜下层炎性细胞浸润,大量中性粒细胞在肠腺隐窝底部聚集,形成隐窝脓肿。随着病变进展,隐窝脓肿联合和覆盖上皮脱落,形成溃疡。溃疡区被胶原和肉芽组织占据,并深入溃疡,但罕有穿透肌层者。在暴发型溃疡性结肠炎和中毒性巨结肠时,这些病变可穿透整个肠壁,导致穿孔。早期X线表现为结肠袋消失,与黏膜肌层麻痹有关,钡灌肠中结肠短缩和僵直呈烟囱管状则是反复损伤后瘢痕形成的结果。

大多溃疡性结肠炎都累及直肠,但如病变局限在直肠则可称为溃疡性直肠炎,其原因不明。多数炎症向近端扩展,侵犯左侧结肠,约有1/3患者整个结肠受累,称为全结肠炎。在10%的全结肠炎患者中末端数厘米回肠也有溃疡,称为倒灌性回肠炎。溃疡性结肠炎时病变区域都是相邻的,罕有呈节段性或跳跃式分布。决定疾病严重性和病期的因素还不清楚,可能这些因素与免疫紊乱的范围有关。

【临床表现】

一般起病缓慢,少数急骤,偶见爆发起病。病程呈慢性经过,多为发作期与缓解期交替,少数持续并逐渐加重。病情轻重不一,易反复发作,临床表现与病变范围、病型及病期有关。诱因有精神刺激、过度疲劳、饮食失调、继发感染等。

(一)腹部症状

1.腹泻 血性腹泻是最主要的症状,主要由于炎症导致结肠黏膜对水钠吸收障碍及结肠运动功能失常所致。腹泻,黏液脓血便,轻者每日2~4次,严重者10~30次,呈血水样。

2.腹痛 UC常局限于左下腹或下腹部,呈阵发性痉挛性绞痛,疼痛后多有便意,排便后疼痛可暂时缓解。并发中毒性结肠扩张或炎症波及腹膜时,持续性剧烈腹痛。

3.里急后重 因直肠受到炎症刺激所致。

4.其他 恶心、呕吐、食欲缺乏、体重减轻等。

(二)全身症状

1. 贫血　轻度贫血常见,急性起病大量便血时可出现严重贫血。

2. 发热　急性重症患者常伴有发热及全身毒血症状,为肠道活动性炎症及组织破坏后毒素吸收所致。

3. 营养不良　肠道吸收障碍和消耗过多常引起消瘦、贫血、低蛋白血症等。年幼发病者可有生长发育迟缓。

4. 肠外表现　包括关节炎、虹膜睫状体炎、肝功能障碍和皮肤病变。

(二)并发症

1. 肠狭窄和肠梗阻　多发生在病变广泛、病程持续长的病例,其部位多发生在左半结肠、乙状结肠或直肠。其原因是黏膜肌层的增厚,或假息肉成团阻塞肠腔。临床上一般无症状,严重时可引起部分肠梗阻。

2. 中毒性巨结肠　是 UC 的一个严重并发症,多发生在全结肠的患者,死亡率可高达 40%。临床表现为肠管高度扩张并伴有中毒症状,腹部明显胀气,最明显的扩张部位在横结肠,体检腹部可有压痛甚至反跳痛,肠鸣音显著减弱或消失。严重者可出现肠穿孔。

3. 结肠癌　UC 并发结肠癌的机会要比同年龄和性别组的一般人群明显高,一般认为癌变趋势和病程长短有关,病程 15~20 年后,癌变的危险性大约每年增加 1%。而国人的发生率较低。对于溃疡性结肠炎病程在 10 年以上者要注意癌变的可能。

**【实验室及其他检查】**

(一)实验室检查

血常规示小细胞性贫血,中性粒细胞增高。红细胞沉降率增快。血清白蛋白水平降低,球蛋白水平升高。严重者电解质紊乱,低血钾。粪便外观有黏液脓血,镜下见红白细胞及脓细胞。

(二)钡剂检查

急性期一般不宜作钡剂检查。而特别注意的是重度溃疡性结肠炎在作钡灌肠时,有诱发肠扩张与穿孔的可能性。临床静止期可作钡灌肠检查,以判断近端结肠病变,需排除克罗恩病者宜再作全消化道钡餐检查,气钡双重对比法更易发现黏膜浅表病变。钡剂灌肠对本病的诊断和鉴别诊断有重要价值。

(三)内镜检查

临床上多数病变在直肠和乙状结肠,采用乙状结肠镜检查很有价值,对于慢性或疑为全结肠患者,宜行纤维结肠镜检查。一般不作清洁灌肠,急性期重型者应列为禁忌,以防穿孔。内镜检查有确诊价值,通过直视下反复观察结肠的肉眼变化及组织学改变,既能了解炎症的性质和动态变化,又可早期发现恶变前病变,能在镜下准确地采集病变组织和分泌物以利排除特异性肠道感染性疾病。

镜下改变,分急性期和慢性期两种情况。

1.急性期表现

(1)轻度　黏膜充血、水肿、分泌物增多,有密集分布的小出血点,并见散在渗血及出血。

(2)中度　黏膜充血,水肿明显。黏膜表面呈颗粒状,质脆易出血,有多数细小浅表溃疡,黏膜分泌物增多。

(3)重度　黏膜出血,水肿更显著,病变部位几乎无正常黏膜,黏膜呈粗细不等的颗粒状及假性息肉。或溃疡明显增多并融合成片,有黏膜桥形成。极易接触出血或黏膜糜烂,结肠自发出血,有假膜或黏膜脓血性渗出物覆盖,有时见岛状或假息肉样黏膜增生。

2.慢性期表现

(1)活动期　可见正常黏膜结构消失,肠壁僵硬,肠腔狭窄呈管状,有炎性息肉或溃疡。黏膜分泌物增多,有充血、水肿或渗血。

(2)静止期　肠壁僵硬,肠腔狭窄呈管状,有多数假息肉形成。黏膜炎症轻,苍白、出血少,正常结构消失,显得干燥粗糙。

【诊断要点】

1.具备典型临床表现

(1)腹痛、腹泻,排黏液血便,患者按特异性肠炎治疗无效。

(2)全身表现及肠外表现。

(3)多次粪便常规检查及培养未发现病原体。

(4)有结肠镜或 X 线的特征性改变中的一项。

2.临床表现不典型,但有典型结肠镜或 X 线表现或病理活检证实。

3.排除细菌性痢疾、阿米巴痢疾、血吸虫病、肠结核及克罗恩病、放射性肠炎等特异性结肠炎症。

【处理原则】

(一)非手术疗法

1.饮食和休息　充分休息,避免疲劳和精神过度紧张。给刺激性少的容易消化营养丰富饮食,尽量避免含粗粮纤维食物,暂时不吃牛奶和乳制品。适当补充液体、电解质和维生素。服铁制剂和叶酸治疗贫血。病情严重、腹泻频繁、营养严重不良的患者,可给予肠内营养或肠外营养。

2. 氨基水杨酸制剂 是治疗轻度 UC 的主要药物,包括水杨酸柳氮磺吡啶(SASP)和5-氨基水杨酸(5-ASA)制剂。SASP 在结肠内由细菌分解为5-ASA 和磺胺,5-ASA 是治疗的有效成分,活动期每日 3~4g,维持期每日 2g,服用 SASP 者需补充叶酸。因长期服用磺胺存在不良反应,目前 5-ASA 制剂更受关注。常用药物包括美沙拉嗪、奥沙拉嗪和巴柳氮。

3. 糖皮质激素 通过抑制 T 细胞激活及细胞因子分泌发挥抗炎作用,适用于 IBD 急性活动期且对足量 5-ASA 无反应者,对于急性暴发性或早期发作严重的患者可使症状明显减轻,但是无维持缓解作用,一般不长期应用。

4. 免疫调节剂 通过阻断淋巴细胞增殖、活化或效应机制而发挥作用,适于激素依赖或无效以及激素诱导缓解后的维持治疗。常用药物:硫唑嘌呤(AZA)1~2mg/kg,每日 1 次,可改变病的进程,抑制临床表现,但不能改变基础病,常用于静止期减少复发,也可能中毒,应加注意。6-硫基嘌呤(6-MP)与激素合用可减轻症状。

5. 生物制剂 英夫利昔单抗(IFX)是目前治疗 IBD 应用时间较长的生物制剂,能使包括儿童在内的大部分患者得到长期维持缓解、组织愈合的作用。其他药物包括阿达木单抗、赛妥珠单抗。生物制剂有激活潜在的结核菌及乙型肝炎感染的风险,可影响机体免疫监视功能,增加肿瘤发生率。

(二)外科治疗

治疗溃疡性结肠炎的最有效手术是结、直肠全部切除、永久性末端回肠造口。大出血、肠穿孔及合并中毒性巨结肠治疗无效伴严重毒血症者需行急诊手术。癌变、脓肿、瘘管及内科治疗不佳者需行择期手术。

## 二、克罗恩病

克罗恩病(crohndisease,CD)是一种原因不明的肠道炎症性疾病,可发生于整个胃肠道的任何部位,好发于末端回肠和右半结肠。以腹痛、腹泻、肠梗阻为主要症状,且有发热、营养障碍等肠外表现。病程多迁延,常有反复。

【病理】

早期病变呈口疮样小溃疡,大小不等。最小者如针尖,伴有出血;较大者边界清楚浅表,底为白色。手术切除时如遗漏小的病变,可从该处复发。典型溃疡呈纵行,不连续,大小不等。鹅卵石样改变约在 1/4 病例中存在。肠壁增厚、肠腔狭窄较多见。手术病例中 95% 左右存在狭窄。部分患者可见多发炎症性息肉。显微镜下病变见于肠黏膜层、黏膜下层和浆膜层,主要是黏膜下层。常见淋巴细胞聚集,可有生发中心。淋巴细胞聚集的部位与血管和扩张的淋巴管有密切关系。浆膜层的淋巴细胞聚集可形成玫瑰花环样,也可见到浆细胞、多核细胞和嗜酸性粒细胞。黏膜层可见到陷窝脓肿。非干酪性肉芽肿为本病的重要特征之一,由上皮样细胞和巨细胞组成,中心无干酪性坏死,并不常见,仅见于 50% 左右的病例。肉芽肿常常很不典型,有由淋巴细胞形成的明显边界。可见于肠壁的全层,但以黏膜下层和浆膜层最易出现。除肠壁外,局部淋巴结中也可发现肉芽肿。肠壁的裂隙溃疡深达固有肌层。跨壁性穿透是形成内瘘管和皮肤瘘管以及脓肿的基础。肉眼下裂隙呈线状,可有分支,周围为水肿和岛状黏膜。横断面上,裂隙分支表现为壁内脓肿。由于水肿和淋巴管扩张及胶原纤维数量增加,黏膜下层增宽,肠壁增厚。

【临床表现】

与 UC 类似,CD 一般起病缓慢,少数急骤。病情轻重不一,易反复发作。精神刺激、过度疲劳、饮食失调、继发感染等因素可诱发 CD 急性加重。

(一)腹部症状

1.腹泻　腹泻是 CD 的常见症状,与 UC 相比便血量少,鲜红色少,粪呈糊状或水样,一般无脓血或黏液,每日 2~6 次。

2.腹痛　绝大多数 CD 患者均有腹痛,性质多为隐痛、阵发性加重或反复发作。部位以右下腹多见,与末端回肠病变有关,其次为脐周或全腹痛。餐后腹痛与胃肠反射有关。少数患者首发症状类似急腹症而在手术过程中发现 CD 引起的肠梗阻或肠穿孔。

3.里急后重　因直肠受到炎症刺激所致。

4.腹部包块　部分 CD 患者可出现腹部包块,以右下腹和脐周多见,系肠粘连、肠壁和肠系膜增厚、肠系膜淋巴结肿大所致,内瘘形成及腹内脓肿均可引起腹部包块。因透壁性炎性病变穿透肠壁全层至肠外组织或器官而形成瘘管。瘘管形成是 CD 的临床特征之一。

5.肛门症状　CD 患者偶有肛门内隐痛,可伴肛周脓肿、肛瘘等。

6.其他　恶心、呕吐、食欲缺乏、体重减轻等。

(二)全身症状

1.贫血　轻度贫血常见,急性起病大量便血时可出现严重贫血。

2. 发热　约 1/3 患者有中度热或低热,间歇出现,为肠道活动性炎症及组织破坏后毒素吸收所致。

3. 营养不良　肠道吸收障碍和消耗过多常引起消瘦、贫血、低蛋白血症等。年幼发病者可有生长发育迟缓。

4. 肠外表现　包括关节炎、虹膜睫状体炎、肝功能障碍和皮肤病变。

(三)并发症

40%以上病例有程度不等的肠梗阻,且可反复发生。系损伤的肠道修复过程中大量纤维组织增生形成的瘢痕所致,多见于小肠和结肠远端。急性穿孔发生率10%~40%。可有肛门区和直肠病变、瘘管、脓肿、出血和癌变等。偶见腹腔内脓肿、吸收不良综合征、急性穿孔大量便血,罕见中毒性结肠扩张。

【实验室及其他检查】

(一)实验室检查

1. 血常规　白细胞常增高;红细胞及血红蛋白降低,与失血、骨髓抑制以及铁、叶酸和维生素 $B_{12}$ 等吸收减少有关。血细胞比容下降;红细胞沉降增快。

2. 便常规　可见红、白细胞;潜血试验可阳性。

3. 其他　血生化检查黏蛋白增加,白蛋白水平降低。血清钾、钠、钙、镁等可下降。

(二)影像学检查

肠道钡餐造影能了解末端回肠或其他小肠的病变和范围。其表现有胃肠道的炎性病变,如裂隙状溃疡、卵石征、假息肉、单发或多发性狭窄、瘘管形成等,病变呈节段性分布。钡剂灌肠有助于结肠病变的诊断,气钡双重造影可提高诊断率。腹部 CT 检查对确定是否有增厚且相互分隔的肠袢,而且与腹腔内脓肿进行鉴别诊断有一定价值。

(三)内镜检查

主要表现为节段性、非对称分布的黏膜炎症,纵行或阿弗他溃疡,鹅卵石样增生,肠腔狭窄僵硬等改变,而周围黏膜正常。胶囊内镜直接观察到小肠表面的黏膜病变、部位及范围,发现早期小肠黏膜表面病变的敏感性更高。如内镜发现小肠多发性阿弗他溃疡,环形、线形或不规则溃疡≥3 个,或发现狭窄应考虑 CD 的诊断。UC 和 CD 的主要区别见表3-1。

表 3-1 溃疡性结肠炎和克罗恩病的主要区别

| 项目 | 溃疡性结肠炎 | 克罗恩病 |
|---|---|---|
| 症状 | 脓血便多见 | 腹泻多见 |
| 病变分布 | 连续分布,直肠和乙状结肠多见 | 跳跃分布,消化道全程均可受累 |
| 直肠受累 | 绝大多数受累 | 少见 |
| 肠腔狭窄 | 少见,中心性 | 多见,偏心性 |
| 内镜表现 | 浅溃疡,黏膜弥漫性充血水肿黏膜颗粒状,脆性增加 | 纵行溃疡,鹅卵石样外观病变间黏膜正常 |
| 活检特征 | 固有膜全层弥漫性炎性反应隐窝脓肿,隐窝结构明显异常杯状细胞减少 | 裂隙状溃疡,非干酪样肉芽肿黏膜下层淋巴细胞聚集 |

【诊断要点】

有典型临床表现为疑诊 CD,若符合结肠镜或影像学检查中一项,可为拟诊。若有非干酪样肉芽肿、裂隙性溃疡和瘘管及肛门部病变特征性改变之一,则可以确诊。初发病例、临床表现和结肠镜改变均不典型者应列为疑诊而随访。

【处理原则】

(一)非手术疗法

1. 饮食和休息 戒烟,因继续吸烟可明显降低药物疗效,增加手术率及术后复发率。CD 患者营养不良较常见,应注意患者的体重,有无铁、钙等营养物质及维生素(尤其是维生素 D 和维生素 $B_{12}$)的缺乏,并做相应处理。重症患者可予肠内或肠外营养。

2. 氨基水杨酸 包括 SASP、巴柳氮、奥沙拉嗪及美沙拉嗪。使用方法见 UC 治疗部分。其中,末段回肠型和回肠型应使用美沙拉嗪。对中度活动性 CD 疗效不确切。

3. 糖皮质激素 是中度活动性 CD 治疗的首选。病变局限于回盲部者可考虑使用布地奈德以减少全身激素相关不良反应,但疗效不如全身激素治疗。病情严重者并发症多、手术率及病死率高,应及早采取积极有效措施处理,应确定有无局部并发症如脓肿或肠梗阻,全身并发症如机会感染并做相应处理。治疗上可考虑口服或静脉用激素,剂量为相当于泼尼松每日 $0.75 \sim 1mg/kg$。

4. 免疫调节剂 激素无效或激素依赖时加用硫嘌呤类药物或 MTX。这类免疫抑制剂对诱导活动性 CD 缓解与激素有协同作用。但起效慢,硫唑嘌呤要在用药达 12~16 周才达到最大疗效。因此其作用主要是在激素诱导症状缓解后,继续维持撤离激素的缓解。AZA 与 6-MP 同为硫嘌呤类药物,两药疗效相似。

5. 生物制剂　英夫利昔单抗(IFX)是唯一批准用于 CD 治疗的生物制剂。IFX 用于激素及上述免疫抑制剂治疗无效或激素依赖者,或不能耐受上述药物治疗者。对于病情较重者亦可一开始就应用。

6. 其他　环丙沙星和甲硝唑仅用于有合并感染者。其他免疫抑制剂、沙利度胺、益生菌、外周血干细胞或骨髓移植等治疗 CD 的价值尚待进一步研究。

(二)外科治疗

激素治疗无效者可考虑手术治疗。手术指征和手术时机的掌握应从治疗开始就与外科医师密切配合共同商讨。治疗过程中约 70% 的患者始终面临着手术缓解症状的问题,但手术治疗不能治愈疾病,多次手术的概率很大。

【护理诊断/问题】

1. 腹泻及腹痛　与肠黏膜炎症所致的水钠吸收障碍、肠道运动功能以及肠道炎症、溃疡异常有关。

2. 有体液不足的危险　与肠道炎症导致的长期频繁腹泻有关。

3. 营养失调:低于机体需要量　与腹泻和吸收不良有关。

4. 焦虑　与病情反复、迁延不愈有关。

5. 潜在并发症:中毒性巨结肠、直肠结肠癌变、出血、肠梗阻。

【护理措施】

目的在于减少患者腹泻次数,使得疼痛程度减轻或消失,营养状况得到改善或维持。减轻患者焦虑、恐惧程度并愿意配合治疗及护理,让患者了解疾病的相关知识和自我保健知识。

(一)一般护理

1. 休息与活动

(1)在急性发作期或者病情严重时均需卧床休息,以减弱肠道活动,减少腹泻次数。

(2)对于轻症或缓解期患者,鼓励其参加一般的轻松工作,适当休息。

(3)避免过度劳累,注意劳逸结合。

2. 饮食

(1)急性发作期,应进食流质或半流质饮食;病情严重者应禁食,使肠道得到休息,以利于减轻炎症、控制症状。

（2）保持室内空气新鲜,提供良好的进餐环境,避免不良刺激以增加食欲。

（3）合理选择饮食　摄入高热量、高蛋白、多种维生素、柔软、少纤维的食物,少食多餐。

（4）避免食用生冷、刺激性强、易产生变态反应的食物。因服用牛奶导致腹泻加重者,应避免服用牛奶及乳制品。

（二）病情观察

1. 腹泻的观察及护理

（1）记录排便的次数、颜色、性状及量。

（2）准确记录出入量。

（3）如毒血症明显、高热伴腹胀、腹部压痛、肠鸣音减弱或消失,或出现腹膜刺激征提示有并发症。遵医嘱给药,采用舒适的体位,指导患者使用放松技巧。

（4）合并发热时可采取物理降温,冰袋冷敷、乙醇擦浴、温水擦浴等,必要时给予退热剂。

（5）保护肛门及周围皮肤的清洁和干燥手纸应柔软、动作应轻柔;排便后可用温开水清洗肛门及周围皮肤,必要时可局部涂抹紫草油或鞣酸软膏以保护皮肤。

2. 腹痛的观察及护理

（1）腹痛的病情观察　观察腹痛的部位、范围、性质、程度、持续时间、伴随症状及缓解方式。如腹痛突然加重,应注意是否发生大出血、肠梗阻、中毒性巨结肠、肠穿孔等并发症。

（2）指导患者缓解腹痛　可采用非药物方法,比如深呼吸、音乐疗法、通过想象和回忆转移对疼痛的注意力。也可局部用热水袋热敷从而解除肌肉痉挛。镇痛药物种类较多,应根据病情、疼痛性质和程度选择药物。观察药物不良反应,如口干、恶心、呕吐、便秘和用药后的镇静状态。疼痛突然加重时不可随意使用镇痛药物以免掩盖症状,延误病情。

（三）用药护理

1. 告知患者及家属坚持用药的重要性,说明药物的具体服用方法及不良反应。

2. 嘱患者坚持治疗,勿随意更换药物、减量或停药。服药期间要定期复查血常规。

3. 告知患者及家属勿擅自使用解痉剂,以免诱发结肠扩张。

4. 教会患者家属识别药物的不良反应服用柳氮磺胺吡啶(SASP)时,可出现恶心、呕吐、食欲不振、皮疹、骨髓抑制等,应餐后服药,多饮水,监测血象和骨髓象;服用糖皮质激素患者,要注意激素不良反应,不可随意减量、停药,防止反跳现象发生。应用硫唑嘌呤或巯嘌呤可出现骨髓抑制的表现,需注意监测白细胞计数。出现异常情况如疲乏、头痛、发热、手脚麻木、排尿不畅等症状时要及时就诊,以免耽误病情。

(四)心理指导

1.正确认识此病,树立信心。保持心情平和、舒畅,自觉配合治疗。

2.慢性腹泻治疗效果不佳时患者往往对预后感到担忧,结肠镜等检查有一定的痛苦。

3.情绪波动是起病或加重的诱因,注意心理状态变化,及时宣泄不良情绪,及时给予心理疏导和心理支持。

4.在病情许可时,可参加适当的活动分散注意力,能自己控制情绪,调节心理状态,避免精神过度紧张焦虑,避免因为压力过大致使高级神经功能紊乱,进而加重病情。

(五)健康指导

1.增强自我保健意识,提高依从性。

2.避免溃疡性结肠炎复发的常见诱因,如精神刺激、过度劳累、饮食失调、感染、擅自减药或停药。

3.建立积极的应对方式,提供较好的家庭及社会支持。

4.避免情绪激动,减少生活事件的刺激。

5.定期复诊,如有腹泻、腹痛、食欲不振、消瘦等症状随时复查。发生腹痛加剧或出现黑便时,应立即就诊。

# 参考文献

[1]  葛均波,徐永健.内科学[M].8版.北京:人民卫生出版社,2013.

[2]  尤黎明,吴瑛.内科护理学[M].5版.北京:人民卫生出版社,2012.

[3]  包再梅,王美芝.内科护理学[M].2版.北京:中国医药科技出版社,2014.

[4]  中国医师协会呼吸医师分会,中国医师协会急诊医师分会.2012普通感冒规范诊治的专家共识[J].中华内科杂志,2012,51(4):330-333.

[5]  成人支气管扩张症诊治专家共识编写组.成人支气管扩张症诊治专家共识[J].中华结核和呼吸杂志,2012,35(7):485-492.

[6]  中华医学会呼吸病学分会哮喘学组.支气管哮喘控制的中国专家共识[J].中华内科杂志,2013,52(5):440-443.

[7]  中华医学会重症医学分会.呼吸机相关性肺炎诊断、预防和治疗指南[J].中华内科杂志,2013,52(6):524-543.

[8]  路明,姚婉贞.慢性阻塞性肺疾病防治全球倡议解读[J].中华医学杂志,2015,95(22):1715-1718.

[9]  中华中医药学会肺系病专业委员会.慢性肺源性心脏病中医诊疗指南[J].中医杂志,2014,55(6):526-531.

[10]  中国防痨协会.耐药结核病化学治疗指南[J].中国防痨杂志,2015,37(5):421-469.